JN189498

実践アトラス

美容外科注入治療

改訂第2版

征矢野進一 著
神田美容外科形成外科医院院長

全日本病院出版会

序 文

前回「実践アトラス 美容外科注入治療」が出版されたのが私が日本美容外科学会の会長を務めた時の2014年9月でした．1984年当時の米国のコラーゲン・コーポレーションという会社の開発した「Zyderm®」という製品を，日本レダリー社が日本で治験を行いたいと東京大学形成外科に申し込んできました.当時の教室の指導教授の福田 修先生から私に治験担当になるように依頼がありました．注射で皺が消えるなんてことはないだろうと私は当時思いましたが，30症例の治験を開始しました．初めて行った眉間の皺の患者さんが2週後に診察においでになった時に，見事に眉間の皺が見えなくなっていました.

それからの私の注入治療の経験をまとめた本が「実践アトラス 美容外科注入治療」です．1984年からコラーゲン，1998年からヒアルロン酸，2000年からボツリヌストキシンと各種の注入剤を臨床に用いています．他にも各種の注入材料により注入治療を行いました.

注入材料としては，上記以外に自己脂肪，血小板，ポリ乳酸，ハイドロキシアパタイト，また埋入材料としては皮膚の深層に入れる細いPDOの糸や，棘付きの太い吸収性スレッドなども進化してきています．無架橋ヒアルロン酸や注入製剤を多数の針で真皮浅層に注射する水光注射もスタンダードな治療法として広く行われています.

前回の出版から4年が経過しましたが，さらにまた新しい製剤や材料が販売され始めて，ますます種類が多様化しています．今回は新しく入手できる方法や材料・注入剤なども掲載して，図の解説や実際の手技の動画で詳しく紹介いたします.

初めて注入治療を行う先生方や，すでに始めているけどどんな方法や注入材料を用いれば良いか不安がある先生方に，この本が少しでもお力になれればと思います.

2018年1月

神田美容外科形成外科医院
征矢野進一

実践アトラス 美容外科注入治療　改訂第2版

目　次

I おさえておくべき注入治療の基本知識

II 注入治療への準備

Ⅲ 部位・手技別実践テクニック

● 動画の閲覧方法

「実践アトラス 美容外科注入治療　改訂第 2 版」ではより知識を深めるための動画 50 本がついています．下記手順に従って，本書と一緒にご利用ください．

ステップ ❶　全日本病院出版会ホームページの「実践アトラス 美容外科注入治療 改訂第 2 版」商品ページにアクセスしてください(スマートフォン，タブレット端末の方は右記の QR コードでもアクセスできます)．

URL
http://www.zenniti.com/f/b/show/b01/997/zc01/8.html

ステップ ❷　動画アイコンをクリックしてください(動画アイコンの掲載場所は見本と異なることがございます)．

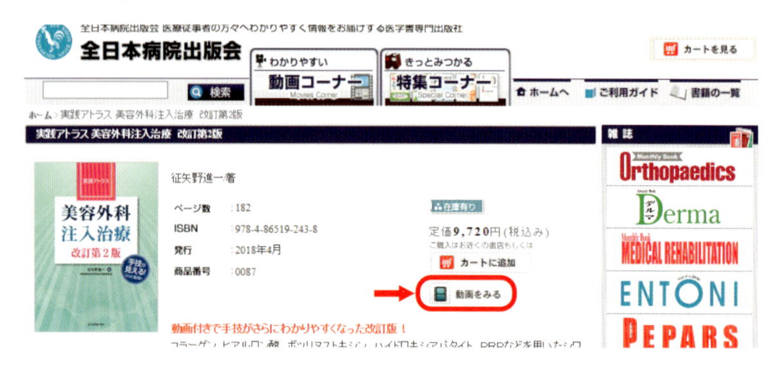

ステップ ❸　パスワード画面にて下記パスワードを入力してください．

aestheticfiller50

ステップ ❹　視聴したい動画をクリックしてご視聴ください(YouTube となります)．また本文中に下記のような動画の詳細な説明もございますので，次ページの動画一覧と併せてご活用ください．
(なお，視聴時の通信費用はお客様負担となります．あらかじめご了承ください)

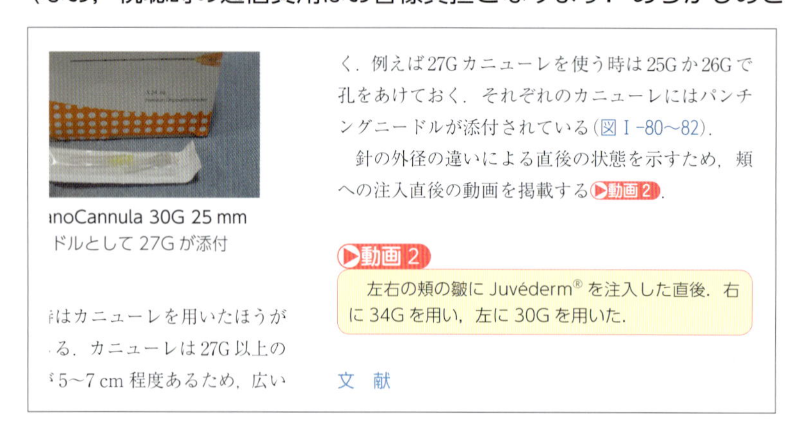
ınoCannula 30G 25 mm
ドルとして 27G が添付

はカニューレを用いたほうが
る．カニューレは 27G 以上の
5～7 cm 程度あるため，広い

く．例えば 27G カニューレを使う時は 25G か 26G で孔をあけておく．それぞれのカニューレにはパンチングニードルが添付されている(図 I -80～82)．
　針の外径の違いによる直後の状態を示すため，頬への注入直後の動画を掲載する ▶動画 2 ．

▶動画 2
左右の頬の皺に Juvéderm® を注入した直後．右に 34G を用い，左に 30G を用いた．

文　献

動画一覧

I おさえておくべき注入治療の基本知識

II 注入治療への準備

III 部位・手技別実践テクニック

IV 合併症への対応と回避のコツ，術後定期メンテナンス

Ⅰ．おさえておくべき注入治療の基本知識

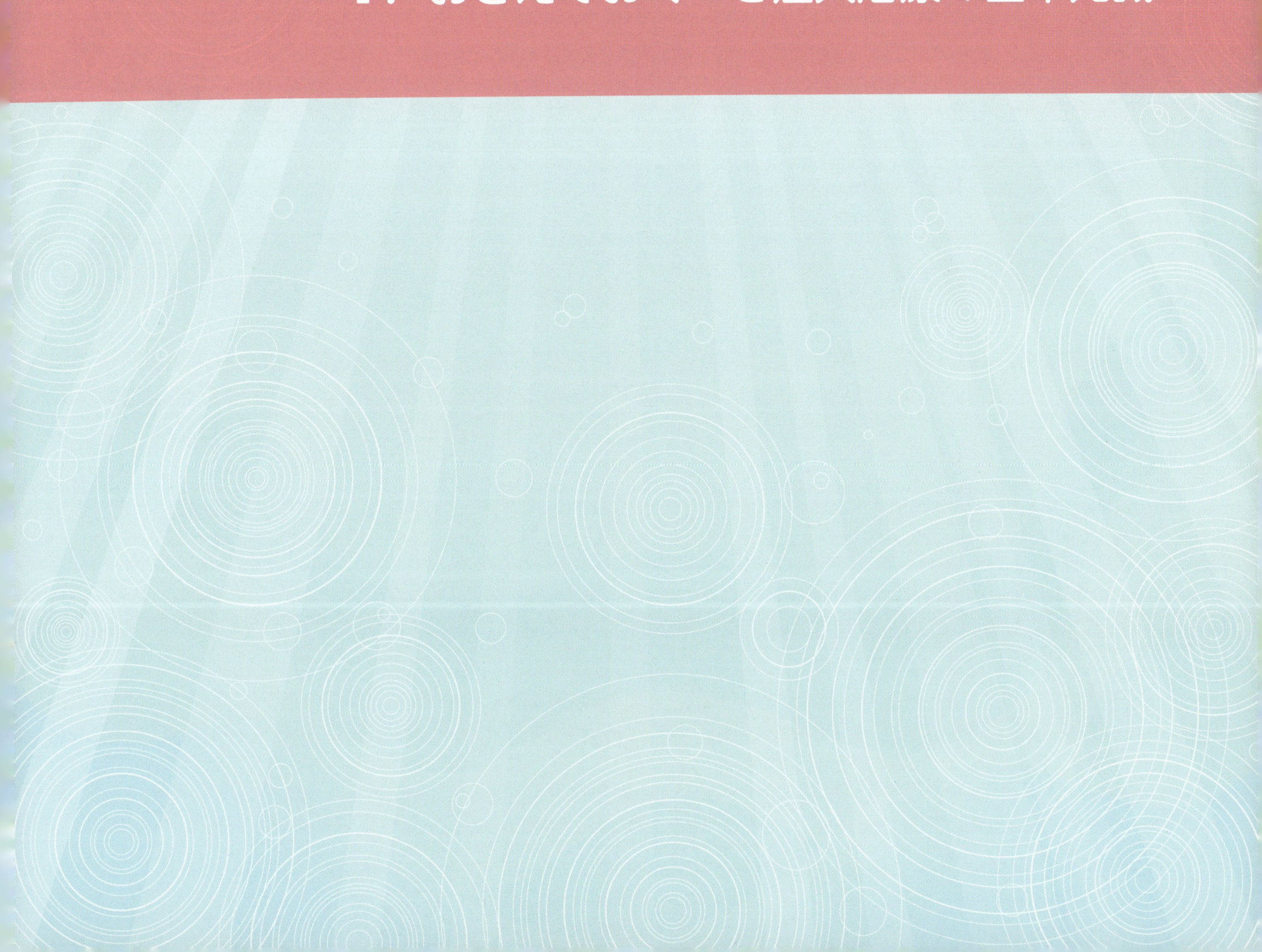

I おさえておくべき注入治療の基本知識

1 フィラー(非吸収性材料)の歴史

はじめに

100年以上前より各種の材料が体内への注入剤として用いられてきた．最近では安全に注入できる材料が増え，世界的に見ても非手術的な治療が増加して，美容外科の主流になりつつある．注射針やカニューレなどを用いてほぼ非観血的に施術ができダウンタイムも非常に短い手技なので，施術者や患者に受け入れられやすい方法である．

過去から現在への変遷を解説し，注入材料の理解を深めるために以下に材料の歴史を述べていく．

注入材料の種類

古くから行われていた注入の材料としてパラフィンや液体シリコンがある．100年以上前の報告では鼻などの陥凹に注入されていたとある．これらは非吸収性の物質で，他の材料を添加してさらに様々な名称で呼ばれていた材料もある．近年では吸収性材料のヒアルロン酸，コラーゲン，ハイドロキシアパタイトなどが広く使われるようになった．

注入材料を大まかに分類すると

1）吸収性材料
2）非吸収性材料
3）吸収性材料と非吸収性材料の混合物

の３種類に分けられる．これらのうち非吸収性材料に関して分類し，歴史的変化を述べる．

1．パラフィン

流動性炭化水素材料である．化学的に安定で，通常の状態では酸化されにくいとされている．古くから用いられてきた材料で，1902年には鼻に注入した文献も存在する[1]．1945年にはパラフィンを用いることの危険性を報告する文献もある[2]．近年でも陰茎への注入でパラフィノーマを起こした症例が報告されている[3]．これによると2007年でもまだパラフィンを注入材料として使用していたことになる．

2．液体シリコン

ケイ素を含み，シクロヘンサン結合が2,000以下の液体状の高分子である．化学的に安定で各方面の製品に利用されている[4]．1966年には注入後の肉芽腫の発生が報告されている．それ以降も豊胸目的の注射による合併症などが起こり，2015年にも下肢に液体シリコンを注入後30年経過して疼痛と腫脹を伴った石灰化を起こしたと報告がある[5]．

3．ポリアクリルアミド

アクリルアミドの重合体であり，1990年代から臨床に用いられている．様々な名称の製品が発売された．それらはActive gel，Biopharm，Argiform®，Bioformakryl，Amazing Gel，AquaLift，AQUA filling，Interfall　などである．ポリアクリルアミドには毒性はないとされているが，重合されなかったモノマーは毒性が強い．

豊胸目的で注入されているが，その使用に対しては肯定的な文献と合併症が多いため使用を制限したほうが良いという文献[6]も見られる．合併症として，腫脹，痛み，非対称，変形などが報告されている．

吸収性材料と非吸収性材料の混合物

1．コラーゲンと非吸収材料

1989年よりArteplast（ドイツ；Gottfried Lem-

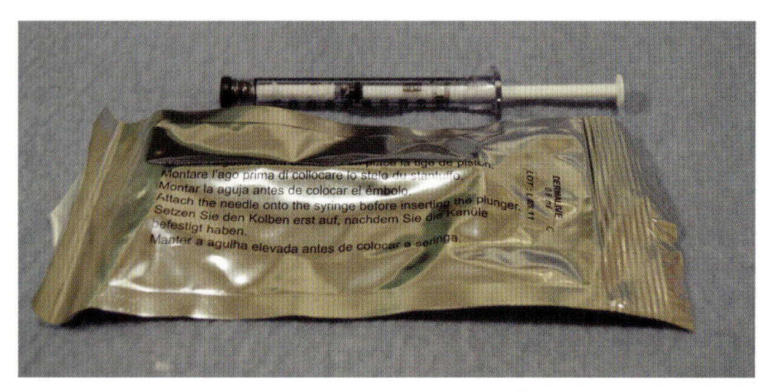

図Ⅰ-1 DermaLive®
(ニュージーランド；Dermatech製)

perle)として製造が開始されたが，副作用が多かったので，Artecoll® という製品に改善され1994年にオランダのRofil Medical社がCEマーク(ヨーロッパの薬剤承認)を取得した[7)8)]．2006年にはArtefill® としてFDAの承認を得た．20%のpolymethylmethacrylate(PMMA)とウシ由来コラーゲン3.5%とリドカイン0.3%が含まれる．

副作用の発生率は重度のもので0.7%とのことだが，治療方法は外科的摘出しかない．またウシ由来コラーゲンを用いているため，数%のアレルギー反応を起こすことが予測される．

2. ヒアルロン酸と非吸収性材料

1998年からCEマークを取得して，ヨーロッパの薬剤承認を得た製品にニュージーランドのDermatech社製造のDermaLive®(図Ⅰ-1)やDermaDeep® がある．これはヒアルロン酸とAcrylic Hydrogel(ハイドロキシエチルメタアクリレート(HEMA))の混合物の注入剤である[9)]．2001年にFDAの承認を得たが，2003年には使用禁止を勧告された．多くの肉芽腫脹の報告がある[10)]．

各種材料の一覧表

表にしてわかりやすく掲載した(表Ⅰ-1)．

文献

1) Downie, W.：On the subcutaneous injection of paraffin for the removal of deformities of the nose. Br Med J. **1**：1078-1080, 1902.
Summary パラフィン除去による鼻の変形の報告.

2) Burnet, J.：The possible dangers of liquid paraffin. Med World. **28**：206-208, 1945.
Summary 液体パラフィンによる起こり得るべき危険性の報告.

3) Cormio, L., Di Fino, G., Scavone, C., et al.：Magnetic resonance imaging of penile paraffinoma：case report. BMC Med Imaging. **14**：39, 2014.
Summary 近年陰茎に起きたパラフィノーマの検査(MRI)の画像報告.

4) Pearl, R. M., Laub, D. R., Kaplan, E. N.：Complications following silicone injections for augmentation of the contours of the face. Plast Reconstr Surg. **61**：888-891, 1978.
Summary 顔面へのシリコン注入後の合併症の報告.

5) Lee, J. H., Choi, H. J.：Rare complication of silicone fluid injection presenting as multiple calcification and skin defect in both legs：a case report. Int J Low Extrem Wounds. **14**：95-97, 2015.
Summary 下肢への液体シリコン注入後の多発石灰化で，皮膚壊死を両側に起こした症例報告.

6) Wang, Z. X., Luo, D. L., Dai, X., et al.：Polyacrylamide hydrogel injection for augmentation mammaplasty：loss of ability for breastfeeding. Ann Plast Surg. **69**：123-128, 2012.
Summary 豊胸目的でポリアクリルアミドを注入し，母乳による養育ができなくなった症例報告.

7) Lemperle, G., Hazan-Gaúthier, N., Lemperle, M.：PMMA microspheres(Artecoll) for skin and soft-tissue augmentation. PartⅡ：Clinical investigations. Plast Reconstr Surg. **96**：627-634, 1995.
Summary Artecoll®(PMMA)を用いた軟部組織の隆起を目的とした臨床研究.

8) Solomon, P., Sklar, M., Zener, R.：Facial soft tissue augmentation with Artecoll®：A review of eight years of clinical experience in 153 patients. Can J Plast Surg. **20**：28-32, 2012.
Summary Artecoll® を用いた8年間の顔面軟部組織の隆起治療経験.

9) Bergeret-Galley, C., Latouche, X., Illouz, Y. G.：The value of a new filler material in corrective and cosmetic surgery：DermaLive and DermaDeep. Aesthetic Plast Surg. **25**：249-255, 2001.
Summary DermaLive® やDermaDeep® が開発された時の再建や美容手術への利用紹介.

10) Vargas-Machuca, I., Gonzalez-Guerra, E., Angulo, J., et al.：Facial granulomas secondary to Der-

表 I-1　各種材料の一覧表

種類	製剤主成分	代表的製剤名	1980年以前		1985年		1990年		1995年		2000年		2005年		2010年		2015年	現在
吸収性材料	ウシ由来コラーゲン	コーケンアテロコラーゲンインプラント®			○	◎	◎	◎	◎	◎	◎	◎	◎	◎	◎	◎	◎	◎
		Zyderm®	○	◎	◎	◎	◎	◎	◎	◎	◎	◎	◎	◎	◎	◎		
		Zyplast®				◎	◎	◎	◎	◎	◎	◎	◎	◎	◎	◎		
	ヒト由来コラーゲン	CosmoDerm™										◎	◎	◎	◎			
		CosmoPlast™										◎	◎	◎	◎			
		Humallagen®														◎	◎	◎
	ブタ由来コラーゲン	Evolence™										◎	◎	◎	◎			
		TheraFill™														◎	◎	◎
	ヒアルロン酸	Restylane®								◎	◎	◎	◎	◎	◎	◎	◎	◎
		Juvéderm®									◎	◎	◎	◎	◎	◎	◎	◎
		(その他の製剤)										(◎)	(◎)	(◎)	(◎)	(◎)	(◎)	(◎)
	ポリ乳酸	Sculptra™(NEW-FILL®)									◎	◎	◎	◎	◎	◎	◎	◎
	ポリカプロラクトン	Ellansé™												◎	◎	◎	◎	◎
	ハイドロキシアパタイト	Radiesse®(Radience®)										◎	◎	◎	◎	◎	◎	◎
	血小板	PRP												○	○	○	○	○
非吸収性材料	パラフィン	(オルガノーゲンなど名称不明)	○	○	○	○	○	○	○	○	○	○	○	○	○	○	○	○
	液体シリコン	(名称不明)	○	○	○	○	○	○	○	○	○	○	○	○	○	○	○	○
	ポリアクリルアミド	(Amazing Gel，AQUA Filling など)					○	○	○	○	○	○	○	○	○	○	○	○
上記2種の混合物	コラーゲンとPMMA	(Artecoll®，Artefill® など)				○	○	◎	◎	◎	◎	◎	◎	◎	◎	◎	◎	◎
	ヒアルロン酸とHEMA	DermaLive®，DermaDeep®								○	○	◎	◎＊	◎	◎	◎	◎	◎

○…使用されている　◎…日本，米国，欧州のいずれかで承認されている　◎＊…2003年にFDAが使用禁止の勧告
PMMA：ポリメチルメタアクリレート　HEMA：ハイドロキシエチルメタアクリレート

malive microimplants : Report of a case with histopathologic differential diagnosis among the granulomas secondary to different injectable permanent filler materials. Am J Dermatopathol. **28** : 173-177, 2006.

Summary DermaLive® を注入後に肉芽腫の発生をみた症例報告.

11) 征矢野進一 :【形成外科における医療材料―過去から現在―】フィラー. 形成外科. (in press.)

I　おさえておくべき注入治療の基本知識

2　各種注入材料の知識

動画あり

注入材料には様々あり，近年種類が豊富になってきた(本書巻末とじこみ表)．本書で解説している注入剤の他に著者の知っているものも一覧としておいた．その特徴や製造会社，販売会社，代理店なども記載した．

以下にそれぞれの材料の説明を行う．

コラーゲン(図 I -2)

注入用コラーゲンには３種類ある．ウシ由来コラーゲンが最も早く開発，使用されたが，数%の患者にアレルギー反応を起こすことがあるため，皮内テストを行い４週間の経過観察が必要である．28 年の臨床応用の歴史があり[1]，使用方法が確立されて主な合併症とその対策が判明している[2]．

1．ウシ由来コラーゲン

皮膚の成分としては最も多く含まれるもので，現在ではウシ由来コラーゲンとして，コーケンアテロコラーゲンインプラント®(日本；高研製)の 1，2，3，6.5%の４種類が入手可能である(図 I -3-a)．同時期に Zyderm® I (3.5%)と Zyderm® II (6.5%)がコラーゲンコーポレーション(現在の米国；Allergan)から販売された．さらに少し遅れて Zyplast®(架橋コラーゲン 3.5%)も販売された(図 I -3-b)．Zyderm® I はコーケンアテロコラーゲンインプラント® 3%に近い製品で，Zyderm® II はコーケンア

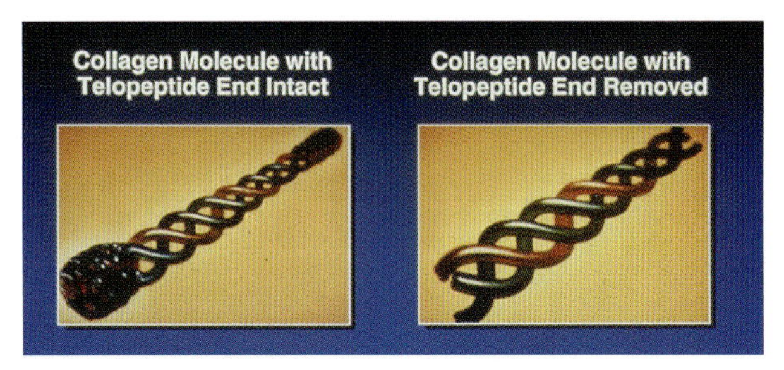

図 I -2　コラーゲン分子
注入剤は分子両端のテロペプチドを除去してある．

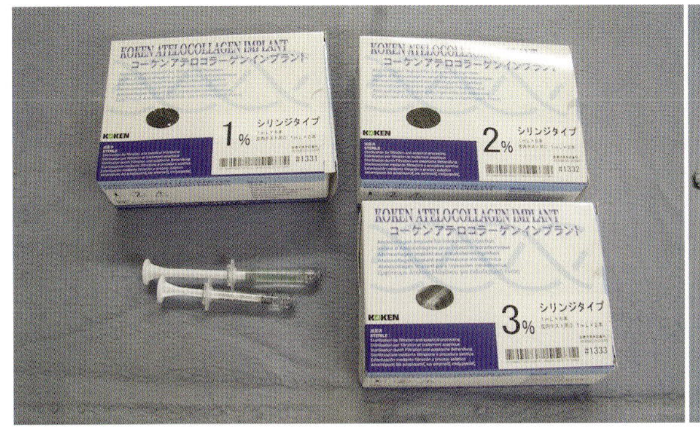

a．コーケンアテロコラーゲンインプラント® ３種
１箱に６本入りの 1，2，3%のウシ由来コラーゲンである．他に要望書を提出して 6.5%も入手可能

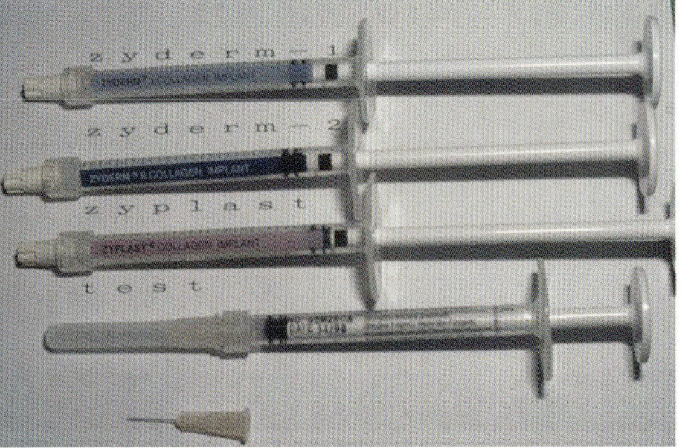

b．Zyderm® I (3.5%)，Zyderm® II (6.5%)と Zyplast®(架橋コラーゲン 3.5%)(コラーゲンコーポレーション，現在の米国；Allergan)

図 I -3

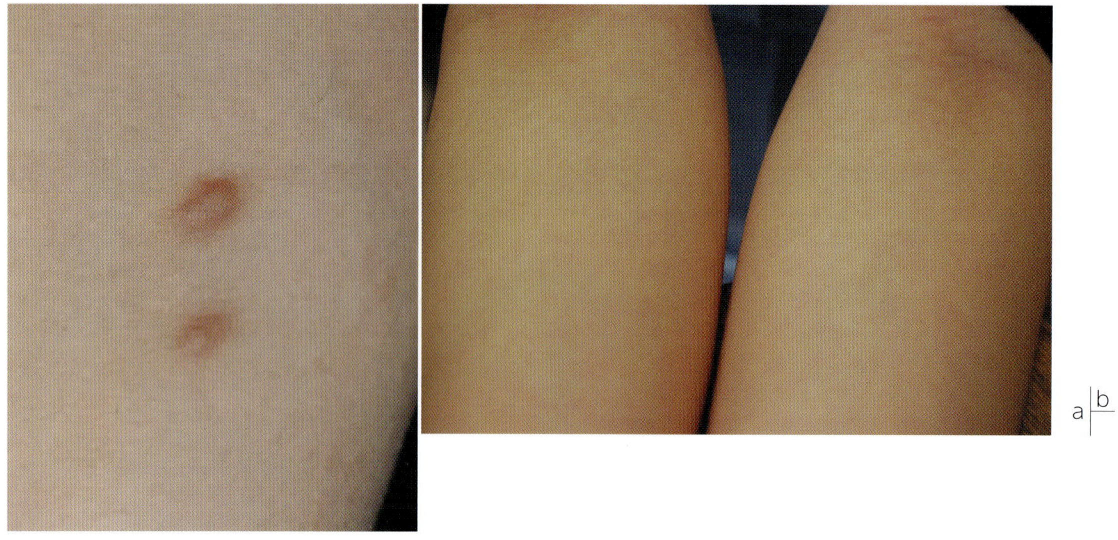

図 I-4　コラーゲンの皮内テスト
a：ウシ由来コラーゲンの皮内テストの強い陽性反応．高研のコーケンアテロコラーゲンインプラント® とコラーゲンコーポレーション(現在の米国；Allergan)の Zyderm® I を使用
b：弱陽性の患者の皮内テスト 3 か月後．ほとんど赤みは見えないが，注入患部は時々赤くなり，2 か月程度持続した．4 週間観察してもこのように軽い陽性を示すことがある．

テロコラーゲンインプラント® 6.5%とほぼ同等品である．

顔面のあまり深くない皺に対して自然な仕上がりが期待できる．注入の深さは真皮浅～中層で，やや過剰に注入する必要がある．欠点としては事前に 4 週間の皮内テストの経過観察が必要となることである．陽性反応(図 I-4)は赤く膨らみを生じ，数日～1 年程度持続する．反応は毎日記録用紙(図 I-5)に記載することが必要である．稀にテストが陰性であっても治療して数か月以内に遅延反応が起こることがある．遅延反応の症状としては，軽度発赤や腫脹が主で，数時間～数日の反応の持続が見られることが多い(図 I-4-b)．頻度は 1 か月に 1 回～数回ほどである．これらの症状は数か月～1 年半程度で全て消失する．

2. ヒト由来コラーゲン

様々な人間の皮膚から採取し，コラーゲンを抽出した製剤である．日本で流通しているものは本人の皮膚から生成したものや，胎盤，新生児の皮膚を培養して作製したものである[3]．2003 年からは CosmoDerm™(ヒト由来コラーゲン，米国；Allergan 製)の販売が開始され，アレルギー反応を起こすことがほとんどなく皮内テストが不要だったため，広く使用された．架橋された CosmoPlast™ もすぐに同社から発売された．しかし恐らくは次の項目で記載しているヒアルロン酸との競合で採算が合わずに 2010 年より製造を中止した．最近は 2012 年から Humallagen®(3.5%ヒト由来コラーゲン(現在は 5%)，米国；Regenerative Medical International 製)(図 I-6)が入手可能になった．この製剤もヒト由来コラーゲンのためアレルギー反応を起こさず，ほとんどの人に使うことができる．稀にヒト由来コラーゲンでもアレルギー反応を起こすことがあり得るが，短期間で消失する．

3. ブタ由来コラーゲン[4]

2004 年より Evolence™(3.5%ブタ由来コラーゲン，イスラエル；ColBar Life Science 製，2007 年より米国；Johnson & Johnson 製)なども用いた．この製品はウシ由来コラーゲンと違い，ほとんどアレルギー反応を起こさないとされているが，異種動物からのコラーゲンであるため，一応皮内テストが必要かと思われる．Evolence™ も恐らく採算が合わない氏名：

皮内反応テストをお受けになる方へ

この皮内テストは，これからあなたの治療のために使用する注入剤が，あなたの体に適合するか否かを調べるためのものです．

次の事項をお守り下さい．

(1) 注入後 4 週間の間にみられた反応の状態を記入して下さい．

(2) 注入当日の飲酒は避けて下さい．

(3) 注入当日だけは入浴をひかえて下さい．

　また，テストの部位は絶対にこすったりしないで下さい．

上記の注意を守り，下の表に反応を書き込んで下さい．また，赤みやシコリ等が有るときは，大体の大きさを記入して下さい．

（例：大体直径 5 mm 位の大きさであれば「5 mm×5 mm」と記入して下さい．）

第１週目

日付を記入し，症状の有る所は＋，無ければ－で印して下さい．

月 / 日	赤み	腫れ	シコリ	かゆみ	痛み
/					
/					
/					
/					
/					
/					
/					

第２週目

月 / 日	赤み	腫れ	シコリ	かゆみ	痛み
/					
/					
/					
/					
/					
/					
/					

第３週目

/					
/					
/					

第４週目

/					
/					
/					

（平成　　年　　月　　日　署名　　　　　　　　　　　）

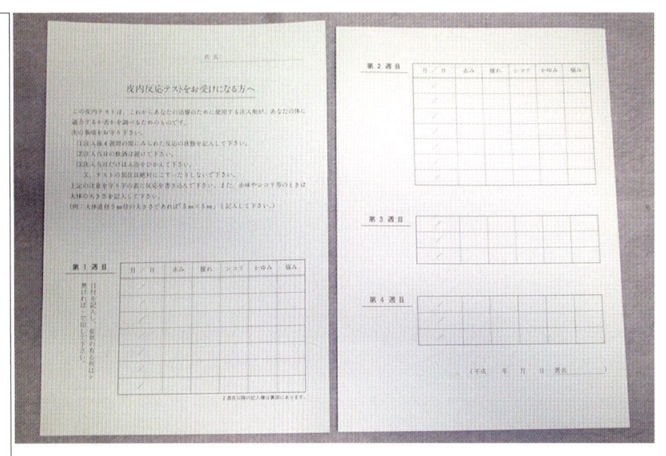

図 I-5　a|b

皮内テストのテスト結果の記録用紙

a：用紙の内容の詳細．４週間にわたり記載する．

b：実際の用紙

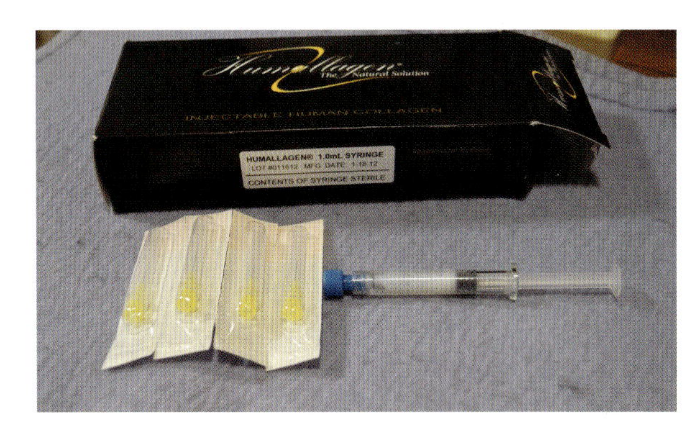

図 I-6　Humallagen®（3.5％ヒト由来コラーゲン（現在は 5％），米国；Regenerative Medical International 製）

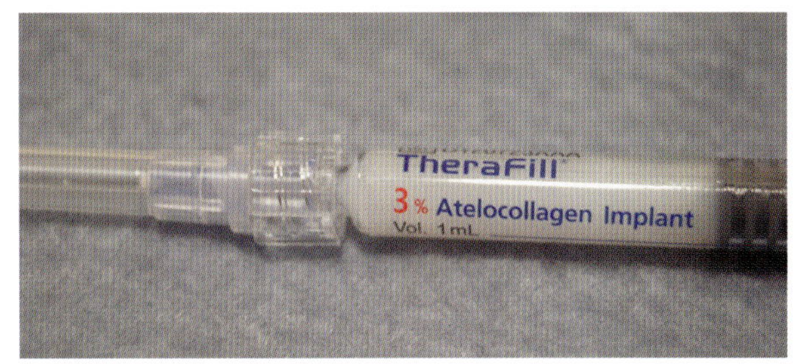

図 I-7　TheraFill™ 301（3％ブタ由来コラーゲン，韓国；Sewon Cellontech 製）

HOCH2
COO⁻
H H O O
H H O HO H
OH H H H
H O H HN. CO. CH3
H OH

図 Ⅰ-8　ヒアルロン酸の分子構造
N-アセチルグルコサミンとグルクロン酸(GlcNAcβ 1-4GlcAβ1-3)の二糖単位が連結した構造をしている．注入用のヒアルロン酸は，これに分子間架橋を加えて生体内での分解を遅くしている．

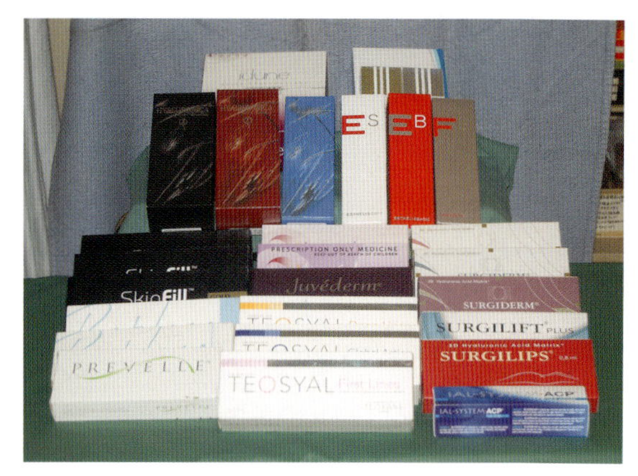

図 Ⅰ-9　ヒアルロン酸各種
様々なヒアルロン酸を箱入りの状態で並べた．現在はこれ以上に多くの製剤が販売されている．

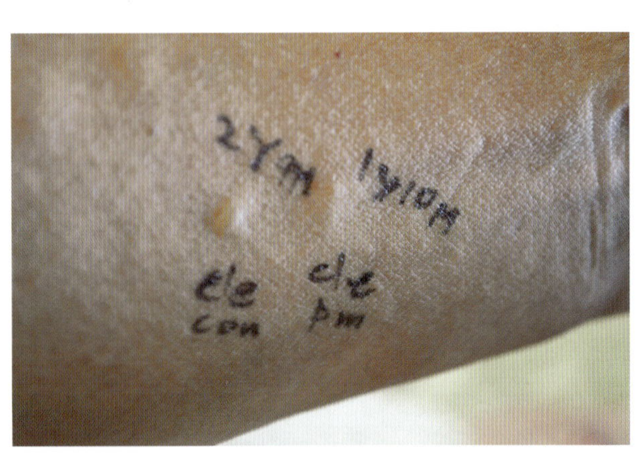

◀図 Ⅰ-10
CLEVIEL® CONTOUR⁺(左側)とCLEVIEL® PRIME(右側)をそれぞれ皮内注射から2年9か月と1年10か月後の状態である．CLEVIEL® CONTOUR⁺は注射直後から拡散や変形が起こっていない．

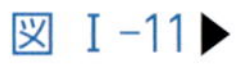

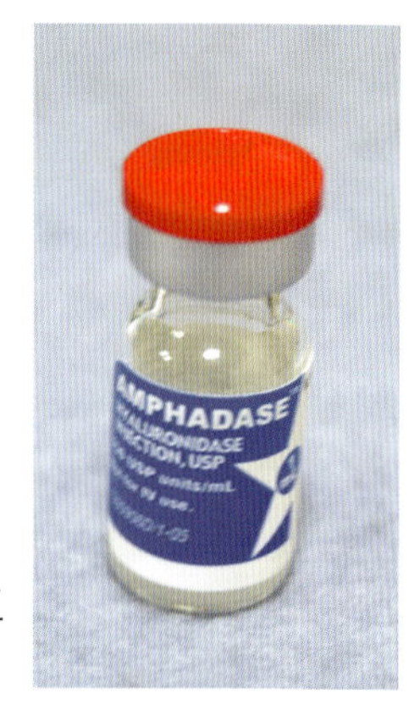

図 Ⅰ-11▶
Amphadase™
ヒアルロン酸分解酵素．この他にも様々な製剤がある．

という理由で2010年から製造が中止された．最近ではそれに代わるものとしてTheraFill™ 301，601(3%，6%ブタ由来コラーゲン，韓国：Sewon Cellontech製，図Ⅰ-7)が韓国で2012年より販売を開始されている．アレルギー反応を起こす可能性は否定できないため，やはり皮内テストを推奨する．

ヒアルロン酸(図Ⅰ-8)

タンパク質ではないヒアルロン酸は1996年にCEマークを取得し臨床応用されている(図Ⅰ-9)[5]．現在注入治療の主な材料として，広く用いられている．ごくわずか含まれる架橋剤によりアレルギー反応を起こすことがあり得るが，ほぼ安心して用いることができる．ヒアルロン酸の架橋の程度により製品の使い分けが必要である．ヒアルロン酸は，無架橋，低架橋，高架橋(図Ⅰ-10)のものがあり，さらにその粒子のサイズにより様々な特徴に分類される．また，この製剤が持つ特色として過剰に注入した場合も分解酵素により元に戻すことができる(図Ⅰ-11)．

各種製品としては以下がある．

- Esthélis® Soft
- Esthélis® Basic
- Fortélis® Extra
- Mesolis®
- Mesolis⁺ ®

(スイス：Anteis製，図Ⅰ-12)
(上記のEsthélis®，Fortélis®，Mesolis®は現在ドイツ：Merz製のBelotero®シリーズとなっている)

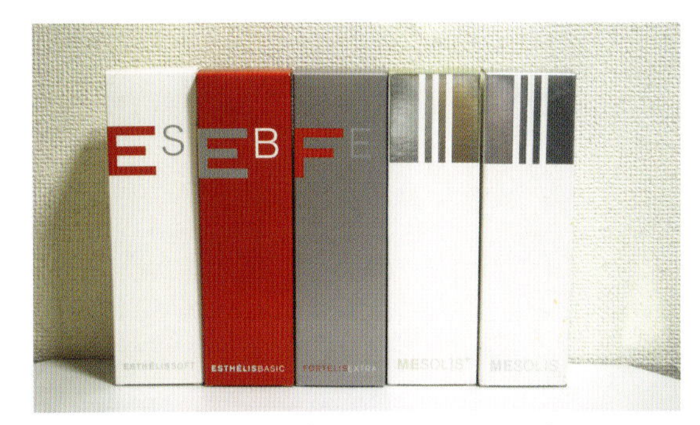

図 I-12 Esthélis® Soft, Esthélis® Basic, Fortélis® Extra および無架橋と低架橋のヒアルロン酸である Mesolis®, Mesolis+®（スイス；Anteis 製）
（現在はドイツ；Merz 製の Belotero® シリーズ）

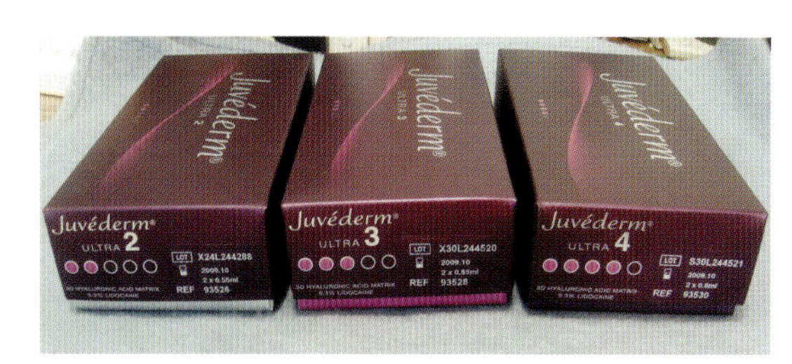

図 I-13 Juvéderm® ULTRA 2, Juvéderm® ULTRA 3, Juvéderm® ULTRA 4（米国；Allergan 製）
現在名称が変更され同等品のジュビダーム® ビスタ ウルトラとジュビダーム® ビスタ ウルトラプラスが国内承認を受けている.

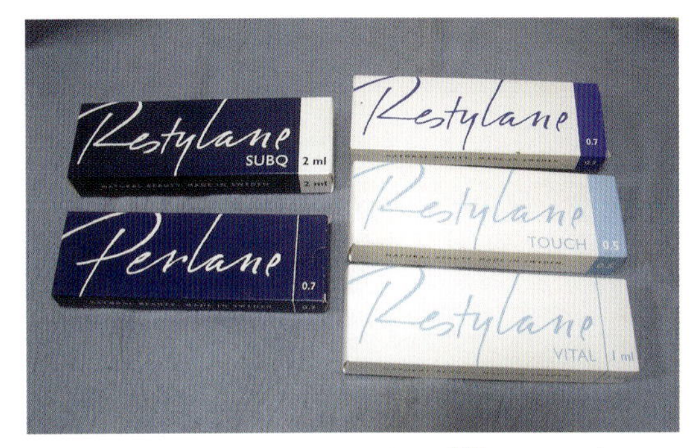

図 I-14 Restylane Sub-Q™, Restylane Perlane™, Restylane®, Restylane® Touch, Restylane Vital™（スウェーデン；Q-med 製）

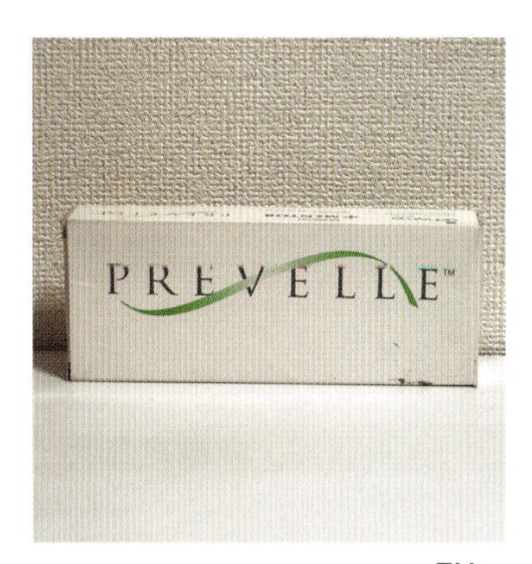

図 I-15 PREVELLE™（米国；Mentor 製）

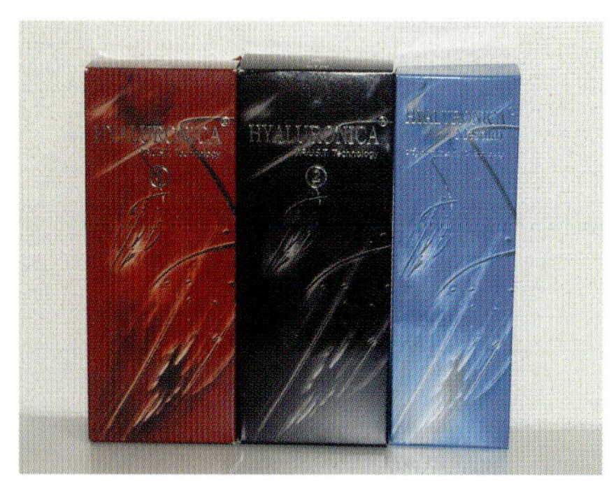

図 I-16 HYALURONICA® 1, HYALURONICA® 2, HYALURONICA® Mesolift（フランス；Vital Esthetique 製）

- Juvéderm® 18
- Juvéderm® ULTRA 2
- Juvéderm® 30
- Juvéderm® ULTRA
- Juvéderm® ULTRA 3
- Juvéderm® ULTRA PLUS
- Juvéderm® ULTRA 4
（米国；Allergan 製, 図 I-13）
- Restylane®
- Restylane Perlane™
- Restylane Sub-Q™
- Restylane® Touch
- Restylane Vital™
- Restylane® Lidocaine
- Restylane Perlane™ Lidocaine
（スウェーデン；Q-med 製, 図 I-14）
- PREVELLE™
（米国；Mentor 製, 図 I-15）
- HYALURONICA® Mesolift
- HYALURONICA® 1
- HYALURONICA® 2
（フランス；Vital Esthetique 製, 図 I-16）
- TEOSYAL® First Lines
- TEOSYAL® Global Action
- TEOSYAL® Deep Lines
（スイス；Teoxane 製, 図 I-17）
- ELRAVIE®
（韓国；HUMEDIX 製, 図 I-18～20）

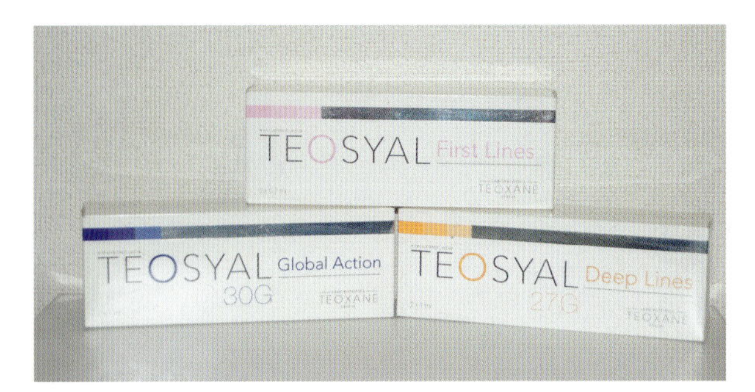

図 I-17　TEOSYAL® First Lines，TEOSYAL® Global Action，TEOSYAL® Deep Lines（スイス；Teoxane 製）

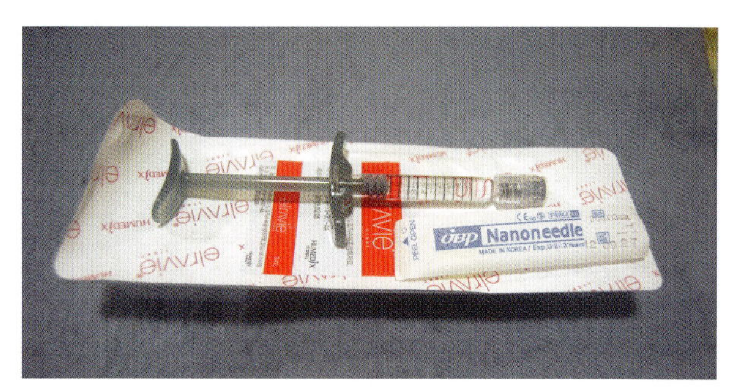

図 I-18　ELRAVIE® LIGHT（韓国；HUMEDIX 製）

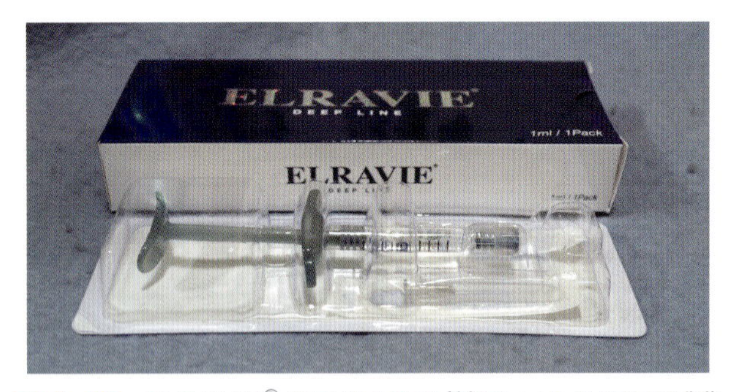

図 I-19　ELRAVIE® DEEP LINE（韓国；HUMEDIX 製）

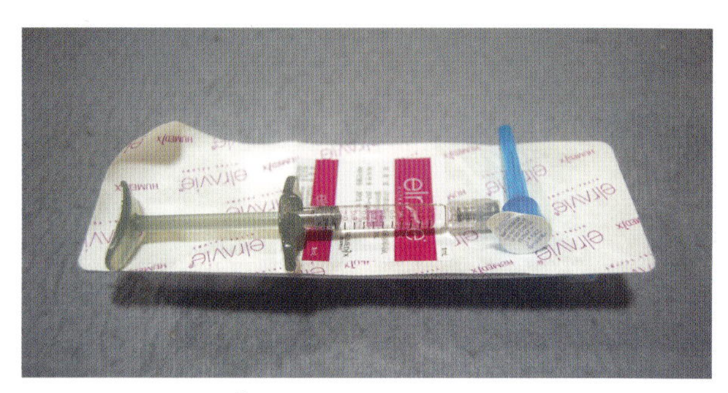

図 I-20　ELRAVIE® ULTRA VOLUME（韓国；HUMEDIX 製）

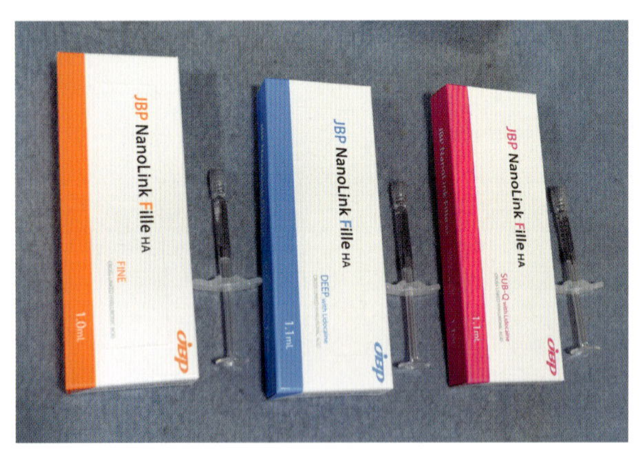

図 I-21　JBP NanoLink Fille™ fine，JBP NanoLink Fille™ deep，JBP NanoLink Fille™ sub-Q（韓国；Across 製，日本；日本生物製剤取扱い）

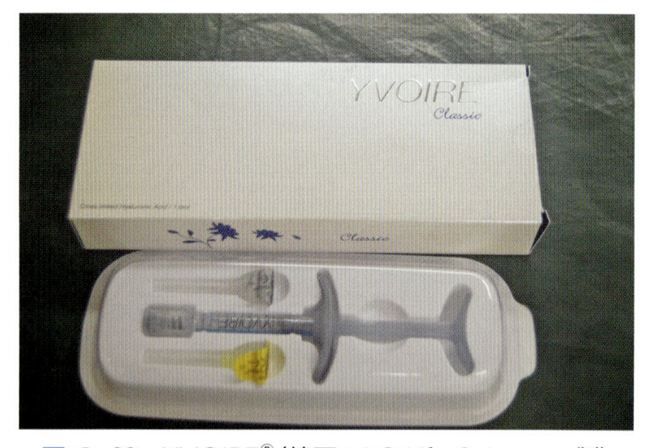

図 I-22　YVOIRE®（韓国；LG Life Sciences 製）

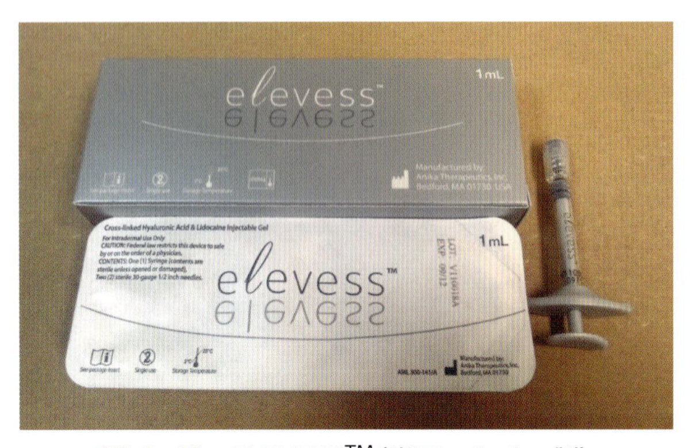

図 I-23　ELEVESS™（米国；Anika 製）

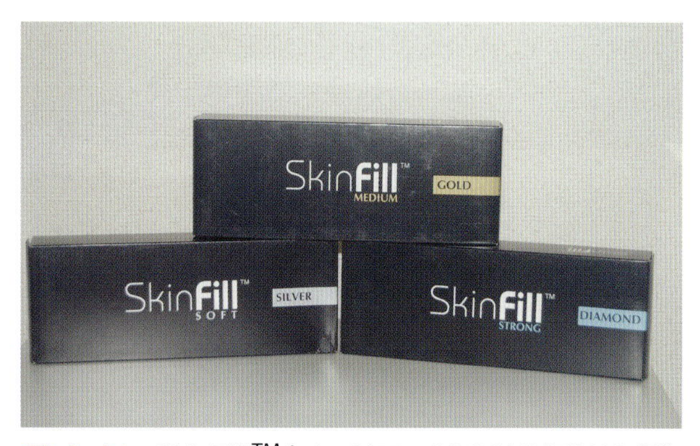

図 I-24　SkinFill™（イタリア；PROMOITALIA 製）

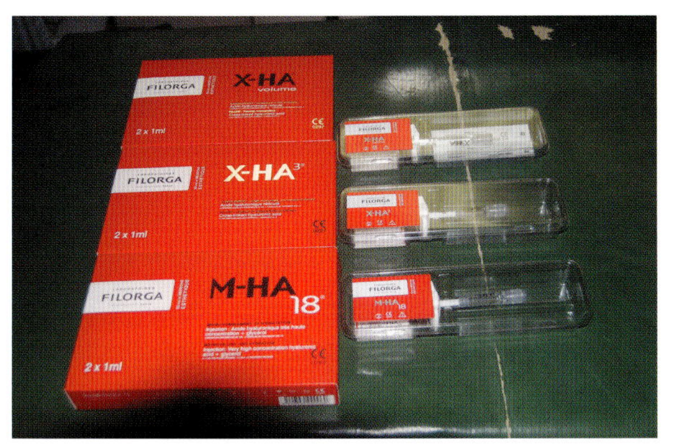

図 I -25　X-HA®(フランス；Laboratoires Filorga 製)

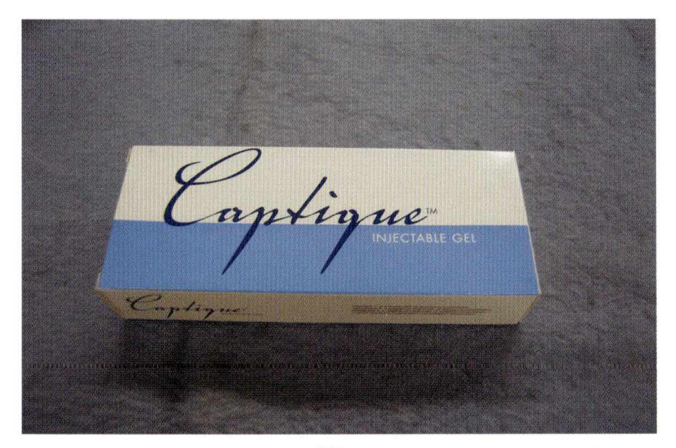

図 I -27　Captique™(米国；Genzyme 製)

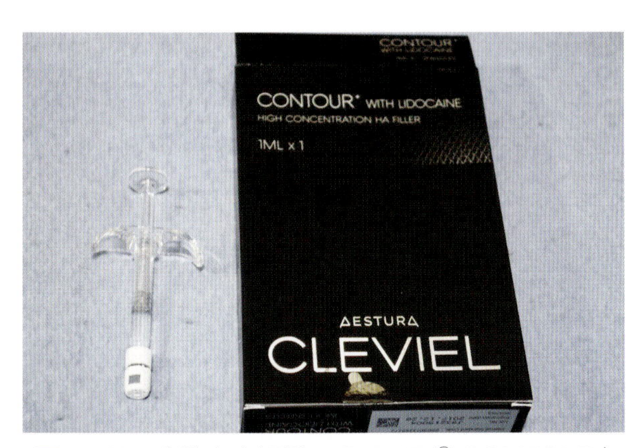

図 I -29　高濃度高架橋の CLEVIEL® CONTOUR+(韓国；Aestura 製)

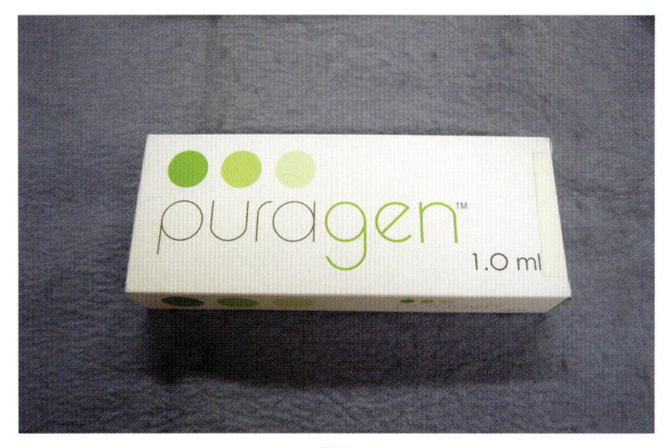

図 I -26　Puragen™(米国；Mentor 製)

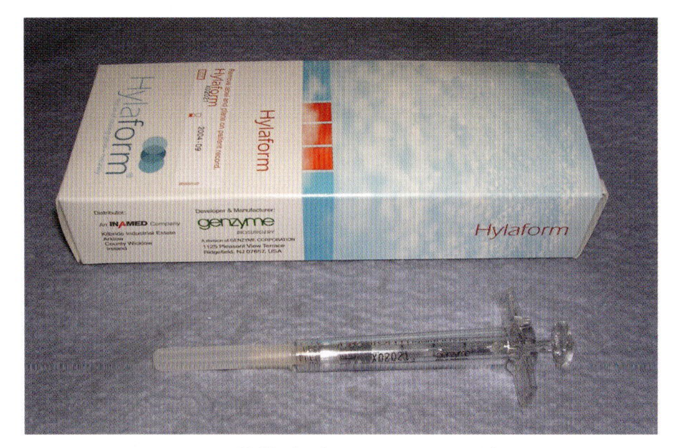

図 I -28　動物由来ヒアルロン酸である Hylaform®(米国；Inamed 製)

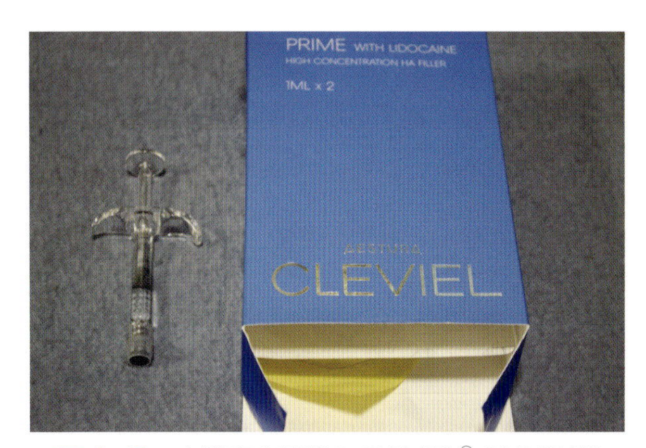

図 I -30　中濃度中架橋の CLEVIEL® PRIME(韓国；Aestura 製)

- JBP NanoLink Fille™
  (韓国；Across 製，日本；日本生物製剤取扱い，図 I -21)
- YVOIRE®
  (韓国；LG Life Sciences 製，図 I -22)
- ELEVESS™
  (米国；Anika 製，図 I -23)
- SkinFill™
  (イタリア；PROMOITALIA 製，図 I -24)
- X-HA®
  (フランス；Laboratoires Filorga 製，図 I -25)
- Puragen™
  (米国；Mentor 製，図 I -26)
- Captique™
  (米国；Genzyme 製，図 I -27)

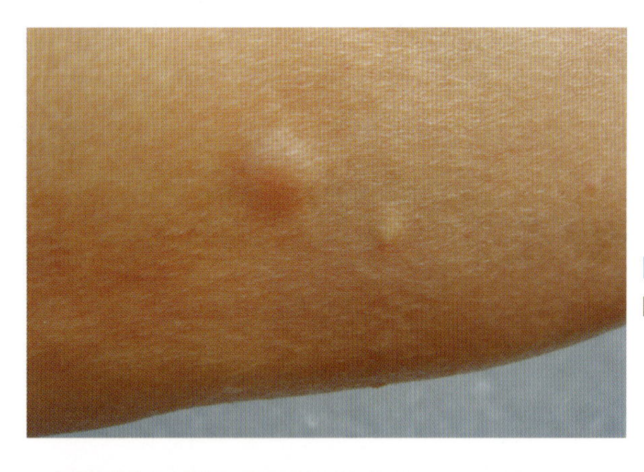

図 I-31
Puragen™(米国；Mentor 製)を前腕皮内に注入して2年後に発赤と腫脹が1日間発現し，それが1年間に2回認められた.

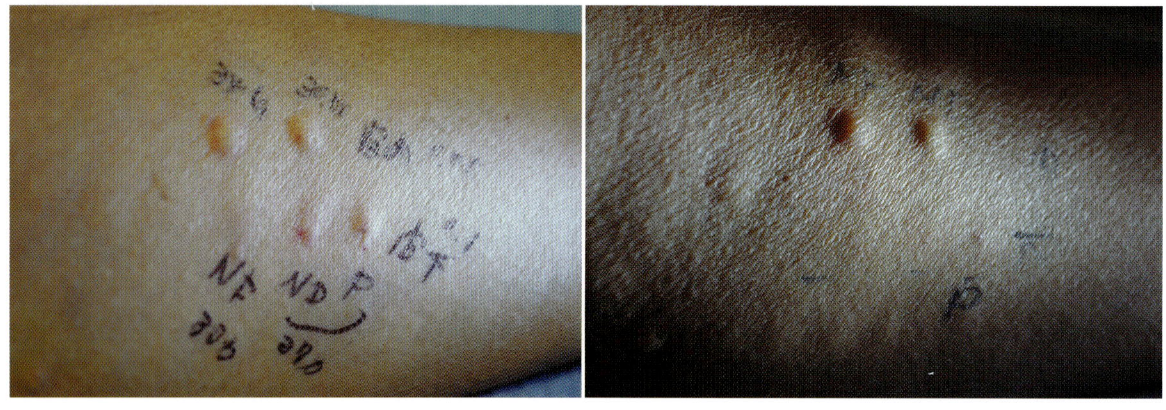

図 I-32　a|b

a：前腕皮内の2か所真皮内に34G鋭針でJBP NanoLink Fille™ fine(左)，30G鋭針でJBP NanoLink Fille™ deep(右)を注入し，その下段3か所に30Gカニューレで皮下にJBP NanoLink Fille™ fine(左)，27GカニューレでJBP NanoLink Fille™ deep(中)，Restylane Perlane™(右)を注入した.
b：aの2日後．皮内に注入した隆起ははっきりしているが，皮下のものは隆起がはっきり見えない.
(隆起がわかるよう光をあてて撮影している)

• Hylaform®(動物由来ヒアルロン酸)
(米国；Inamed 製，図 I-28)

また最近では韓国Aestura社の高濃度高架橋のCLEVIEL® CONTOUR⁺(図 I-29)や中濃度中架橋のCLEVIEL® PRIME(図 I-30)，韓国Hugel社のChaeum® Premium No. 1, 2, 3, 4などがあり他にも多くの種類が販売されている.

以上が現在では注入製剤として最も用いられることが多い製剤である．上記のうちのJuvéderm® ULTRA，Juvéderm® ULTRA PLUSは，名称が変わるがジュビダーム® ビスタ ウルトラおよびジュビダーム® ビスタ ウルトラプラスとして2014年3月19日に日本国内製造販売承認を厚生労働省から受けた.

また，Restylane® Lidocaine，Restylane Perlane™ Lidocaineも国内承認品となりレスチレン® リド，レスチレンパーレン® リドとなった.

ヒアルロン酸による稀なアレルギー反応と考えられる副作用は，Puragen™(米国；Mentor 製)とRestylane®(スウェーデン；Q-med 製)で経験がある．MentorのPuragen™を前腕皮内に注入して2年後に発赤と腫脹を1日間観察し，それが1年の間に2回起きた．数年後にはその現象は見られなくなった(図 I-31)．Q-medのRestylane®に関しては2000年出荷以降のものはアレルギー反応を起こすことが少なくなった.

注入の深さは真皮浅～深層ならびに皮下で，過剰に注入しないことが必要である．真皮に注入したほうが，皮下に注入するより長期に隆起を認められる(図 I-32)．高架橋のヒアルロン酸を浅層に注入するとTyndall effectのため注入部位が青く膨らむ状

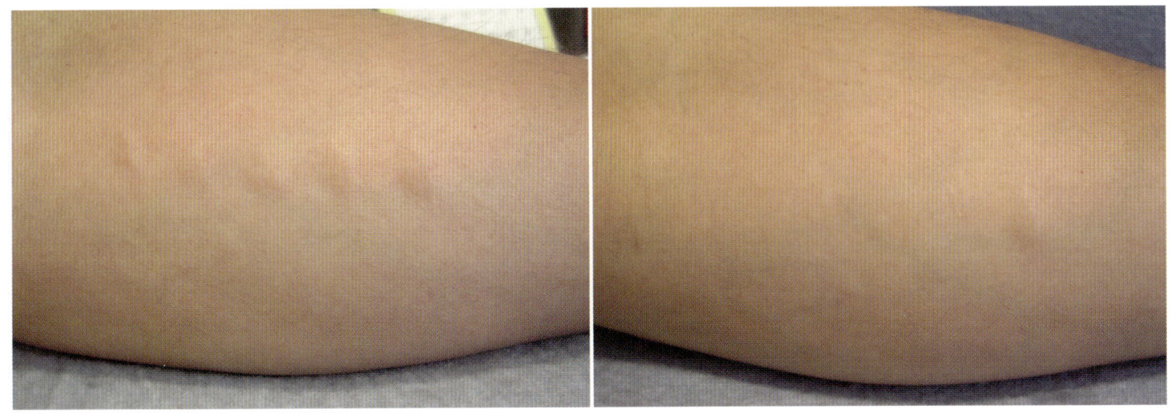

a|b

図 I-33

a：左前腕の皮内5か所にRestylane®を注入して2週後．左の4か所にヒアルロン酸分解酵素を注入した．

b：12日後．分解酵素を注入した4か所は平坦になった．分解酵素を注入しなかった部位は変化がない．

態となる．この場合はなかなか改善しないことがあり，ヒアルロン酸分解酵素を用いて治療すると早期にこの現象を改善することができる(図 I-33)．ヒアルロン酸分解酵素も数%のアレルギー反応を起こすことがあるため，事前に皮内テストを行う．24時間程度の経過観察で陰性が確認できる．もし発赤や腫脹がみられたときは，2～4週間程度で自然に消失する．

ボツリヌストキシン[6)]

ボツリヌス菌が産生する毒素を成分として持つ．ボツリヌストキシンは，承認品であるA型ボツリヌス毒素製剤ボトックス®注用50単位・100単位，ボトックスビスタ®注用50単位(米国；Allergan製，図 I-34)のほかにDysport® 500単位(英国；Ipsen製，図 I-35)，Xeomin® 100単位(ドイツ；Merz製，図 I-36)，Regenox™ 100単位(韓国；Hans Biomed製，図 I-37)，衡力® BTXA 100単位(中国；蘭州生物製品研究所製，図 I-38)，Neuronox®(韓国；Medy-Tox製(図 I-39)，Botulax®(韓国；Hugel製，図 I-40)，Innotox®(韓国；Medy-Tox製，図 I-41)などがある．神経と筋肉の接合部に作用して興奮伝達を阻害することにより，筋肉の収縮を止める．通常，筋体に注射することにより3日程度で効果が発現して3～6か月程度の効果の持続を見る．顔面の表情筋に対しては1 cm^2あたり数単位の使用で効果の発現を見る．例えば，前頭筋の動きを抑えるためには5～20単位程度を使用している．ただし，Dysport®は3.7単位が他のボツリヌストキシンの1単位に換算される．

製剤はごくわずかの白い粉末状であるので，これに生理食塩水を1～10 *ml*程度加えて希釈している．使用部位により希釈程度を変えて用いるが，著者は5 *ml*の生理食塩水と1 *ml*の1%リドカインを用い希釈し，1 *ml*で16単位の濃度にしている ▶動画1．これを顔面の表情筋に対して用いている．

▶動画1

ボトックスビスタ®注用50単位に1%キシロカイン(エピネフリンなし)0.5 *ml*と生理食塩水2 *ml*で溶解して2.5 *ml*にしている(1 *ml*で20単位)．(動画37と同一)

ポリ乳酸(図 I-42)

使用した製剤はSculptra™(以前はNEW-FILL®という名称，図 I-43)で2000年からルクセンブルクで製造販売が開始された製品である．現在はsanofi aventis(オーストラリア)により製造販売されてい

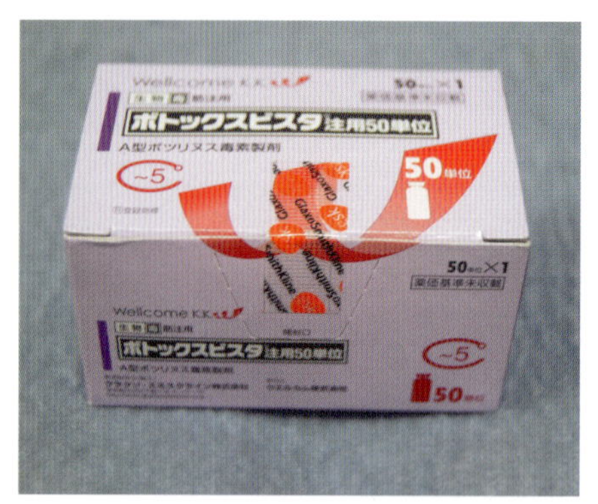

図 I-34　承認品であるA型ボツリヌス毒素製剤ボトックスビスタ® 注用50単位（米国；Allergan製）

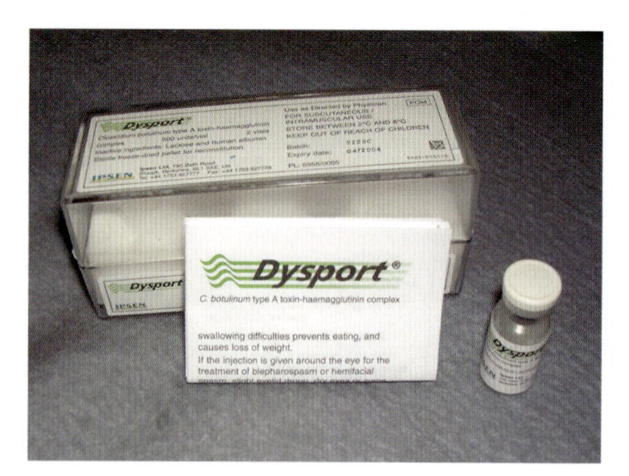

図 I-35　Dysport® 500単位（英国；Ipsen製）

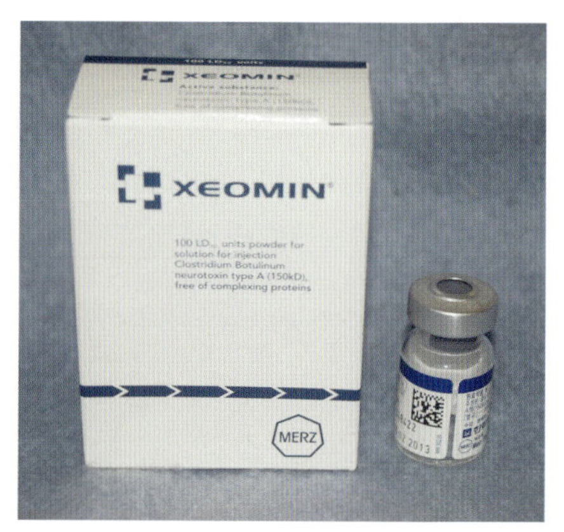

図 I-36　Xeomin® 100単位（ドイツ；Merz製）

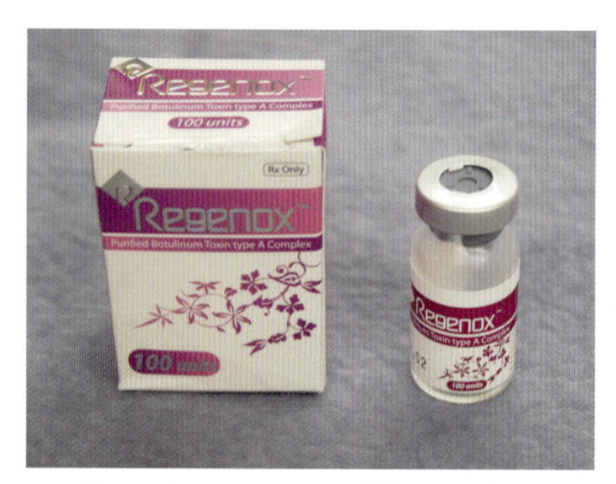

図 I-37　Regenox™ 100単位（韓国；Hans Biomed製）

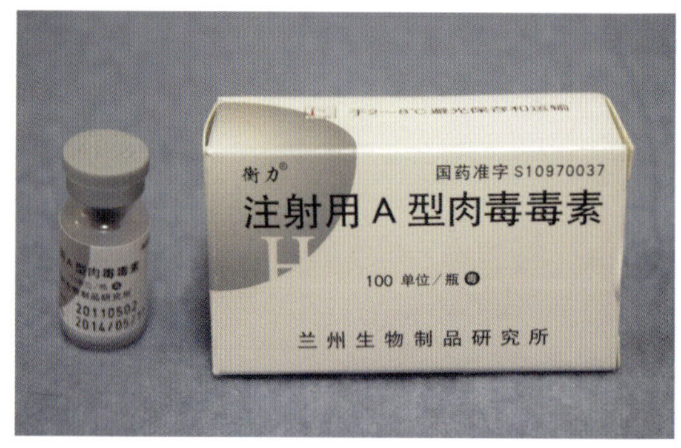

図 I-38　衡力® BTXA 100単位（中国；蘭州生物製品研究所製）

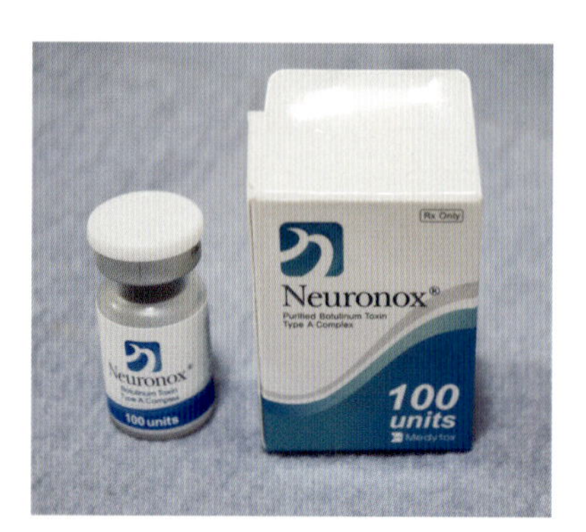

図 I-39　Neuronox® 100単位（韓国；Medy-Tox製）

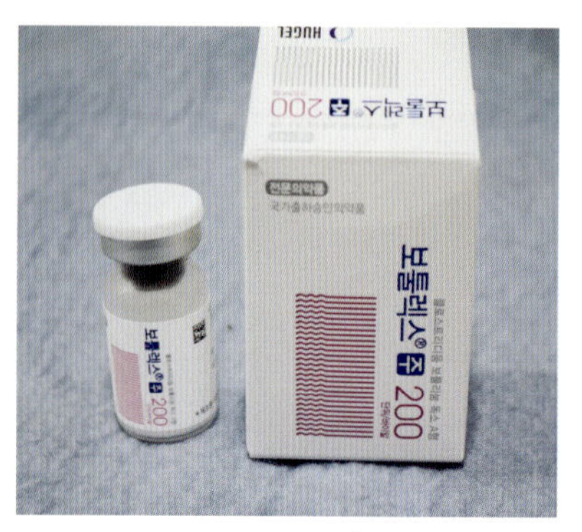

図 I-40　Botulax® 200単位（韓国；Hugel製）

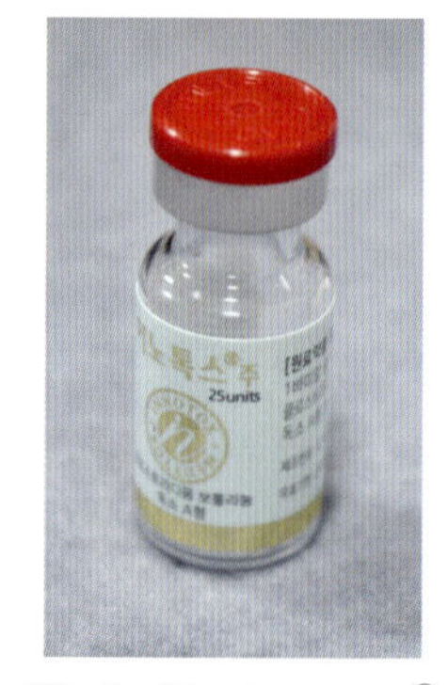

図 I-41　Innotox® 25単位（韓国；Medy-Tox製）

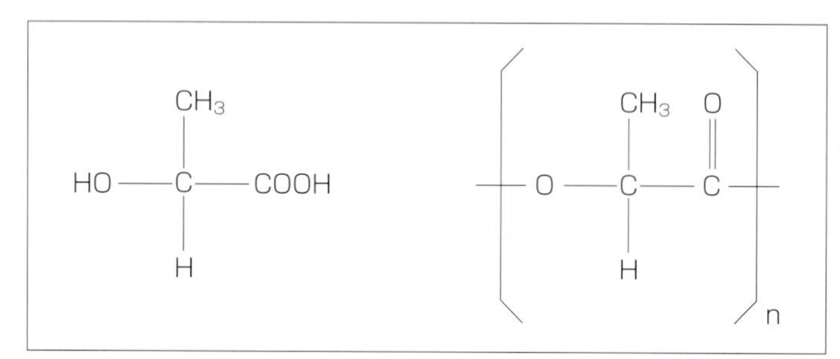

図 I-42
ポリ乳酸の構造式
左が乳酸分子．右が重合したポリ乳酸．
分子量20万程度のものが用いられる．

図 I-43
ポリ乳酸のNEW-FILL®
生理食塩水3～4 mlとキシロカイン2%を1 ml瓶に入れた直後．よく攪拌して均一な混合液として使用する．

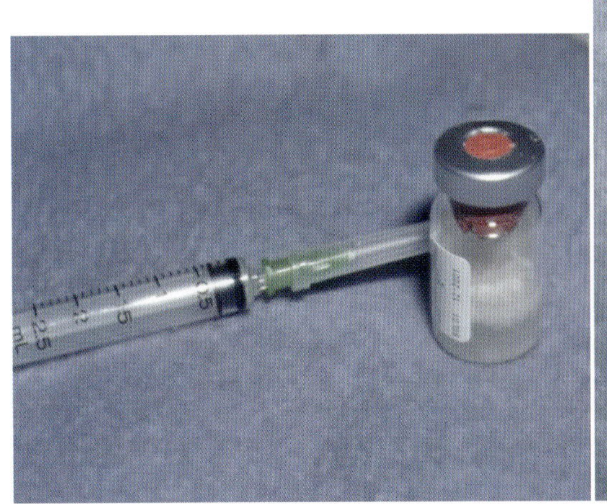

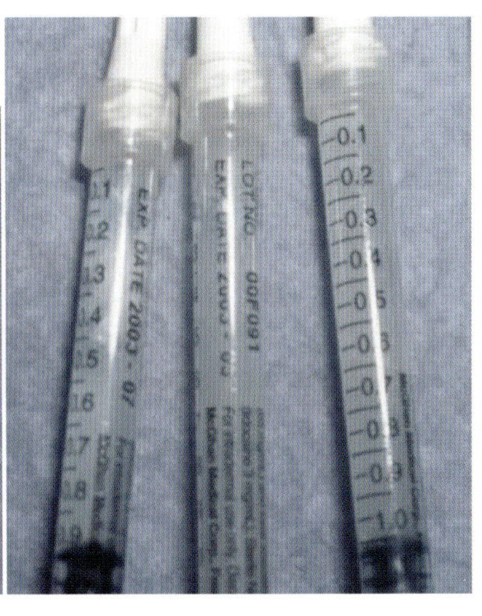

る．瓶の中にポリ乳酸粉末が乾燥状態で入っている．米国FDAは2004年にHIV感染症の治療に伴う脂肪萎縮に対して，また2009年7月には鼻唇溝の皺や顔面の陥凹，皺などにも承認した．用いる針は21～26 G程度が推奨される．1瓶あたりの成分は，Poly-L-Lactic Acid 150 mg，Mannitol 127.5 mg，Sodium carboxymethylcellulose 90 mgである．使用3分以上前に生理食塩水3～4 mlとリドカイン2%を1 ml瓶に入れ，よく攪拌して均一な混合液とする(図 I-43)．乳酸の重合物で分子量20万程度の結晶度40～50%のものである．ポリ乳酸はゆっくりとした加水分解によりモノマーの乳酸となり，最終的に二酸化炭素と水になり体外に排出されるため，安全性は高いと思われる[7)～9)]．作用機序としては乳酸の持つ軽い炎症作用がコラーゲン線維をつくる細胞を活性化させ，注入部位にコラーゲンを増量させるといわれている．ポリ乳酸の成分はアレルギー反応を起こすことがないと考えられるので，事前の皮内テストは実施しなかった．

臨床的には，皮膚の厚い部位への注入には効果的であるが，首などの薄い皮膚に対しては注入後に凹凸が目立ち，効果持続期間が長いため，なかなか凹凸が消失しなかった．使用部位を限定すれば効果的な治療が期待できそうである[10)]．隆起の効果が発現するのは1～3か月後のため，注入から3か月程度経過観察をしてから次の注入を行う．

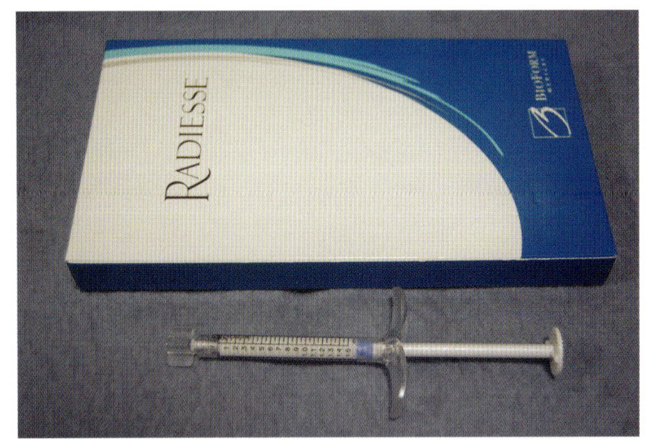

図 I-44　ハイドロキシアパタイトを有効成分とする Radiesse®(ドイツ；Merz製)
1.5 mlのプレフィルのシリンジとして供給されている．

ハイドロキシアパタイト[11)]

無機質であるハイドロキシアパタイトは人工骨や人工歯根などに含まれているが，注入用としてはRadiesse®(ドイツ；Merz製)(図 I-44)などがある．主成分が骨の無機質成分($Ca_5(PO_4)_3(OH)_5$)と同一で25～45 μmの直径の完全な球状の粒子で，アレルギー反応を起こすことがないといわれている．ヒアルロン酸のように拡散して，形態が変化することが少ないので，隆起目的の場所を変えたくない部分に適し，皮下深くに注入する．また，皮膚の薄い部分への使用は凹凸が目立つため避けたほうが良い．

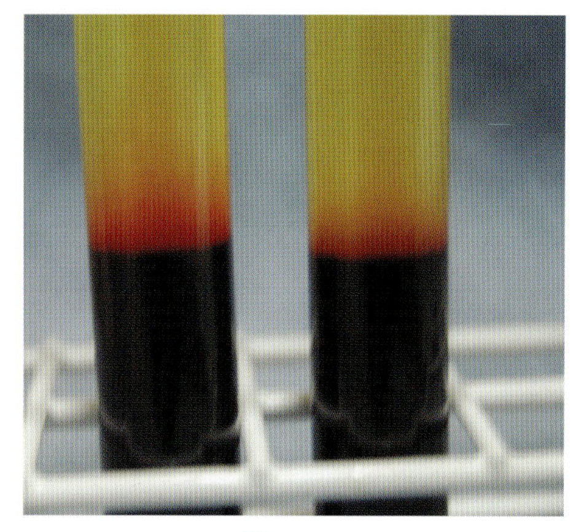

図 I -45
患者本人の血液を採取して，血小板が多く含まれる血漿を抽出するために遠心分離した直後の血液

図 I -46
左が遠心分離して，血小板を多く含む血漿．右は血小板をあまり含まない分離後の上澄み部分

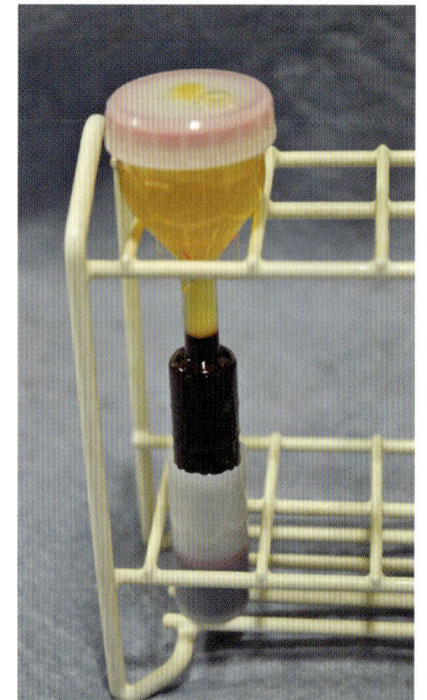

◀図 I -47　血液の遠心分離に便利な分離管．YCELLBIO KIT（韓国；YCELLBIO MEDICAL 製，日本；ウィステリア販売）

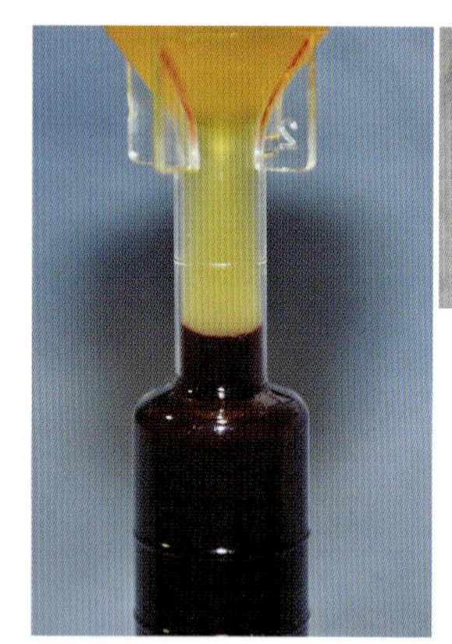

▲図 I -48　a|b
a：図 I -47 の分離管の中央部分．細くなっていて血小板の高濃度部分が採取しやすい．
b：多血小板血漿（PRP）を入れたシリンジ 30G でも注入可能

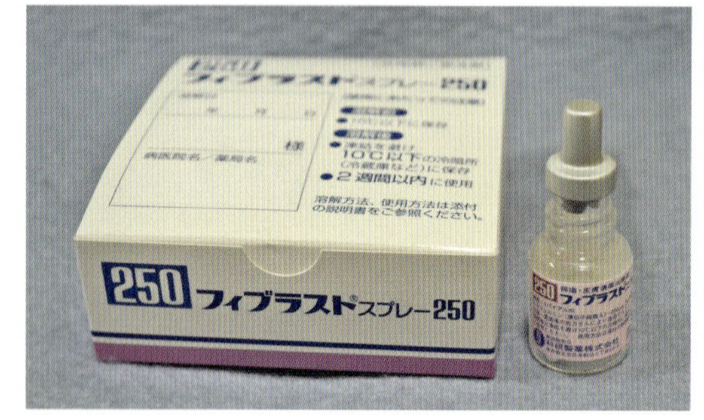

図 I -49　フィブラスト® スプレー（日本；科研製薬製）．b-FGF

多血小板血漿（PRP）[12]

患者本人の血液を採取して，血小板が多く含まれる血漿を抽出し，患部に注入する．血小板に含まれる成長因子を利用する方法である．採血後，遠心分離を行って高濃度の血小板を含んだ血漿をシリンジに移し用いている（図 I -45〜48）．分離する際の容器に血小板の高濃度部分を採取しやすくする工夫を施したものがある．血小板濃度が数倍以上になると効果が現れる．$1\ mm^3$あたり血小板 100 万以上を用いることが多い．

この抽出物に b-FGF（フィブラスト®，日本；科研製薬製，図 I -49）を添加する方法もある．本来外用のみの薬剤であるので，注入物に添加する場合は特に注意が必要である．1 バイアルに 250 μg 含まれているが添加する場合は PRP 1 mℓ に 10 μg 以下にしたほうが安全である．b-FGF の濃度が高いほど増殖効果が大きいが，凹凸が目立ち補正が難しくなる．

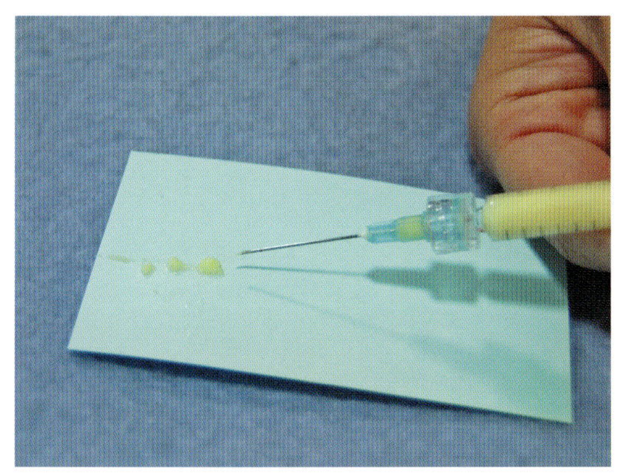

図 I -50　乏血小板血漿（PPP）
シリンジに装填して 23G の針で青紙の上に形状を示している．

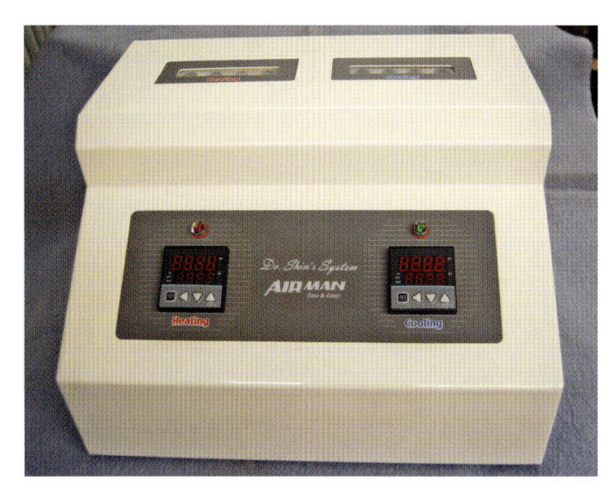

図 I -51　PPP 加熱装置（日本；カキヌマメディカル販売）

図 I -52
ポリカプロラクトンの構造式
ポリ乳酸と似た構造をしている．体内で徐々に加水分解を受ける．

$$\left[-O-\overset{H_2}{C}-\underset{H_2}{C}-\overset{H_2}{C}-\underset{H_2}{C}-\overset{H_2}{C}-\underset{\underset{O}{\|}}{C}- \right]_n$$

注入部位がいったん隆起すると数年以上そのままとなり得る．

乏血小板血漿（PPP）

血小板をあまり含まない血漿を，熱により硬化させて注入する方法である．患者本人より採血して，遠心分離にて上層部の血漿を集め 60〜99℃ までの温度で硬化させて注入する（図 I -50, 51）．持続効果期間は短いが，副作用はあまり見られない．本人の素材であることと，他の注入剤では不安のある患者にテスト的治療に使用することに適している．長期間の効果持続には適していない．

ポリカプロラクトン（図 I -52）

ε カプロラクトンの重合体で，体内で徐々にモノマーに分解して，軽い炎症反応を起こさせコラーゲン線維の産生を促す．Ellansé™（オランダ；AQTIS Medical 製）（図 I -53）が販売されているが，S，M，L，E の 4 種類の製品がある．皮膚の浅い部位への

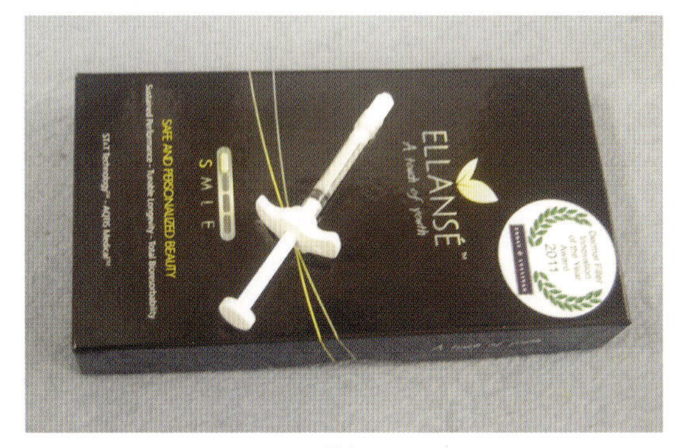

図 I -53　Ellansé™（オランダ；AQTIS Medical 製）
持続期間の違う 4 種類の製品がある．

注入は発赤が見られることがある．効果持続期間は重合度の異なる 4 種類の製品により違うが，半年〜4 年であるといわれている．正確な隆起を行うのは難しいが，頬などの隆起に用いると効果的であると思われる[13]．

自己脂肪[14]

患者本人の脂肪を吸引して，必要部位に注入す

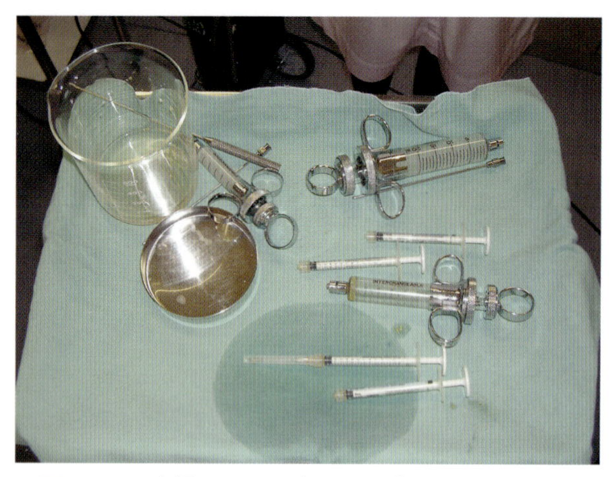

図 I-54 採取用の吸引シリンジと吸引用の針，および脂肪と水分を分離するためのビーカーと脂肪注入用のロック付き 1 ml シリンジ

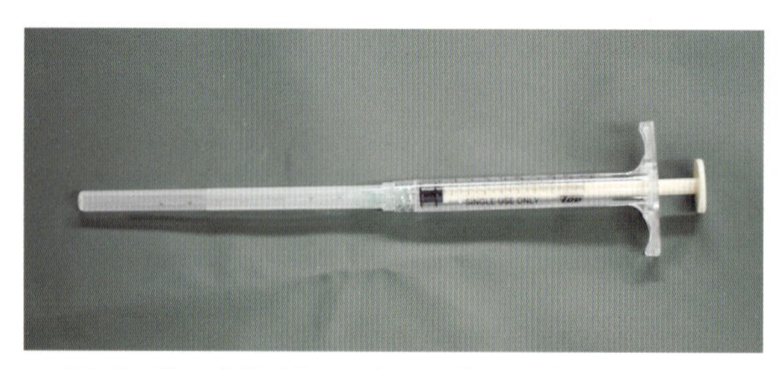

図 I-55 JBP NanoCannula 21G 70 mm をつけた Top センシテックシリンジ 1 ml，C ロックタイプ

る．脂肪を採取する部位は，大腿部や腹部が多い．傷跡を気にしない部位から 16 G 程度の太い針で 20 ml サイズのシリンジに用手的に持続陰圧をかけて採取している（図 I-54）．採取直後より吸引した脂肪をシリンジに入れたままで，10 分以上静置し液体成分と脂肪成分が分離したら，脂肪部分のみ 1 ml 程度のシリンジに移し替える．注入部位のアレルギー反応などの心配はないが，治療方法に採取が加わるため多少複雑な手技が加わる．注入には 21 G より太い針が使われるが，著者は図 I-55 にあるように JBP NanoCannula 21 G 70 mm をつけた Top センシテックシリンジ 1 ml C ロックタイプで採取脂肪を注入している．安心な素材であるが，注入方法により感染やシコリなどを起こすことがある．また，移植脂肪が生着しやすい部位やしにくい部位があり，適応となる治療対象の選択に経験が必要である．移植脂肪の生着率をあげるためには，一か所の脂肪注入量が 1 mm 未満の直径の脂肪塊として注入することが大切である．このため施術手技を十分経験した医師が行う必要がある．

文 献

1) Knapp, T. P., Kaplan, E. N., Daniels, J. R.：Injectable collagen for soft tissue augmentation. Plast Reconstr Surg. **60**：398-405, 1977.
Summary 初めてのヒトへのウシ由来コラーゲン注入の臨床報告．

2) 征矢野進一：コラーゲン注入療法の適応と実際．形成外科．**43**：S213-S218，2000.
Summary ウシ由来コラーゲンを実際の治療に用いる際の注意点や適応を報告．

3) 征矢野進一：ヒトコラーゲン（Cosmoderm I®・Cosmoplast®）の使用経験．日美外報．**26**：29-33，2004.
Summary ヒト由来コラーゲンの臨床経験を報告．

4) Lee, J. H., Choi, Y. S., Kim, S. M., et al.：Efficacy and safety of porcine collagen filler for nasolabial fold correction in Asians：a prospective multicenter, 12 months follow-up stud. J Korean Med Sci. **29**：217-221, 2014.
Summary ブタ由来コラーゲン（TheraFill®）をウシ由来コラーゲン（コーケンアテロコラーゲンインプラント®）と臨床的に比較した．

5) 征矢野進一，菅原康志：ヒアルロン酸を用いた皺の治療経験．日美外報．**22**：1-7，2000.
Summary Q-med の Restylane® を用いて皺の治療を行った．その治療経験の報告．

6) 白壁征夫，白壁輝美：しわの治療：ボツリヌス毒素の使用．MB Derma．**168**：13-19，2010.
Summary 美容目的でのボツリヌストキシンの使用法を具体的に解説．眉間への注射部位を図示．

7) 辻 秀人，筏 義人：ポリ乳酸．1-9，高分子刊行会，京都，1997.
Summary ポリ乳酸の物理的性状を解説．

8) Nakamura, S., Takatori, Y., Morimoto, S., et al.：Rotational acetabular osteotomy using biodegradable internal fixation. Int Orthop. **23**：148-149, 1999.
Summary ポリ乳酸製の材料を用いた整形外科領域での骨固定の臨床応用．

9) Jopp, A.：Therapeutic options in facial lipoatrophy caused by HAART. Jager H. and HIV infections. V-17.2. Ecomed：1-6, 2001.
Summary ポリ乳酸を後天性免疫不全（AIDS）の治療後顔面陥凹に用いた症例の報告．

10) 征矢野進一：注入用ポリ乳酸製剤（ニューフィル）の使用経験．日美外報．**24**：15-19，2002.
Summary ポリ乳酸を用いた顔面への臨床応用を解説．

11）衣笠哲雄：外形を変える治療：ハイドロキシアパタイト製剤による隆鼻術，隆顎術，しわの治療．MB Derma．**168**：43-48，2010．
Summary ハイドロキシアパタイトを用いた鼻や顎の隆起の作成，皺に対する治療を説明している．
12）松田秀則：口周囲の老化皮膚改善のためのPRP注入療法．形成外科．**55**：1293-1301，2012．
Summary PRP（自己多血小板血漿）の治療法を具体的に詳しく解説．臨床結果も提示している．
13）池田欣生，森川一彦：ポリカプロラクトンの安全な使用法．PEPARS．**81**：74-79，2013．
Summary ポリカプロラクトンの使い方を解説．
14）市田正成：シワ・たるみに対する脂肪注入療法．Visual Dermatology．**6**（**4**）：356-357，2007．
Summary 脂肪注入の実際を簡潔に説明．

Column

各製品の入手方法

表1に提示したものは，著者が今まで使用したことがある製品である．多くは個人輸入となるため，取り次ぎ代理店を掲載してある．承認品であるものは今後も変更はないと思われるが，未承認品は変更されることがある．取り扱いが終わった場合は，それまでの代理店に問い合わせいただく必要があるかもしれない．

表1　入手方法の一覧

製品名	最小単位	製造社名	製造会社国籍	販売代理店名	連絡先電話番号
コラーゲン					
コーケンアテロコラーゲンインプラント® 1，2，3，6.5%	1 ml×6	株式会社 高研	日本	株式会社 高研	03-3816-3542
Humallagen®	1 ml	Regenerative Medical International	アメリカ	ワイズ・インターナショナル 株式会社	045-222-8257
TheraFill™ 301, 601	1 ml	Sewon Cellontech	韓国	ウィステリア 株式会社	03-4588-1847
ヒアルロン酸					
JBP NanoLink Fille™ fine, deep, sub-Q with lidocaine	1.1 ml	Across	韓国	株式会社 日本生物製剤	03-3481-6061
Belotero® Soft	1 ml	Merz	ドイツ	マーベラスビューティージャパン 株式会社	03-3516-7737
Belotero® Balance	1 ml	Merz	ドイツ	マーベラスビューティージャパン 株式会社	03-3516-7737
Belotero® Volume	1 ml	Merz	ドイツ	マーベラスビューティージャパン 株式会社	03-3516-7737
Belotero® Hydro	1 ml	Merz	ドイツ	マーベラスビューティージャパン 株式会社	03-3516-7737
Belotero® Intense	1 ml	Merz	ドイツ	マーベラスビューティージャパン 株式会社	03-3516-7737
ELEVESS™	1 ml	Anika Therapeutics	アメリカ	ワイズ・インターナショナル 株式会社	045-222-8257
HYAL	1 ml		オランダ	ワイズ・インターナショナル 株式会社	045-222-8257
Hya Dermis Ⅱ	1 ml	SciVision Biotech	台湾	ワイズ・インターナショナル 株式会社	045-222-8257
HYALURONICA® 1, 2	1 ml	Vital Esthetique	フランス	ワイズ・インターナショナル 株式会社	045-222-8257
HYALURONICA® Mesolift	1 ml	Vital Esthetique	フランス	ワイズ・インターナショナル 株式会社	045-222-8257
YVOIRE® volume, classic	1 ml	LG Life Sciences	韓国	株式会社 カキヌマメディカル	03-3813-8485
SkinFill™ SOFT, STRONG, MEDIUM	1 ml	PROMOITALIA	イタリア	株式会社 エビスメディカル	03-5532-1213
X-HA3®, X-HA® volume	1 ml	Laboratoires Filorga	フランス	東京メディカルサポート 株式会社	03-6264-1843
Juvéderm® 18, 30, ULTRA 2, 3, 4	0.8 ml×2	Allergan	アメリカ	※	
Juvéderm® ULTRA, ULTRA PLUS	0.8 ml×2	Allergan	アメリカ	※	
Juvéderm™ REFINE™	0.8 ml×2	Allergan	アメリカ	※	
ジュビダーム® ビスタ ウルトラ，ウルトラプラス	0.8 ml	Allergan	アメリカ	アラガン・ジャパン 株式会社	03-6409-5020
Restylane® series	1〜2 ml	Q-med	スウェーデン	株式会社 ウェルハート	03-5276-6071
レスチレン® リド	1 ml	Q-med	スウェーデン	ガルデルマ株式会社	
レスチレン パーレン® リド	1 ml	Q-med	スウェーデン	ガルデルマ株式会社	
ELRAVIE® LIGHT, DEEP LINE	1 ml	HUMEDIX	韓国	株式会社 ウェルハート	03-5276-6071
TEOSYAL® First Lines, Deep Lines, Global Action	1 ml	Teoxane	スイス	PRSS. Japan 株式会社	03-3667-7252
Chaeum® Premium No.1, 2, 3, 4		Hugel pharma	韓国	※	

表１のつづき

製品名	最小単位	製造社名	製造会社国籍	販売代理店名	連絡先電話番号
ELEVESS™		Anika Therapeutics	アメリカ	ワイズ・インターナショナル 株式会社	045-222-8257
CLEVIEL® CONTOUR+		Aestura	韓国	ワイズ・インターナショナル 株式会社	045-222-8257
CLEVIEL® PRIME		Aestura	韓国	ワイズ・インターナショナル 株式会社	045-222-8257
ヒアルロン酸分解酵素					
Hyalase®	1 A×10	sanofi-aventis australia	オーストラリア	PRSS. Japan 株式会社	03-3667-7252
LIPORASE	バイアル入り	DAEHAN New Pharm	韓国	マーベラスビューティージャパン 株式会社	03-3516-7737
ボツリヌストキシン					
BOTOX®	バイアル入り	Allergan	アメリカ	※	
ボトックス® 注用 50 単位・100 単位	バイアル入り	Allergan	アメリカ	グラクソ・スミスクライン 株式会社	03-5786-5041
ボトックスビスタ® 注用 50 単位	バイアル入り	Allergan	アメリカ	アラガン・ジャパン 株式会社	03-6409-5020
Dysport® 500 単位	バイアル入り	Ipsen	フランス	※	
Xeomin® 100 単位	バイアル入り	Merz	ドイツ	ワイズ・インターナショナル 株式会社	045-222-8257
Regenox™ 100 単位	バイアル入り	Hans Biomed	韓国	ハンスバイオメド	080-5006-2978
衡力® BTXA 100 単位	バイアル入り	蘭州生物製品研究所	中国	※	
Neuronox®	バイアル入り	Medy-Tox	韓国	※	
Botulax®		Hugel pharma	韓国	※	
Innotox®		Medy-Tox	韓国	※	
ポリ乳酸					
Sculptra™	バイアル入り	sanofi aventis	オーストラリア	PRSS. Japan 株式会社	03-3667-7252
ハイドロキシアパタイト					
Radiesse®	1.5 ml	Merz	ドイツ	株式会社メドスターフォークリニック	03-5956-4211
PRP					
YCELLBIO KIT	分離容器	YCELLBIO MEDICAL	韓国	株式会社 ウィステリア	03-4588-1847
ポリカプロラクトン					
Ellansé™ S, M, L, E	1 ml	AQTIS Medical	オランダ	マーベラスビューティージャパン 株式会社	03-3516-7737
脂肪注入用器具					
脂肪採取，注入セット	器具		日本	株式会社 カキヌマメディカル	03-3813-8485
注入用針					
JBP Nanoneedle 34 G, 33 G, 30 G	鋭針	Feel Tech	韓国	株式会社 日本生物製剤	03-3481-6061
JBP NanoCannula	カニューレ	Feel Tech	韓国	株式会社 日本生物製剤	03-3481-6061
Magic needle	カニューレ	Needle Concept	フランス	PRSS. Japan 株式会社	03-3667-7252
眼科用針 (直針)	直鈍針	エムエス	日本	株式会社 カキヌマメディカル	03-3813-8485
麻酔クリーム					
Painblok®			オーストラリア	日本メディセル 株式会社	03-5292-1472
SM クリーム			韓国	株式会社 ウェルハート	03-5276-6071
スレッドリフト用糸					
Happy lift™		PROMOITALIA	イタリア	PRSS. Japan 株式会社	03-3667-7252
ヴィーナスリフト		Hans Biomed	韓国	ハンスバイオメド	080-5006-2978
V-lift Premium™		Feel Tech	韓国	株式会社 日本生物製剤	03-3481-6061
V-lift™		Feel Tech	韓国	株式会社 日本生物製剤	03-3481-6061
Lead fine lift		Medi First	韓国	株式会社 カキヌマメディカル	03-3813-8485
水光注射					
ダーマシャイン® (Derma Shine®)	注入機	Huons	韓国	株式会社 イリョーキ	03-6423-9511
VITAL INJECTOR™	注入機	Eunsung Global	韓国	株式会社 メディカルロジック	03-6230-0888
パスキン® 3 本針	注入用針	南部化成 株式会社	日本	株式会社 カキヌマメディカル	03-3813-8485

※販売代理店不定

I おさえておくべき注入治療の基本知識

3 注入治療に用いる物品

注入剤

様々な種類があり，患部に対して適切なものを選択する．アレルギー反応を起こす可能性のある製剤に対しては皮内テストを行い，アレルギー反応を起こすかどうかを判定する．注入剤は，個体差，患部の場所，皮膚の厚さや硬さなどによって結果が異なるため，適切に選択する必要がある．現在注入剤はプレフィルのシリンジに装填されている．キャップを取り，針を装着するのみで使用可能となるものがほとんどである．脂肪と血漿は注入直前に医師が採取する必要がある．

カメラ（図Ｉ-56〜58）

治療前後の比較のために用いる．特に治療前が重要となり必ず必要となる．効果が有効かどうかの証明と，副作用が出た時に治療前はどのようであったかを確認するために必須である．撮影は同じ照明で同じ場所で行うことが大切である（図Ｉ-59）．治療後も患部を撮影する時の方向や照明を治療前と同じように設定して比較しやすくしておく．構図を同一にするため，簡易印刷で記録しておくと，比較しながら撮影ができるので正確さが向上する．

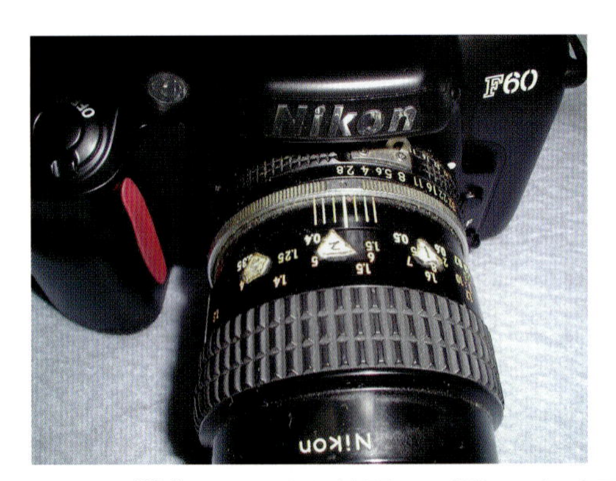

図Ｉ-56　従来のフィルム使用の一眼レフカメラ
以前はこの種類を使用していた．

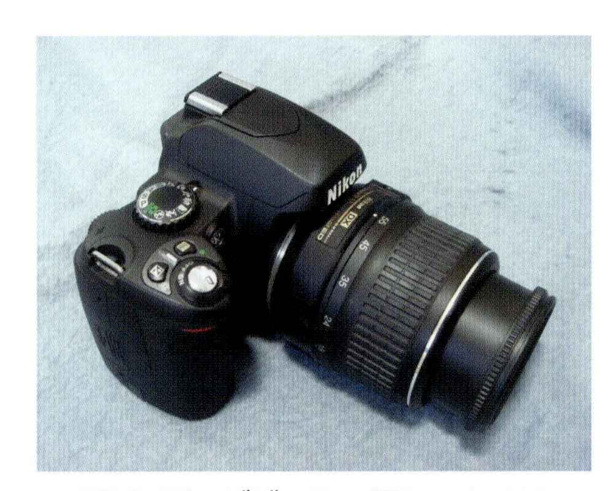

図Ｉ-57　デジタル一眼レフカメラ
最近ではこのカメラを用いて撮影している．

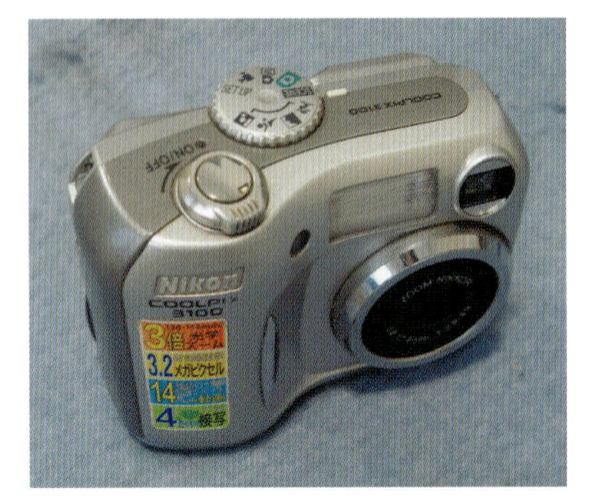

図Ｉ-58　小型デジタルカメラ
この程度でも十分に目的にかなう．

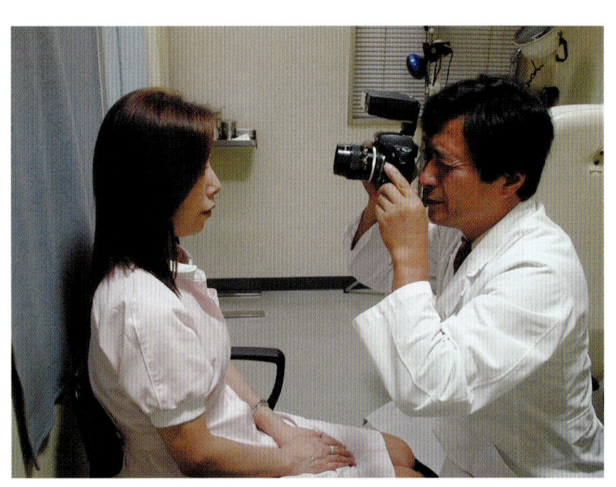

図Ｉ-59　治療前の撮影

マーカー(図Ⅰ-60)

皺や陥凹の部位をマークする．手術用のピオクタニン色素を含むペンでは，ガーゼでこすっても消失しないが，治療後も数日色が消えにくい．そのため油性のペンを用いてマークするようにしている．これは消えやすいため，慎重にガーゼを扱う．油性ペンの直上から刺入すると外傷性のタトゥーを作ることがあるので，やや薄くして針を刺入したほうが無難である．また座位と仰臥位では皺や陥凹の位置がずれるため，必ず座位で確認しておく．また，治療部位が患者の希望の部分であるかを確認する．鏡を患者に持たせ，希望部位かどうかを明確にする．

外用麻酔薬(図Ⅰ-61〜64)

針の刺入時の痛みおよび注入剤が真皮に入る時の痛みを軽減する．15分〜1時間程度くらいを要する．時々麻酔薬に対して発赤や腫れなどを数日起こすこともあるので，カブレの既往も確認しておく．外用麻酔薬の効果がある深度は1 mm未満であるため，皮下の疼痛は軽減しない．注入剤にリドカインなどを含むものもあるが，それでも疼痛を感じることがある．その場合は神経ブロックが必要になる．

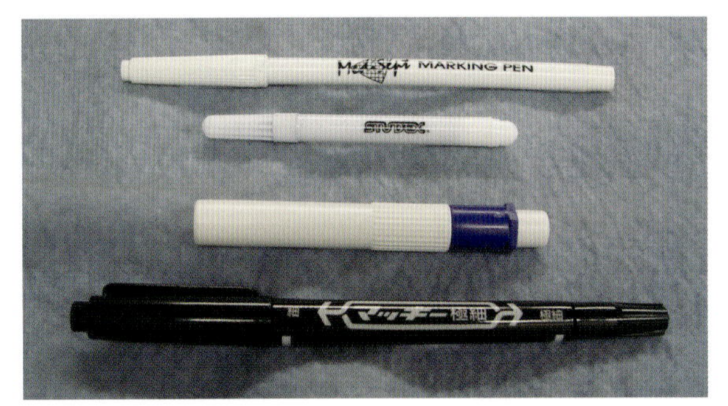

図Ⅰ-60　マーカー各種
ピオクタニンペンと油性ペン

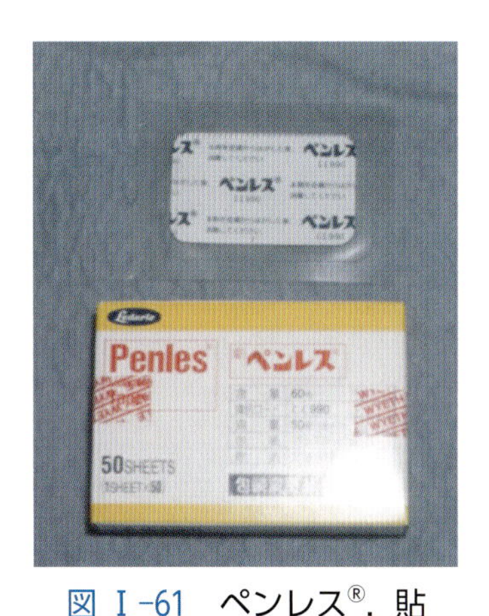

図Ⅰ-61　ペンレス®．貼付式痛み緩和テープ(日本；マルホ製)
効果が出現するまで30分以上がかかる．

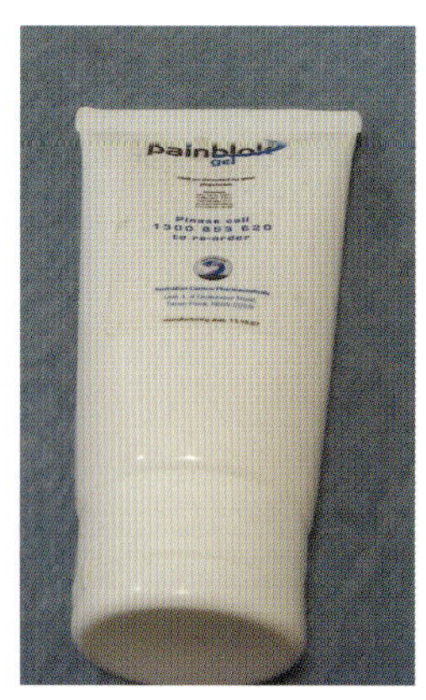

図Ⅰ-62　Painblok®(オーストラリア製)
クリーム状の外用麻酔薬．15分程度から効果が出現

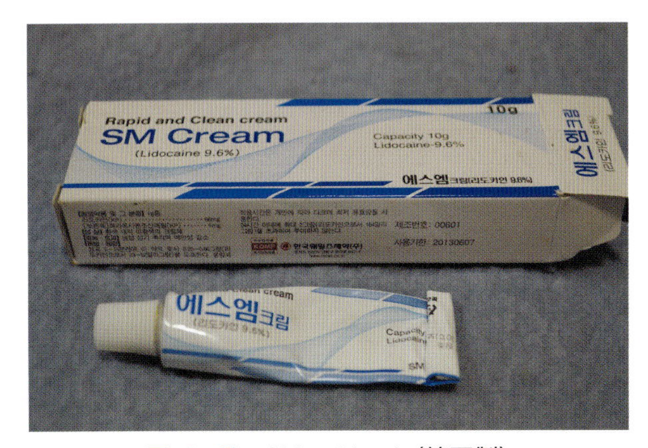

図Ⅰ-63　SMクリーム(韓国製)
クリーム状の外用麻酔薬．15分程度から効果が出現

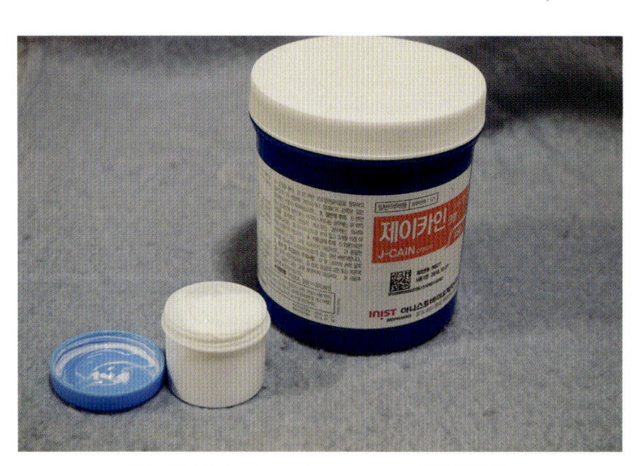

図Ⅰ-64　J-cain cream(韓国製)

外用剤（図 I -65）

処置後，軟膏などにより患部の一時的被覆を行う．特に抗生剤を含む必要はないが，患者の安心のため使用している．細い針を使用した場合は数分で針による傷は見えなくなるので，30 分程度後からは針跡隠しの化粧の粉を塗布することが可能になる．患者の肌の色に合わせて粉の色調を選択する（図 I -66）．

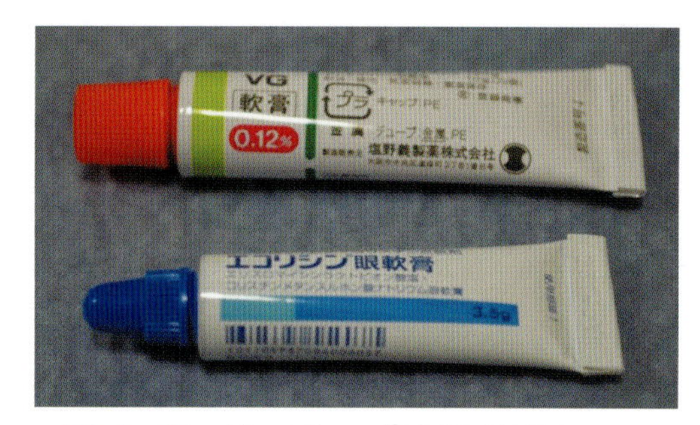

図 I -65　**リンデロン®-VG 軟膏とエコリシン眼軟膏**
眼瞼周辺は眼軟膏を使用する．

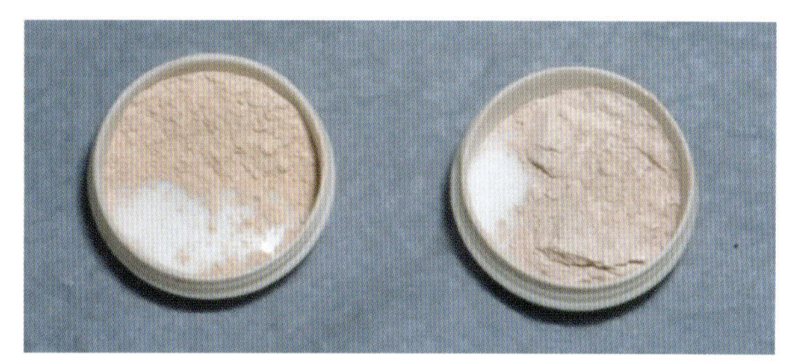

図 I -66　**化粧粉**
肌の色に合わせて各種の色を揃えている．

I おさえておくべき注入治療の基本知識

4 注入用針について

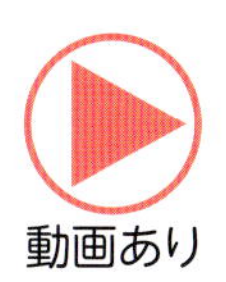

動画あり

針の種類は多種あるが，原則は外径が細いほど皮膚へのダメージは少ない（図Ⅰ-67，68）[1]．

図Ⅰ-68-a に使用した針は Terumo needle 23G，Terumo 25G，Kendall Monoject 27G，JBP Nanoneedle 30G，JBP Nanoneedle 33G，JBP Nanoneedle 34G であった．針が包装状態にあるものを図Ⅰ-68-b に掲載した．

使用する針は 18G（図Ⅰ-69-a）～35G（図Ⅰ-69-b）までが多い（図Ⅰ-69-c）．使用目的により太さや長さを選択する．使用する注入剤と針の組み合わせは表Ⅰ-2 の通りとなる．

低濃度や低架橋のものは 33G（図Ⅰ-70）～34G（図Ⅰ-71）の鋭針や 30G，27G の鈍針（カニューレ）（図Ⅰ-72，73）を用いる．表面に注入する必要がある時は，カニューレは不向きで鋭針のみが使用できる．なお，外径でゲージ数を表示するが，注入抵抗は内径のサイズの大きいほうが注入抵抗は少ない（図Ⅰ-74～77）．

高濃度や高架橋のものは内径が 0.2 mm 以上（図Ⅰ-74，75，78）で，通常真皮深層は鋭針を用いるが，

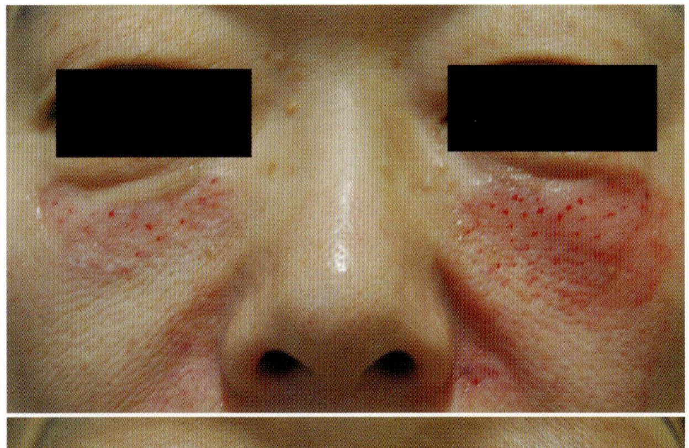

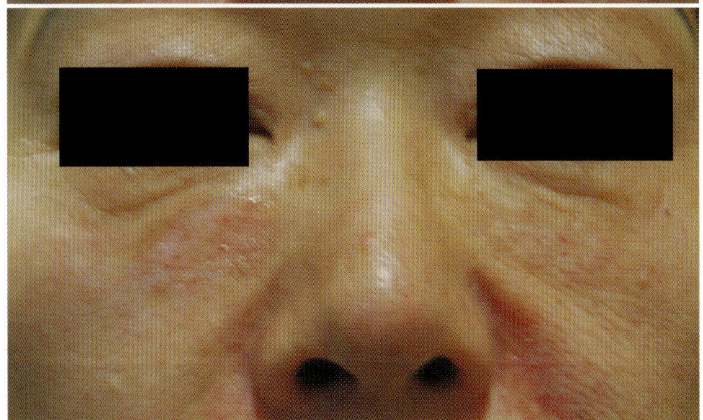

a / b

図Ⅰ-67

a：通常の 30G で下眼瞼にコーケンアテロコラーゲンインプラント® 2％を注入した直後

b：a の患者を翌年 34G で同様の治療をした直後．針痕が少ない．

a / b

図Ⅰ-68

a：左前腕にリドカインＥ 0.5％を 23G，25G，27G，30G，33G，34G の各種の太さで皮内注射をして５分経過した状態．30G より細い針は針痕が目立たない．

b：使用した針

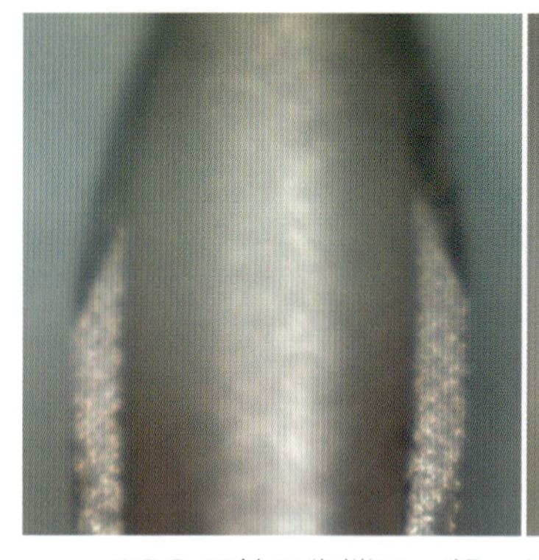

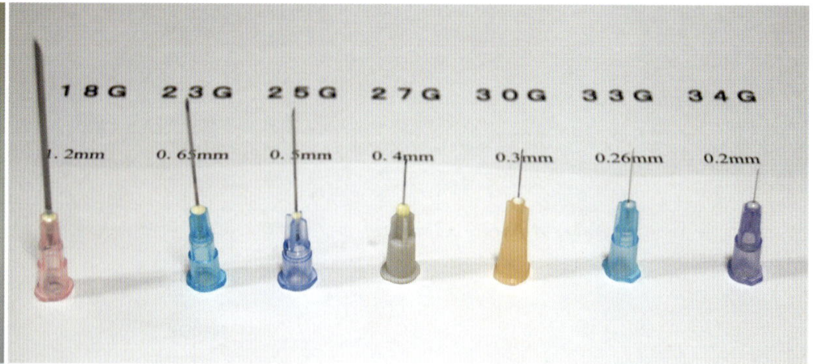

a. 18G の針の先端の一部　b. 35Gの針先　c. 針を並べて比較

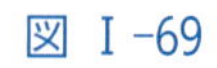

図 I -69

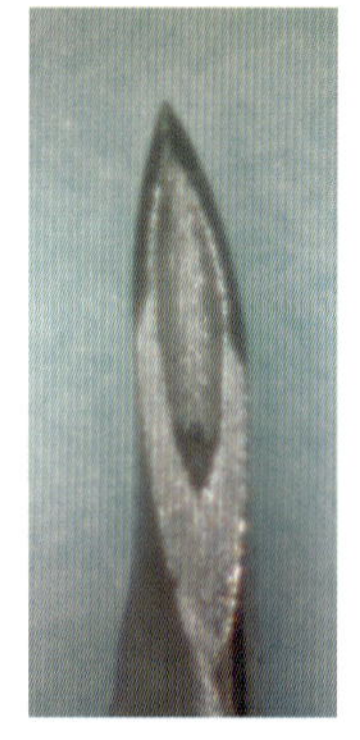

図 I -70
JBP Nanoneedle 33G
外径 0.26 mm
内径 0.16 mm

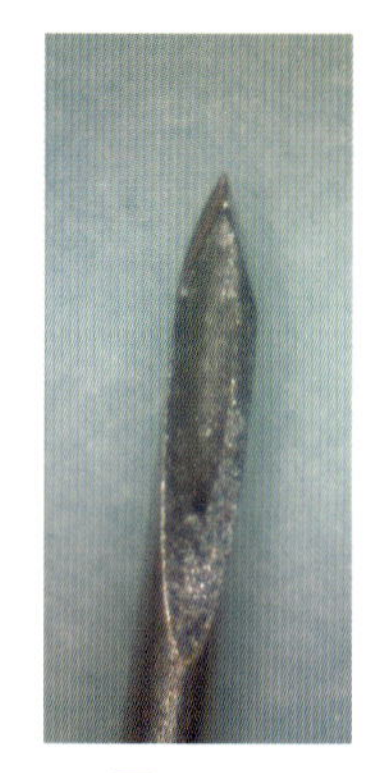

図 I -71
JBP Nanoneedle 34G
外径 0.2 mm
内径 0.1 mm

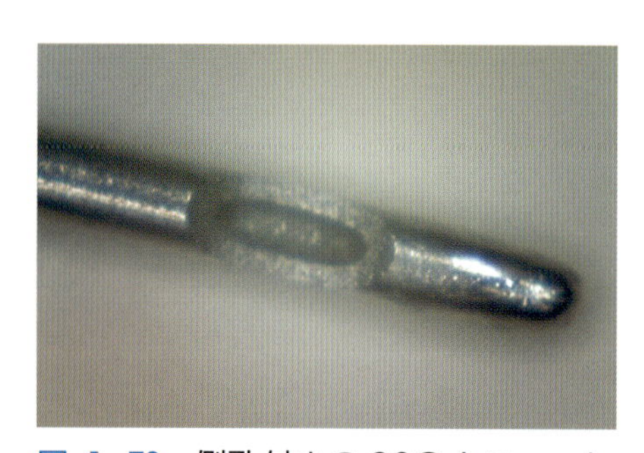

図 I -72　側孔付きの 30G カニューレの針先
JBP NanoCannula 30G 25 mm

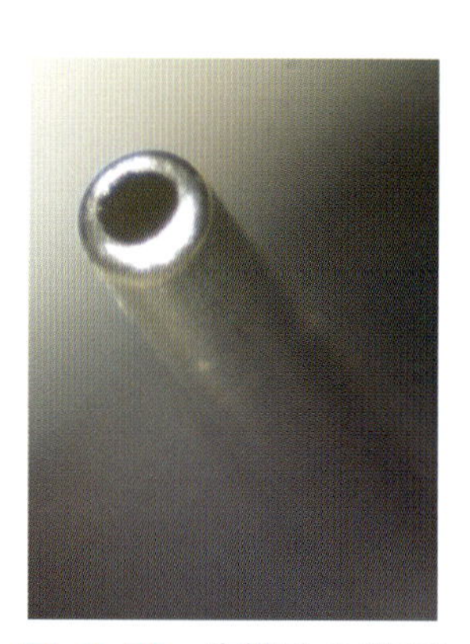

図 I -73　先端孔の 27G カニューレの針先
㈱エムエス製ディスポーザブル眼科針(直針)27G 26 mm

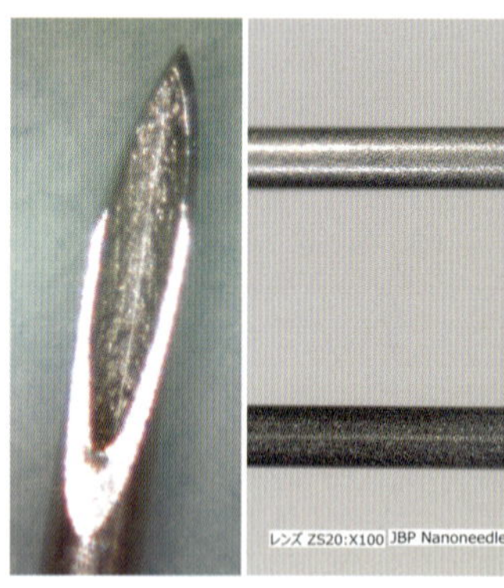

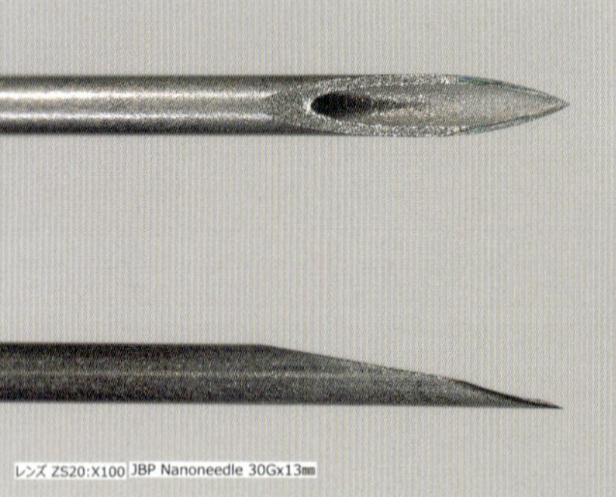

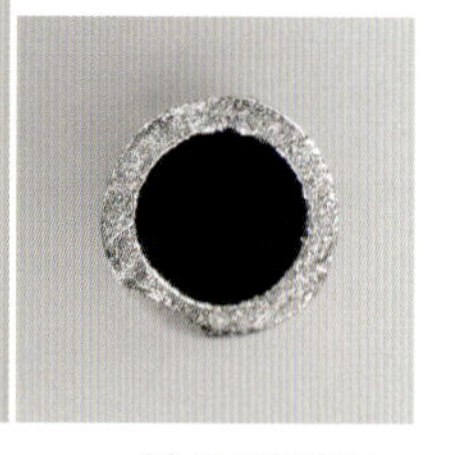

a.
外径 0.3 mm
内径 0.2 mm

b. 横から.

c. 針の切断面
壁が薄いため内径が大きい.

図 I -74　JBP Nanoneedle 30G

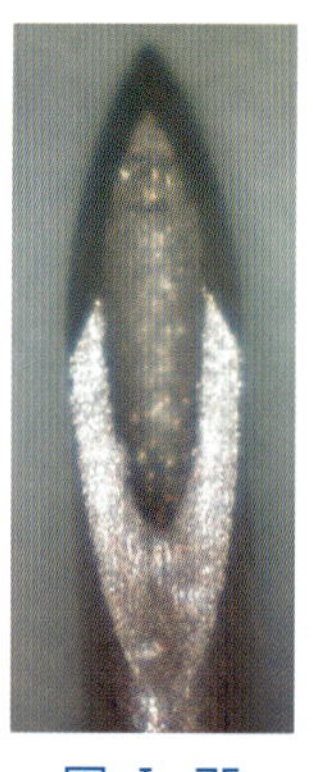

図 I -75
BD 社製 27G
外径 0.4 mm
内径 0.2 mm

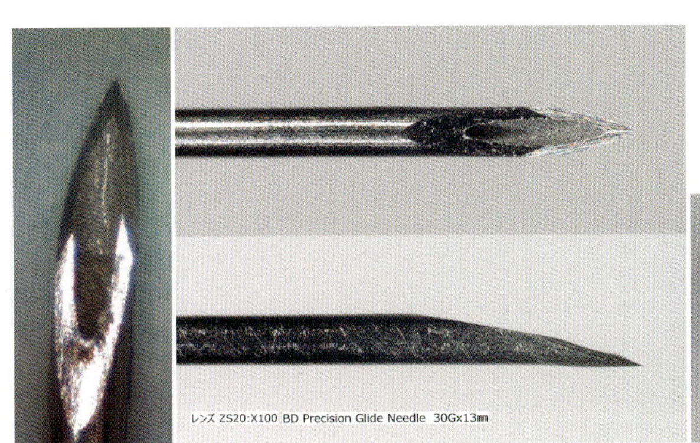

a.
外径 0.3 mm
内径 0.16 mm

b. 横から.

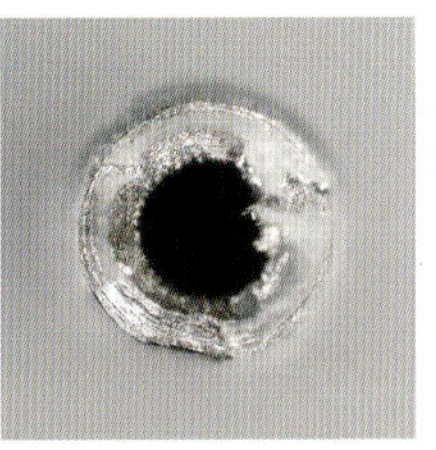

c. 針の切断面
Nanoneedle 30G と比較して内径が小さい.

図 I -76 BD 社製 30G

図 I -77▶
デントロニクス社製 32G
外径 0.23 mm
内径 0.08 mm
この針はタワミは少ないが，内径が細いため麻酔薬やボツリヌストキシンに使用可能

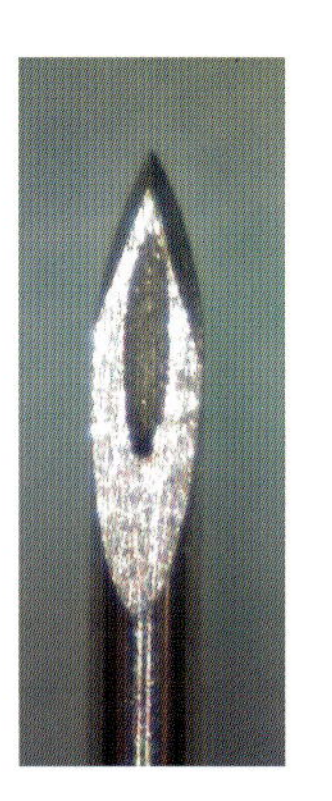

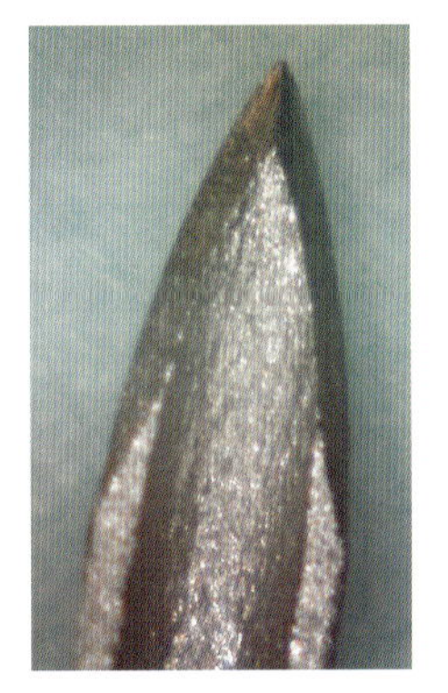

図 I -78 23G の針先

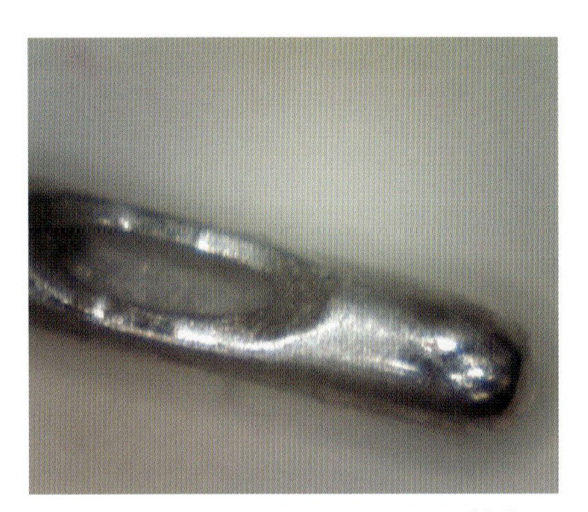

図 I -79 25G カニューレの針先

表 I -2

1. **35G が使用可能な注入剤**：粘性が低いもの
   例：ボツリヌストキシン全般

2. **34G が使用可能な注入剤**：低濃度コラーゲン，無架橋および低架橋のヒアルロン酸
   例：コーケンアテロコラーゲンインプラント® 1%，HYALURONICA® Mesolift，コーケンアテロコラーゲンインプラント® 2%，(Mesolis®，Esthélis® Soft，Zyderm® I)

3. **33G が使用可能な注入剤**：中・高濃度コラーゲン，低・中架橋のヒアルロン酸
   例：コーケンアテロコラーゲンインプラント® 3%，ELRAVIE® LIGHT，JBP NanoLink Fille™ fine，Juvéderm® 18，Juvéderm® URTRA 2，(Esthélis® Basic)

4. **30G が使用可能な注入剤**：高濃度・架橋コラーゲン，高架橋のヒアルロン酸，多血小板血漿(PRP)
   例：コーケンアテロコラーゲンインプラント® 6.5%，HYALURONICA® 1，ELEVESS™，JBP NanoLink Fille™ deep，ELRAVIE®，HYALURONICA® 2，Juvéderm® 30，Juvéderm® ULTRA，Juvéderm® ULTRA 3，(Zyderm® II，Zyplast®)

5. **27G が使用可能な注入剤**：高架橋のヒアルロン酸
   例：Juvéderm® ULTRA PLUS，Radiesse®，Juvéderm® ULTRA 4，PREVELLE™，Puragen™，(Fortélis® Extra)

6. **26G 以上が使用可能な注入剤**：高架橋で大きい粒子のヒアルロン酸，粒子を溶解して使用する注入剤
   例：Restylane Sub-Q™，Ellansé™，Sculptra™，(Modélis™ Shape)

7. **23G〜16G 程度を使用する注入材料**：乏血小板血漿(PPP)，自己脂肪

※括弧内のものは販売終了

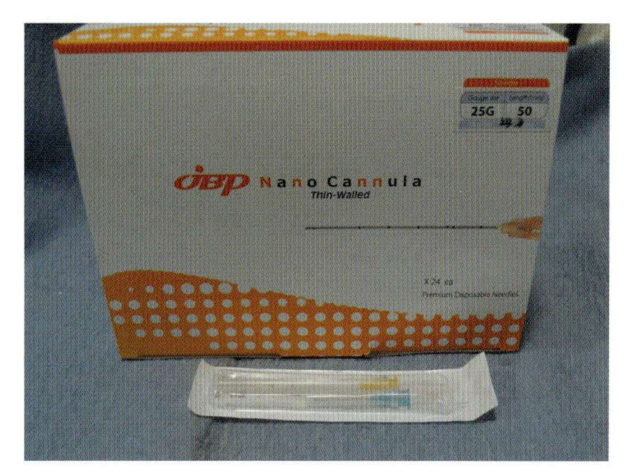

図 I -80　JBP NanoCannula 25G 50 mm
パンチングニードルとして 23G が添付

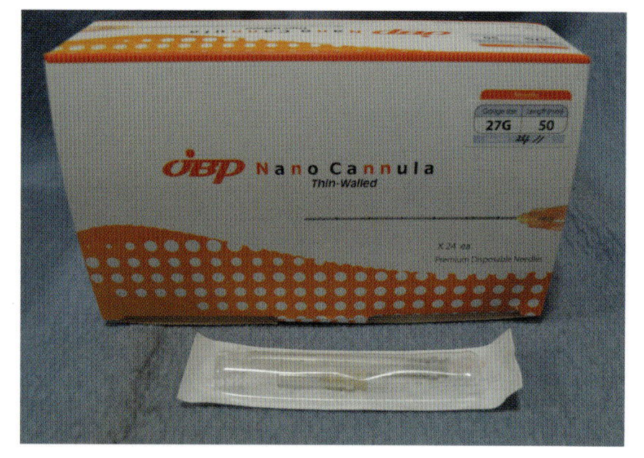

図 I -81　JBP NanoCannula 27G 50 mm
パンチングニードルとして 26G が添付

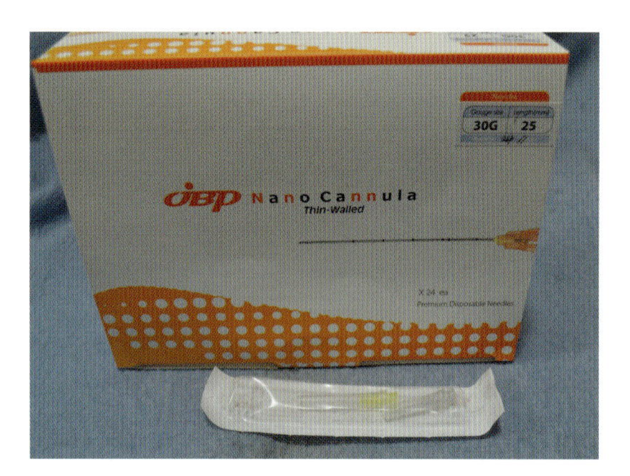

図 I -82　JBP NanoCannula 30G 25 mm
パンチングニードルとして 27G が添付

皮下組織に注入する時はカニューレを用いたほうが血管損傷を少なくできる．カニューレは27G 以上の太いものは針の長さが 5～7 cm 程度あるため，広い範囲に注入でき，刺入部位は 1 か所か 2 か所程度でおさまるので，25G(図 I -79)のものを高頻度に使用している．カニューレを用いる時は 1 サイズ大きいパンチングニードルを用いて，真皮に孔をあけておく．例えば27G カニューレを使う時は25G か 26G で孔をあけておく．それぞれのカニューレにはパンチングニードルが添付されている(図 I -80～82)．

針の外径の違いによる直後の状態を示すため，頬への注入直後の動画を掲載する▶動画 2．

▶動画 2

左右の頬の皺に Juvéderm® を注入した直後．右に 34G を用い，左に 30G を用いた．

文　献

1）征矢野進一：内径が太く外径の細い針の使用経験．日美外報．**33**：162-168，2011．
Summary　33G，34G の外径が細い針の使用経験を報告．

Ⅱ．注入治療への準備

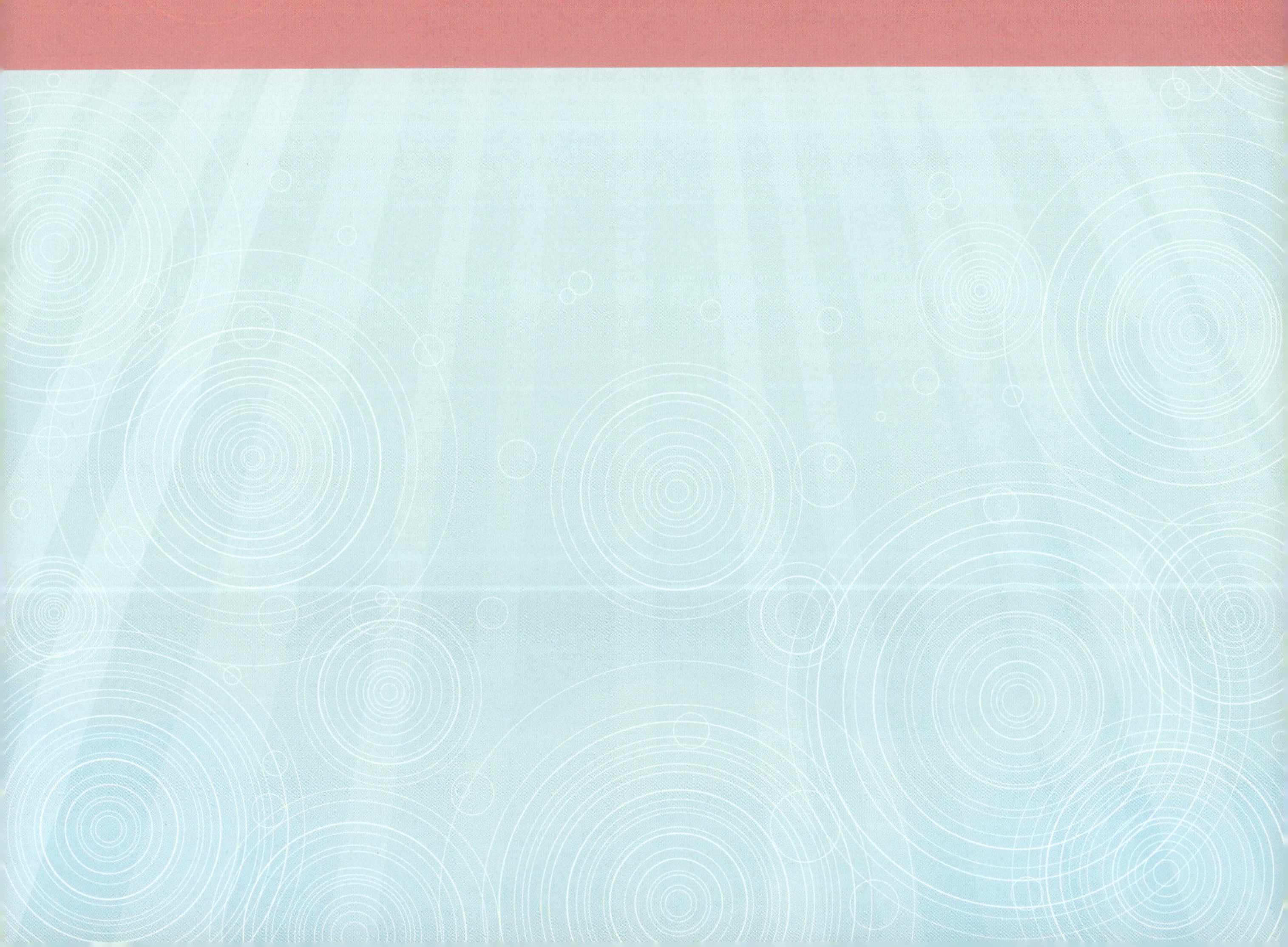

Ⅱ 注入治療への準備

1 注入治療に必要な解剖

皮膚の断面(図Ⅱ-1，2)

表皮，真皮，皮下組織に分類される．真皮浅層に注入するものから皮下組織に注入するものまで様々であり，また対象となる患部により深さを変える．

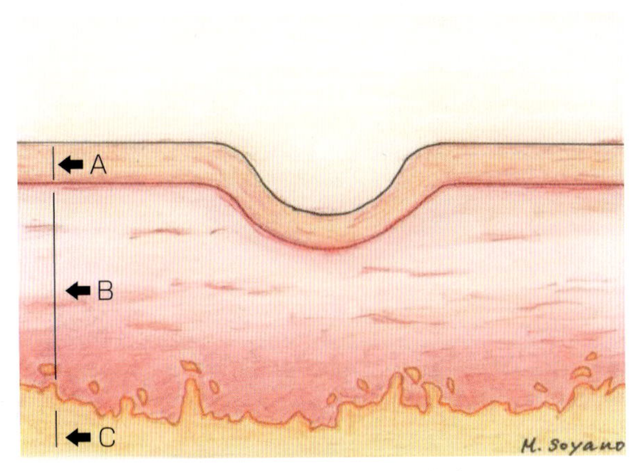

図 Ⅱ-1　皮膚の断面構造
表皮(A)，真皮(B)，皮下組織(C)に分類される．皺は真皮の陥凹である．

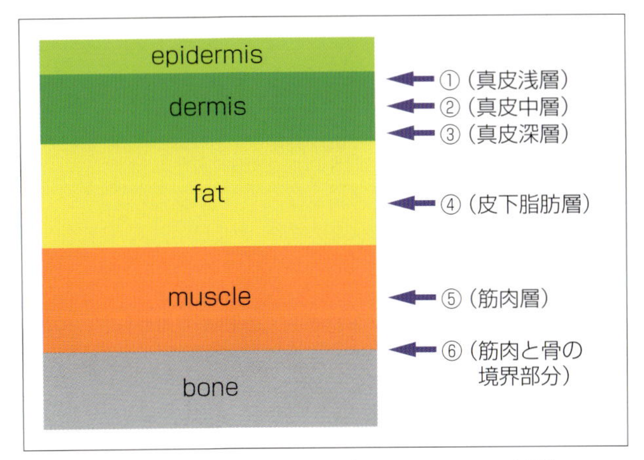

図 Ⅱ-2　色分けした皮膚から骨までの構造
それぞれの深さに注入物質を入れ分ける．

神経ブロック[1)2)]

疼痛対策には通常外用薬を用いて対処することが多いが，本格的に無痛を得るためには神経ブロックが必要である．額，眉間，鼻根部などの麻酔は滑車上神経と眼窩上神経が深部から皮膚側に出てくる部位(図Ⅱ-3)に，リドカインなどを用いてブロックすることにより，十分な疼痛緩和を得られる．

鼻唇溝，上口唇，頬内側，下眼瞼などには眼窩下神経ブロック(図Ⅱ-3)を用い，下口唇，口角，顎にはオトガイ神経ブロック(図Ⅱ-4)を用いる．

多汗症の麻酔は手関節部の橈骨神経，尺骨神経，正中神経を神経ブロックする(図Ⅱ-5)．

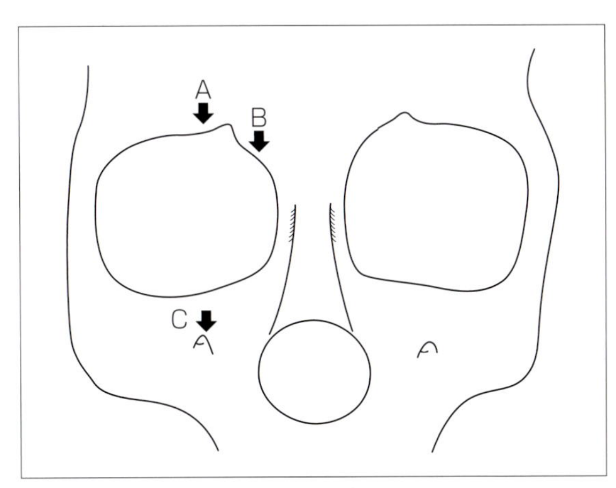

図 Ⅱ-3　顔面骨上部の針の刺入部位(矢印)
A は眼窩上神経，B は滑車上神経，C は眼窩下神経がある．

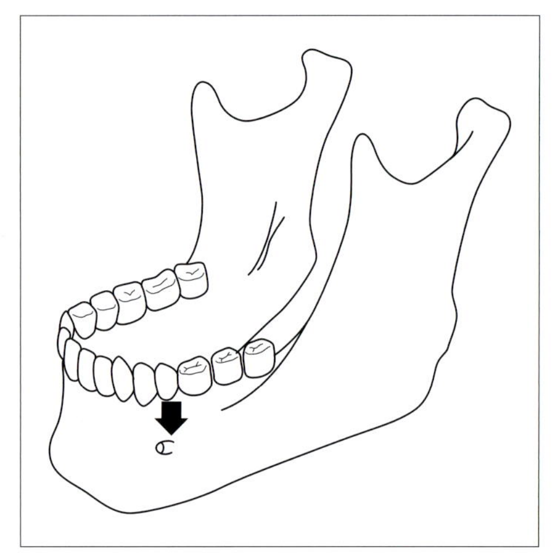

図 Ⅱ-4　下顎骨における針の刺入部位（矢印）
矢印部分にはオトガイ神経がある．

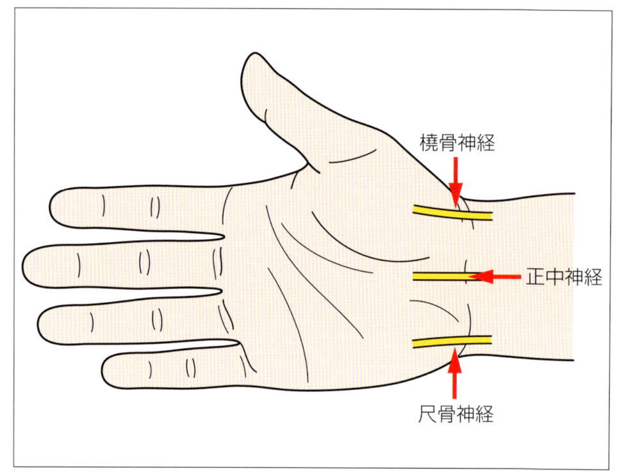

図 Ⅱ-5　右手掌側
橈骨神経，尺骨神経，正中神経への刺入部位を矢印で示す．

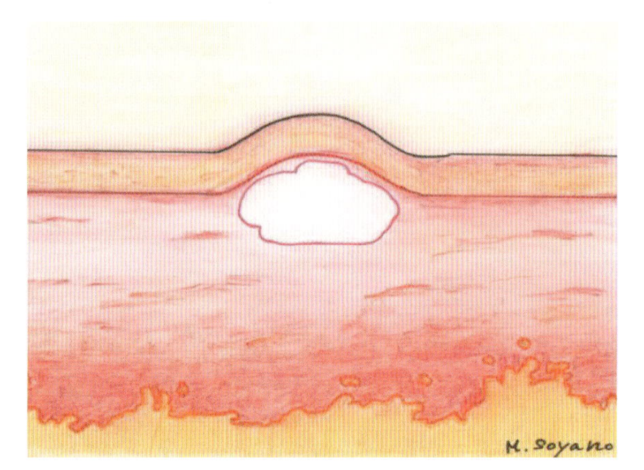

図 Ⅱ-6
低濃度コラーゲンの場合は真皮にやや過剰に注入する．

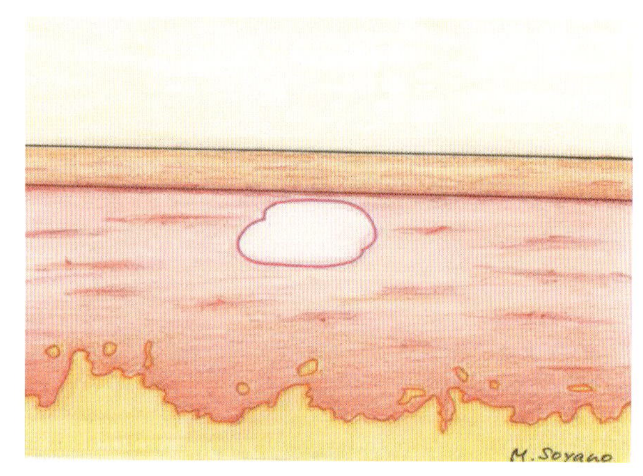

図 Ⅱ-7
低架橋ヒアルロン酸の場合は真皮部位にちょうど良い程度に注入する．

注入深度と量

注入する製剤により部位が異なるが，さらに量も違ってくる．コラーゲンなどの製剤は時間の経過とともに水分が吸収されて患部の注入剤が減少するので，低濃度のものは真皮浅層にやや過剰に注入する（図Ⅱ-6）．また，ヒアルロン酸は体内の水分をさらに吸収して体積が増加するため，真皮深層か皮下にちょうど良い量か，やや少なめに注入する（図Ⅱ-7）．ボツリヌストキシンは皮下の神経と筋肉の接合部に作用するため，その接合部の深さに注射する．量は濃度や筋肉の大きさにより異なる．他の製剤は主に皮下脂肪層に注入することが多い．

注意するべき解剖の部位

稀に起こる失明の発生を回避するために知るべき解剖を図Ⅱ-8，9に示す．図Ⅱ-8の丸印が外頸動脈の枝である顔面動脈と，内頸動脈の枝の眼動脈の吻合部．矢印が眼動脈の枝の網膜中心動脈である．顔面動脈やその枝から注入物質が流入して，眼窩内側上部にある吻合部から網膜中心動脈に流れて，網膜組織を虚血にいたらしめているために失明が起きると考えられている．

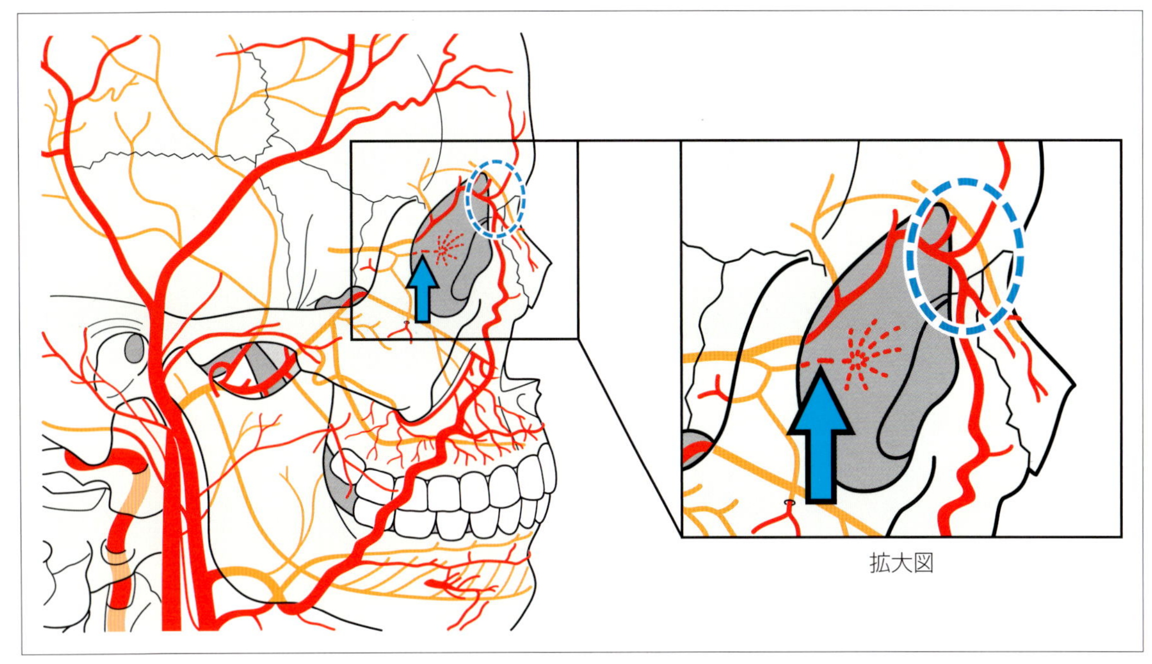

図 Ⅱ-8

丸印が外頸動脈の枝である顔面動脈と，内頸動脈の枝の眼動脈の吻合部．
矢印が眼動脈の枝の網膜中心動脈
(臨床応用局所解剖図譜．22，医学書院，東京，1966．より引用改変)

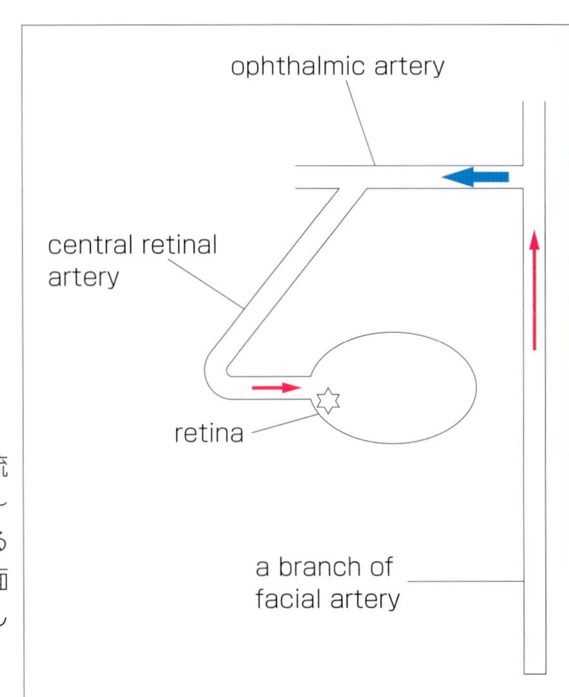

図 Ⅱ-9

図Ⅱ-8 の解説図

赤い矢印が通常の血流方向．青い矢印は注入物質の流れの方向．鼻唇溝上部から注入された場合 0.01〜0.1 m*l* の量が注入されると，網膜中心動脈に達することがあり得る(注入物が流れる動脈の内径から断面積を推定して，注入部位からの長さで容積を計算した)．

文　献

1) 兵藤正義，南　敏明：麻酔科学．305-316，金芳堂，2002．
Summary 末梢の三叉神経枝ブロックを説明している．

2) 征矢野進一：局所麻酔法．PEPARS．**23**：1-4，2008．
Summary 額，眉間，下眼瞼，鼻唇溝，口角などの神経枝ブロックを，注入治療を行う場合に解説している．

Ⅱ 注入治療への準備

2 マーキング法

動画あり

注入治療の前には必ず立位か座位で，皺や陥凹の部位の確認が必要である．洗顔の前と後に部位の確認をしておく．皺の位置が特にずれやすい部位は鼻唇溝や口角である．また，下眼瞼陥凹も正確な状態を把握するためには座位であることが必要である．マークする前に治療前の状態を写真に記録して，さらにマークしてからの記録もしておく．そして患者に鏡で患部の確認をする．皺や溝で埋もれていたシミやホクロが，治療により平坦になるとそれらが見えてくることがあるため，治療によって出現したものではないことを明確にしておくためでもある．実際の施術方法を動画で示す▶動画３．

▶動画３

患者を座位の状態で患部正面に見て，油性ペンで下眼瞼に印をつけている．治療部位が正しいかどうかの確認のため患者に鏡を持たせて，追加部分にも印をつける．

使用するマーカー（図Ⅱ-10）は手術用のピオクタニンペンでも良いが，３日間程度色がとれないため，針痕より目立つことがある．直後に拭き取りやすい油性ペンを現在では多く使用している．

麻酔クリームを塗布する前にマークする（図Ⅱ-11）．注入直前にクリームを拭き取る時，強くこするとマークが消失してしまうことがあるので，上から押さえてクリームを除去して，生理食塩水を含んだ綿球を用いてやさしくクリームなどを取り去る．わずかのマークが残っていれば位置は正確にわかる．注入が終わったら，生理食塩水を含んだ綿球やアルコール綿でマークを拭き取る（図Ⅱ-12）．

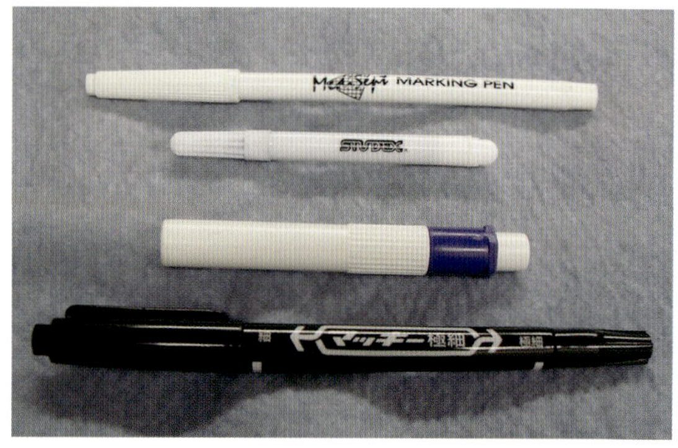

図Ⅱ-10　マーキングをするペン各種
上段よりピアス用ペン２本，手術用ピオクタニンペン，一番下が現在多く用いている油性ペン（図Ⅰ-60 を再掲）

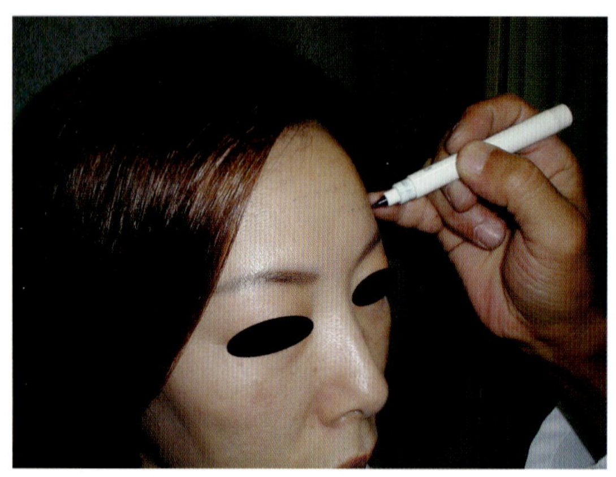
図Ⅱ-11　座位にて額にマークしている．

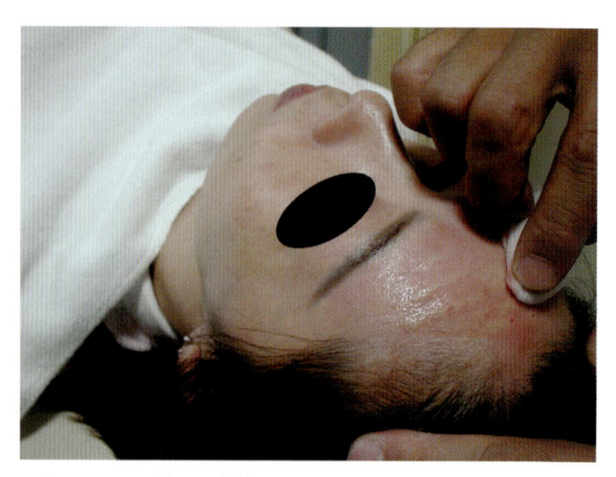
図Ⅱ-12　注入直後にマークを拭き取っている．

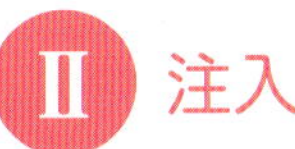

注入治療への準備

3 麻　酔

注入治療にとって，長所は短時間で治療結果が出現することと，気軽な意識で治療を受けられることである．他の手術療法と比較しても合併症やダウンタイムも少ないことが知られている．このために世界的に非手術療法が広がったのである．10年前と比較して比率は非手術療法が半数以上を占めるようになった．効果持続期間は数か月程度のものが多く，1年に数回治療を受けることが必要である．そのため疼痛対策が大切になっている．快適に治療を受けるためには施術部位への麻酔を行うことも重要な要素である[1)]．

外用麻酔薬

貼付式麻酔薬やクリーム状の外用麻酔薬を使用する．古くからあるのは，ペンレス® テープ18(図Ⅱ-13)という貼付式麻酔薬である．大きさが3 cm×5 cm大の粘着テープでリドカインの濃度が60%である．静脈留置針穿刺時の疼痛緩和，伝染性軟属腫摘除時の疼痛緩和，皮膚レーザー照射療法時の疼痛緩和が適応となっていて，保険適応の製品である．30分程度患部に貼っておくと効果が現れる．欠点はマークが消えやすいことと，汗をかきやすい患者には効果が現れにくいことである．30分以上の時間が必要で60分貼っておかないと効果を感じられない患者もいる．

クリーム状の外用麻酔薬としては，アストラゼネカ社のエムラ® クリーム，オーストラリア製のPain blok®(図Ⅱ-14)や韓国製のSMクリーム(図Ⅱ-15)，さらにSMクリームと同じ成分のJ-cain cream(図Ⅱ-16)などがある．早いと10分程度で効果が発現し，30分でほぼ完全な無痛を得られる．これは真皮

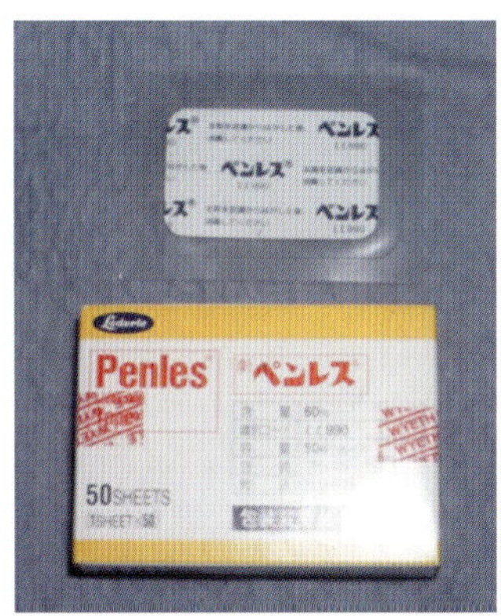

図Ⅱ-13
ペンレス® テープ18
(日本；マルホ製)
50枚が1箱に入り，それぞれがプラスチック包装されている．
(図Ⅰ-61を再掲)

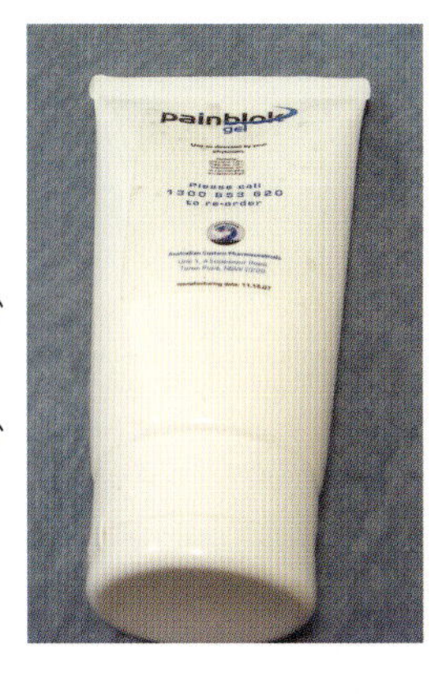

図Ⅱ-14
Painblok®(オーストラリア製)
白いクリームでリドカインやブピバカインなどの有効成分と，浸透性を高めるための基剤が入っている．
(図Ⅰ-62を再掲)

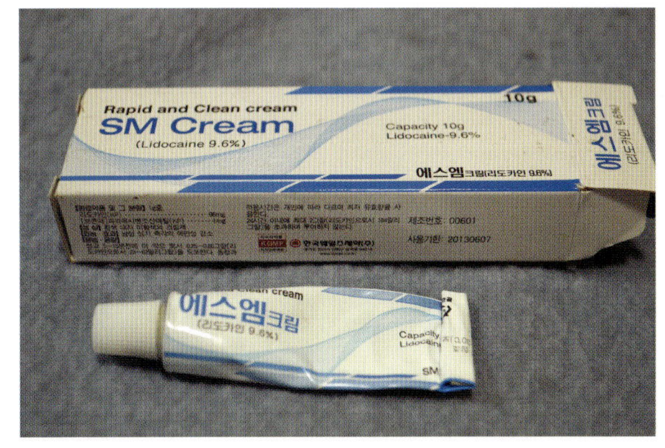

図Ⅱ-15　SMクリーム(韓国製)
Painblok® と似ている．リドカインが9.6%含まれていて，効果の発現が早い．
(図Ⅰ-63を再掲)

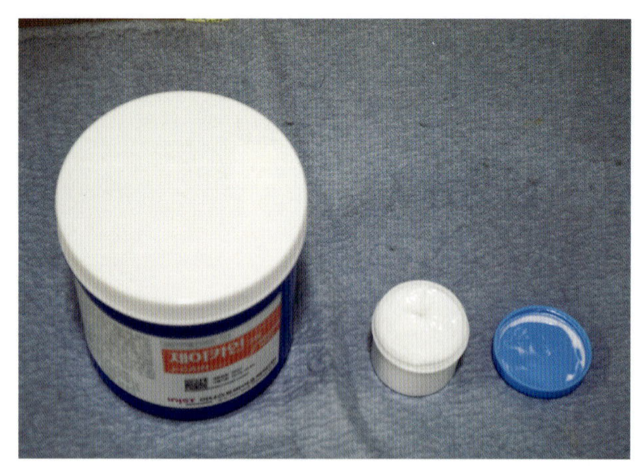

図 Ⅱ-16　J-cain cream（韓国）
450 g の大きな容器に入っている．小さめな容器に移して使用している．

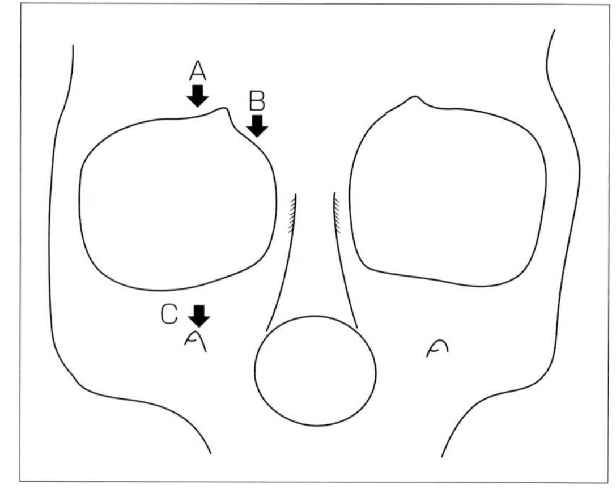

図 Ⅱ-17　顔面上部の骨格図
眼窩上切痕から眼窩上神経の内側枝および外側枝が出てくる部位を A，滑車上神経ブロックを行う部位が B，眼窩下神経が眼窩下管から出てくる部位を C で表した．
（図Ⅱ-3 を再掲）

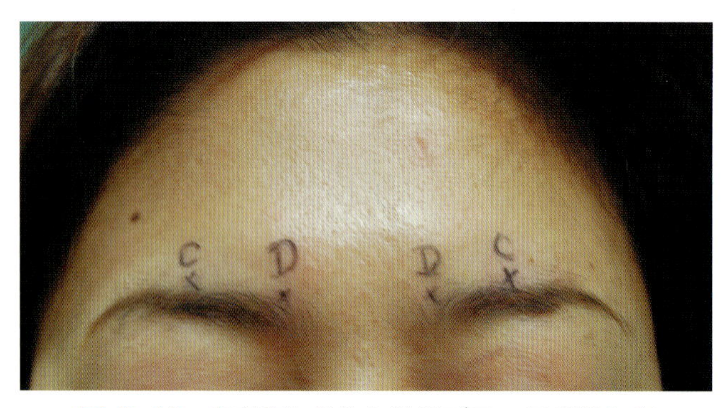

図 Ⅱ-18　皮膚面からみた神経ブロックの刺入点
C は眼窩上神経ブロックの刺入点，D は滑車上神経ブロックの刺入点である．

までしか効果がないため，皮下組織への疼痛は緩和しない．パンチングニードルを使用する時には有効である．欠点は，カブレが低頻度で起こることである．また短時間であるが，塗布部位に発赤が見られることがある．

冷　却

冷凍保冷パックを用いて，患部に10～20秒ほど圧着させて冷却することにより，痛覚を鈍くさせて針を刺入すると疼痛緩和に役立つ．術者が素手で扱えば，冷たさがわかり凍傷を起こすことを避けられる．簡易的に行うには便利な方法である．

神経ブロック[2)～4)]

疼痛対策には通常外用薬を用いるだけで，対処できることが多い．しかし，本格的に無痛を得るためには神経ブロックが必要である．額，眉間，鼻根部などの部分を処置する場合，滑車上神経と眼窩上神経が深部から皮膚側に出てくる部位（図Ⅱ-17，18）に 0.5% リドカインなどを用いてブロックすることにより，十分な疼痛緩和が得られる．眼窩上切痕から眼窩上神経の内側枝および外側枝が出てくるので，この付近に注射する．開眼状態で瞳孔の垂直方向と眉毛の上縁の交点が刺入部位である．滑車上神経は眉毛の内側縁あたりが刺入点である．用いる麻酔薬はエピネフリン入りのリドカインが急性中毒を起こしにくいのですすめられる．眼窩骨縁を超えて眼球側にリドカインを注射すると外眼筋も麻痺を起こすことがある．また，眼瞼に違和感を覚えることが多いので，少し外側に注射するのが安全である．1 か所の刺入点には 0.5 ml 程度で効果がある．動画にて実際の施術を示す ▶動画 4．

▶動画 4

額へボツリヌストキシンを注入するための神経ブロック．図Ⅱ-18 の C，D の刺入点にエピネフリン入りのリドカイン 0.5% を 0.25 ml ずつ注射している．

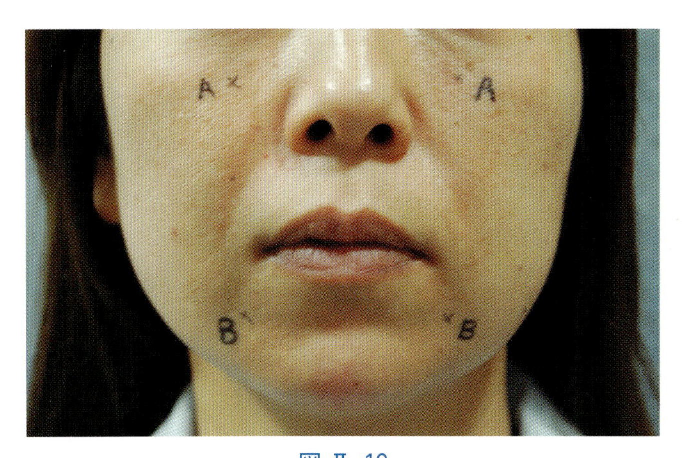

図 Ⅱ-19
同様に皮膚面に印をしてあるＡは眼窩下神経ブロックの刺入点で，Ｂはオトガイ神経ブロックの刺入点

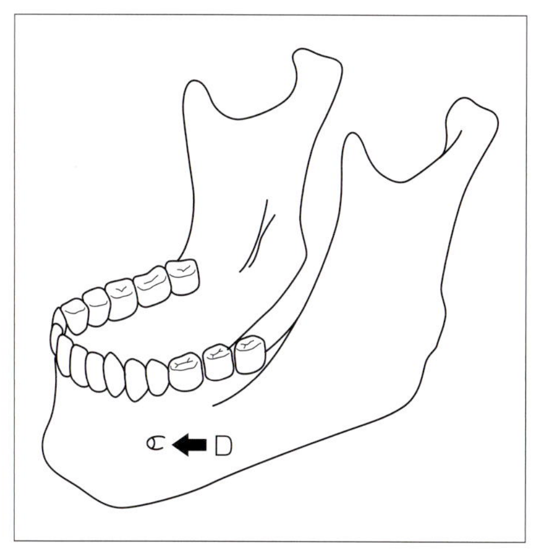

図 Ⅱ-20
下顎骨にオトガイ神経ブロックの出口であるオトガイ孔Ｄを矢印で示した.

鼻唇溝，上口唇，頬内側，下眼瞼などには眼窩下神経ブロック（図 Ⅱ-17，19）を用いる．眼窩下神経は眼窩下管から出てくる．瞳孔から垂直に下方に指で頬を触ると眼窩骨縁下端から 2 cm 程度下方に微かな陥凹がある．ここが麻酔注射の刺入点である．正確に刺せれば上口唇に放散痛がある．この場合 0.5 ml 未満でも効果があるが，放散痛があまり認められない時はやや多めに 1 ml を 1 か所に注射したほうが無難である．注射針は 30 G 以下の細い針を用い，刺入方向は動かしても良いが，針先をそれ以外の方向に動かすことは避けたほうが良い．軽度の神経損傷を起こし，しばらく違和感を起こすことがある ▶動画 5．

▶動画 5

上口唇にヒアルロン酸を注入するための神経ブロック．図 Ⅱ-19 のＡの刺入点にエピネフリン入りのリドカイン 0.5％を 0.5 ml ずつ注射している．

下口唇，口角，顎にはオトガイ神経ブロック（図 Ⅱ-19，20）を用いる．下顎骨のオトガイ孔から出るオトガイ神経にリドカインを 0.5 ml 程度ずつ左右に注射する．第二小臼歯の下方にあるオトガイ孔は，口角から垂線を顔面下顎縁に引き，その中点に存在する．

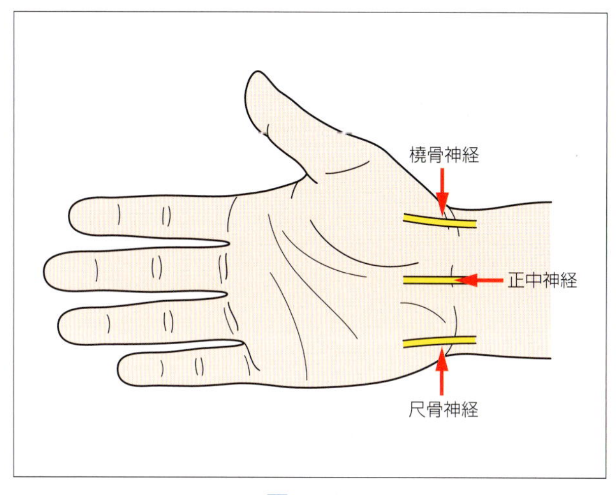

図 Ⅱ-21
右手掌部の神経ブロックを行う橈骨・尺骨・正中神経の走向を示す．（図 Ⅱ-5 を再掲）

手掌部の神経ブロックは，手関節部から 2 横指ほど近位の橈骨・尺骨・正中神経をリドカインなどで行う（図 Ⅱ-21）．橈骨神経と尺骨神経はそれぞれ伴走する橈骨動脈と尺骨動脈のやや外側（正中神経からみて）に存在し，正中神経は長掌筋腱と橈側手根屈筋腱の間を走向する．これらにリドカインを 0.1〜1.0 ml 程度を注射する．放散痛があれば，その直後から効果を発揮するが，手掌部の神経支配は複雑なので一部痛感が残る部位が存在する．その場合はブロックできた部位から針を刺し，少量のリドカインを痛覚が残る部位に追加する．

文 献

1）征矢野進一：Filler 療法の適応と問題点．形成外科 ADVANCE SERIES Ⅱ-4 美容外科 最近の進歩 第 2 版．大森喜太郎編著．240-246，克誠堂出版，2005.

Summary 注入療法の注意点などを記載．施術前の疼痛に対しての麻酔法も記載してある．

2）兵頭正義：小麻酔科書．金芳堂，1977.

Summary 麻酔に関しての基本的なことがわかる．古くから参考とされている教科書．

3）兵頭正義：麻酔科学．金芳堂，2002.

Summary 文献 2）の改訂版．新しい薬剤や麻酔の解説が掲載されている．

4）征矢野進一：局所麻酔法．PEPARS．**23**：1-4，2008.

Summary 外用麻酔薬の種類と神経ブロックの応用方法を記載．

Ⅱ 注入治療への準備

4 インフォームドコンセント

持続効果期間を提示する

原則的に吸収されるものを使用するため，その持続効果期間を提示する．材料の性質や注入部位の違い，さらに個体差も影響するので，正確にはわからないことも伝える必要がある．

注入剤の副作用についての説明を行う

注入剤の材質ごとに副作用が違ってくるので，詳細にその発生確率や症状，経過などを伝えて，回避方法や処置の方法を提示する．

1. コラーゲン

ウシ由来コラーゲンやブタ由来コラーゲンは皮内テストの結果が陽性の場合は治療できないため(図Ⅱ-22)，テストの経過を記録用紙(図Ⅱ-23)に記載しておく必要がある．効果持続期間は数か月〜1年半程度である．あまり高濃度を使用すると白い凸変形が起こることがある．ヒト由来コラーゲンは濃度が1つのため他の濃度での修正はできないが，ウシ由来コラーゲンやブタ由来コラーゲンの場合は低濃度コラーゲンを用いて修正することができる．

2. ヒアルロン酸

架橋程度により持続期間は随分異なるが，通常1か月〜数年の範囲になる．真皮浅層に注入すると長期間膨らみを残すことがある．注入直後よりも翌日に膨らみが大きくなることがある．膨らみ過ぎはヒアルロン酸分解酵素を用いて修正することができる．ただしこのヒアルロン酸分解酵素もアレルギー反応を呈することがあるので，皮内テストを24時間程度必要とする．

3. ボツリヌストキシン

運動神経から筋肉の接合部への信号を遮断することにより，筋肉収縮を妨げる作用を利用している．注射後3〜5日程度で効果が発現する．額や眉間への注射で開瞼しにくくなることがある．効果持続期間は3〜6か月程度である．あまり多くの量を注射するとトキシンに対しての抗体産生を起こし，効果が出にくくなることがある．

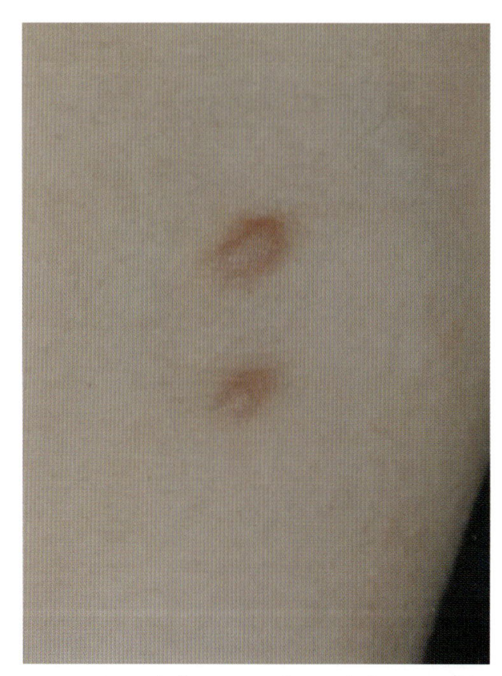

図 Ⅱ-22 ウシ由来コラーゲンの皮内テスト結果が陽性の症例
テスト２日後から発赤と腫脹が出現して，数か月持続した．はっきりとわかるものは強い陽性である．
(図Ⅰ-4-a を再掲)

氏名：＿＿＿＿＿＿＿＿＿＿＿＿

皮内反応テストをお受けになる方へ

この皮内テストは，これからあなたの治療のために使用する注入剤が，あなたの体に適合するか否かを調べるためのものです．
次の事項をお守り下さい．
(1) 注入後4週間の間にみられた反応の状態を記入して下さい．
(2) 注入当日の飲酒は避けて下さい．
(3) 注入当日だけは入浴をひかえて下さい．
また，テストの部位は絶対にこすったりしないで下さい．
上記の注意を守り，下の表に反応を書き込んで下さい．また，赤みやシコリ等が有るときは，大体の大きさを記入して下さい．
(例：大体直径5 mm 位の大きさであれば「5 mm×5 mm」と記入して下さい．)

第１週目

日付を記入し，症状の有る所は＋，無ければ－で印して下さい．

月 / 日	赤み	腫れ	シコリ	かゆみ	痛み
/					
/					
/					
/					
/					
/					
/					

第２週目

月 / 日	赤み	腫れ	シコリ	かゆみ	痛み
/					
/					
/					
/					
/					
/					
/					

第３週目

/					
/					
/					

第４週目

/					
/					
/					

(平成　　年　　月　　日　署名＿＿＿＿＿＿＿＿＿＿＿＿)

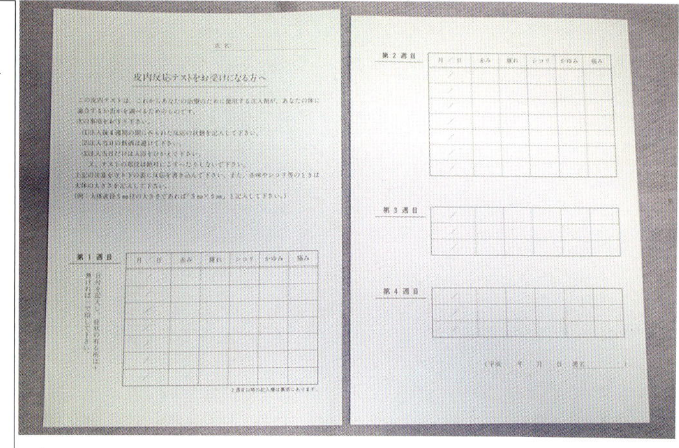

a | b

図 Ⅱ-23
皮内テストのテスト結果の記録用紙
a：記録用紙の内容の詳細
この用紙に4週間にわたって毎日発赤，腫脹，かゆみ，痛み，シコリなどがあったかどうかを，大きさで記入する．
b：実際の用紙
(図Ⅰ-5を再掲)

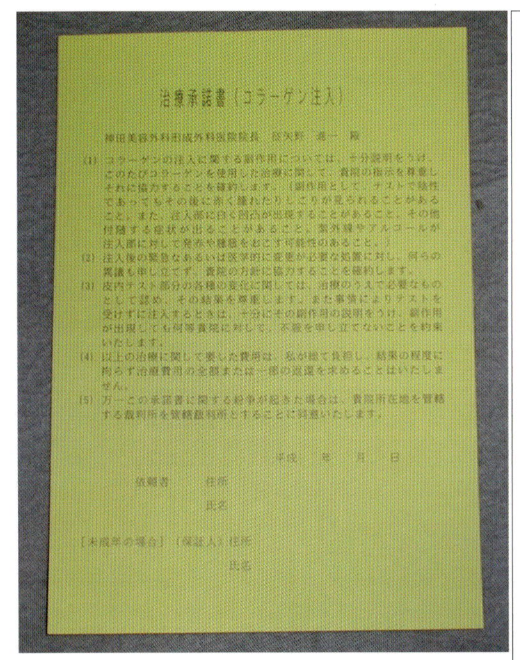

治療承諾書(コラーゲン注入)

神田美容外科形成外科医院院長　征矢野　進一　殿

(1) コラーゲンの注入に関する副作用については，十分説明をうけ，このたびコラーゲンを使用した治療に関して，貴院の指示を尊重しそれに協力することを確約します.（副作用として，テストで陰性であってもその後に赤く腫れたりしこりが見られることがあること．また，注入部に白く凹凸が出現することがあること．その他付随する症状が出ることがあること．紫外線やアルコールが注入部に対して発赤や腫脹をおこす可能性のあること.）
(2) 注入後の緊急なあるいは医学的に変更が必要な処置に対し，何らの異議も申し立てず，貴院の方針に協力することを確約します.
(3) 皮内テスト部分の各種の変化に関しては，治療のうえで必要なものとして認め，その結果を尊重します．また事情によりテストを受けずに注入するときは，十分にその副作用の説明をうけ，副作用が出現しても何等貴院に対して，不服を申し立てないことを約束いたします.
(4) 以上の治療に関して要した費用は，私が総て負担し，結果の程度に拘らず治療費用の全額または一部の返還を求めることはいたしません.
(5) 万一この承諾書に関する紛争が起こった場合は，貴院所在地を管轄する裁判所を管轄裁判所とすることに同意いたします.

平成　　年　　月　　日

依頼者　　住所

氏名

［未成年の場合］（保証人）住所

氏名

図 Ⅱ-24
治療承諾書
起こり得る副作用を確認するために署名してもらう.

4. ポリ乳酸

高分子の乳酸で持続期間は数年である．皮膚の浅層に注入すると凹凸が目立つことがある．効果発現まで3か月程度を要するため，追加は3か月以上経過してからになる．分解の促進はできないので，少しずつ数回の注入が必要である.

5. ハイドロキシアパタイト

効果持続期間は1年程度である．効果発現は直後からでその形態を維持しながら徐々に吸収されていく．製剤の拡散は少ないが，皮膚の浅層に注入すると凹凸が目立つことがある．分解の促進はできないので，少しずつ数回の注入が必要である.

6. 多血小板血漿(PRP)

本人の血液を利用するため，採血が必要である．本人の血小板を利用して行う治療であるが，線維芽細胞の活性化は個体差が大きいため，どの程度効果が期待できるかが不明である．b-FGFを使用する場合は思った以上に膨らみが生じる場合があり，早期にステロイドなどで処置をしないと長期間の膨らみが持続してしまう.

7. 乏血小板血漿(PPP)

同様に本人の血液を利用するため，採血が必要である．血小板をあまり含まない血漿を使用する．効果期間が非常に短いので，他の注入剤の治療結果テストのつもりで行う.

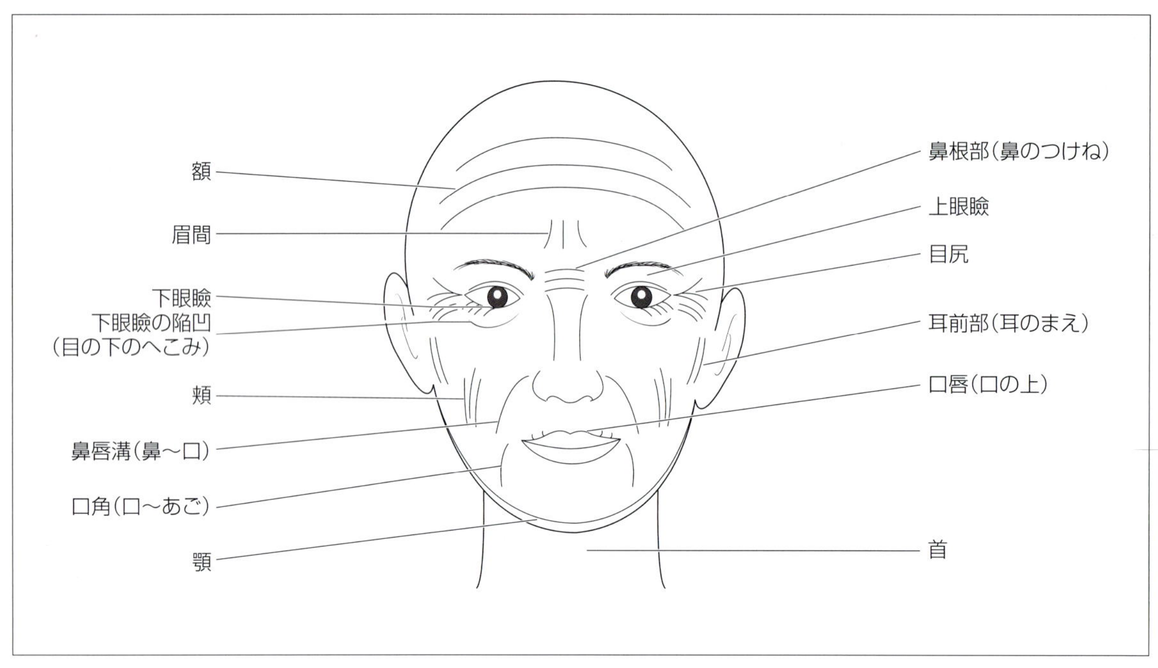

図 Ⅱ-25　顔面の治療部位を示す図
部位別に区域を記載してある．

8. ポリカプロラクトン

ポリ乳酸とほぼ同様の作用機序である．長期間効果があるが，シコリや発赤が続く場合があり，過剰に注入するとその修正は困難である．

9. 自己脂肪

採取が必要で，体脂肪が多めに存在しないと施術が行えない．さらに注入全量が生着することは難しいので，数回の施術が必要となる．3か月程度経過観察しないと安定した状態にならない．採取した部位の脂肪が増加するような変化をすると，移植部位の脂肪も増加するので，体脂肪のコントロールが施術の後も必要である．

禁忌事項を明示して，安全確認を行う

注入部位に感染があれば施術はできない．他に各種類の注入剤に関与する物質にアレルギー反応を起こす既往があればやはり施術は行えない．それぞれの添付文書の禁忌事項を必ず確認しておくことが重要である．

文書にして治療前に理解してもらう

上記内容を書面にして理解してもらったうえで，治療承諾書（図Ⅱ-24）などの書式に署名してもらう．また，治療する部位も図示（図Ⅱ-25）して，患者の確認をとる．

Ⅱ 注入治療への準備

5 施術スケジュール

問　診

問診をして，施術に用いる製剤を使えるかどうかの既往歴を確認する．どのような治療を希望するかを聞く．患部の状態を見て，適切な注入剤を選択する．さらに，その注入剤の特長や副作用を説明する（図Ⅱ-26）．ウシ由来コラーゲンやブタ由来コラーゲンを用いる可能性がある時は皮内テスト（図Ⅱ-27）を４週間で２回行う必要がある（図Ⅱ-28）．他の製剤でも本人から採取した成分でない時は，皮内テストが不要と添付文書に記載されていても数日テストをすることもある．各種の注意事項を説明し，承諾を得る（図Ⅱ-29）．

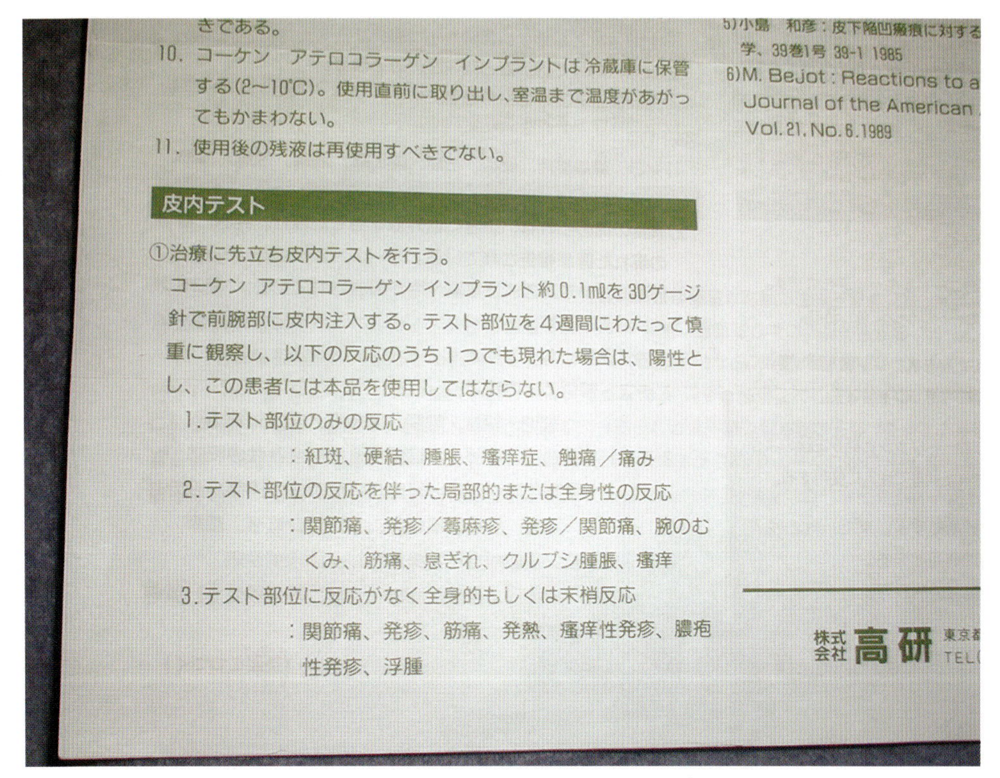

きである。

10. コーケン　アテロコラーゲン　インプラントは冷蔵庫に保管する(2～10℃)。使用直前に取り出し、室温まで温度があがってもかまわない。
11. 使用後の残液は再使用すべきでない。

皮内テスト

①治療に先立ち皮内テストを行う。
コーケン　アテロコラーゲン　インプラント約0.1mlを30ゲージ針で前腕部に皮内注入する。テスト部位を４週間にわたって慎重に観察し、以下の反応のうち１つでも現れた場合は、陽性とし、この患者には本品を使用してはならない。

1.テスト部位のみの反応
：紅斑、硬結、腫脹、瘙痒症、触痛／痛み
2.テスト部位の反応を伴った局部的または全身性の反応
：関節痛、発疹／蕁麻疹、発疹／関節痛、腕のむくみ、筋痛、息ぎれ、クルブシ腫脹、瘙痒
3.テスト部位に反応がなく全身的もしくは末梢反応
：関節痛、発疹、筋痛、発熱、瘙痒性発疹、膿疱性発疹、浮腫

5)小島　和彦：皮下陥凹瘢痕に対する
学、39巻1号 39-1 1985
6)M. Bejot : Reactions to a
Journal of the American
Vol. 21, No. 6, 1989

株式会社 高研

図Ⅱ-26　高研のコーケンアテロコラーゲンインプラント® の添付注意書きの一部
皮内テストの解説が掲載されている部分を示す．

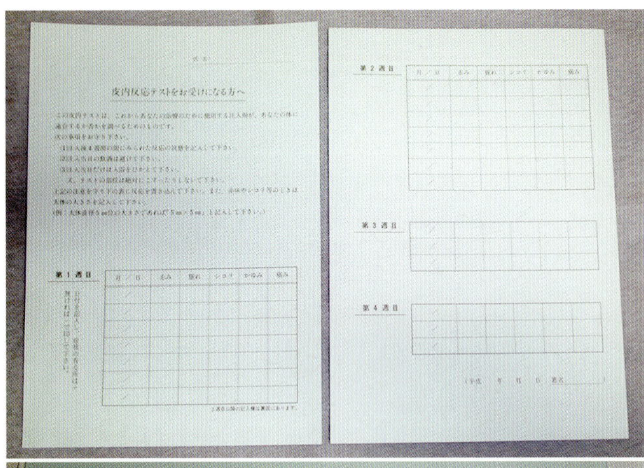

図 II-27
テスト経過の記録
a：実際のテスト結果の記録用紙．表裏で 4 週間の経過を記録できる．
b：記録用紙の内容の詳細
c：テスト記録の記載の実際．大きさなどを書く．
（a，b は図 I-5 を再載）

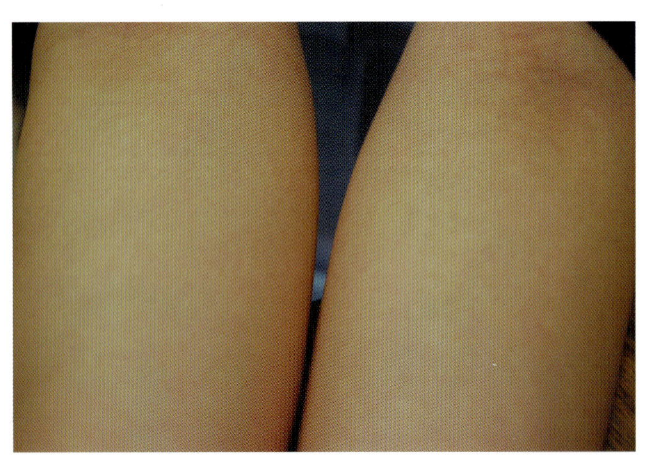

図 II-28　弱陽性の患者の皮内テスト 3 か月後
ほとんど赤みは見えないが，注入患部は時々赤くなり 2 か月程度持続した．4 週間観察してもこのように軽い陽性を示すことがある．（図 I-4-b を再掲）

氏名：

皮内反応テストをお受けになる方へ

この皮内テストは，これからあなたの治療のために使用する注入剤が，あなたの体に適合するか否かを調べるためのものです．
次の事項をお守り下さい．
(1) 注入後 4 週間の間にみられた反応の状態を記入して下さい．
(2) 注入当日の飲酒は避けて下さい．
(3) 注入当日だけは入浴をひかえて下さい．
　また，テストの部位は絶対にこすったりしないで下さい．
上記の注意を守り，下の表に反応を書き込んで下さい．また，赤みやシコリ等が有るときは，大体の大きさを記入して下さい．
（例：大体直径 5 mm 位の大きさであれば「5 mm×5 mm」と記入して下さい．）

第 1 週目

日付を記入し，症状の有る所は＋，無ければ－で印して下さい．

月 ／ 日	赤み	腫れ	シコリ	かゆみ	痛み
/					
/					
/					
/					
/					
/					
/					

第 2 週目

月 ／ 日	赤み	腫れ	シコリ	かゆみ	痛み
/					
/					
/					
/					
/					
/					
/					

第 3 週目

/					
/					
/					

第 4 週目

/					
/					
/					

（平成　　年　　月　　日　署名　　　　　　　　　　　　）

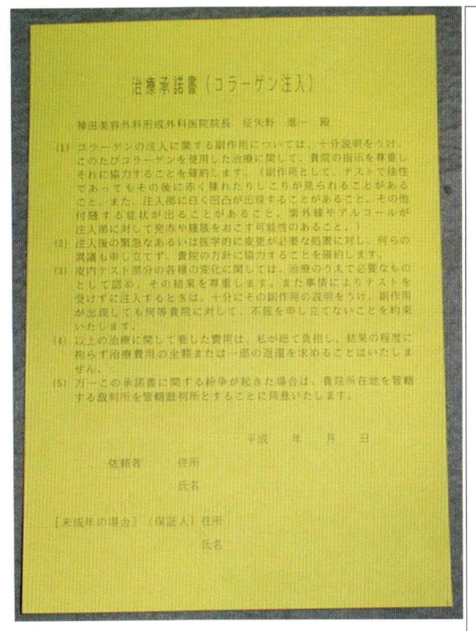

治療承諾書（コラーゲン注入）

神田美容外科形成外科医院院長　征矢野　進一　殿

(1)　コラーゲンの注入に関する副作用については，十分説明をうけ，このたびコラーゲンを使用した治療に関して，貴院の指示を尊重しそれに協力することを確約します．（副作用として，テストで陰性であってもその後に赤く腫れたりしこりが見られることがあること．また，注入部に白く凹凸が出現することがあること．その他付随する症状が出ることがあること．紫外線やアルコールが注入部に対して発赤や腫脹をおこす可能性のあること．）

(2)　注入後の緊急なあるいは医学的に変更が必要な処置に対し，何らの異議も申し立てず，貴院の方針に協力することを確約します．

(3)　皮内テスト部分の各種の変化に関しては，治療のうえで必要なものとして認め，その結果を尊重します．また事情によりテストを受けずに注入するときは，十分にその副作用の説明をうけ，副作用が出現しても何等貴院に対して，不服を申し立てないことを約束いたします．

(4)　以上の治療に関して要した費用は，私が総て負担し，結果の程度に拘らず治療費用の全額または一部の返還を求めることはいたしません．

(5)　万一この承諾書に関する紛争が起こった場合は，貴院所在地を管轄する裁判所を管轄裁判所とすることに同意いたします．

平成　　年　　月　　日

依頼者　　住所

氏名

［未成年の場合］（保証人）住所

氏名

図 Ⅱ-29
著者が使用している治療承諾書
（図Ⅱ-24 を再掲）

患部の状態を把握

治療患部の状態を把握する（図Ⅱ-30）．患部の施術前の状態をカメラ（図Ⅱ-31）で記録する．さらに患部が治療適応かどうかを触診で調べる．例えば目尻などの皺はストレッチテストを行い効果の有無を判定する．ストレッチテストとは患部を伸縮させて皺の消失程度を確認することである（図Ⅱ-32-a, b）．伸びた皮膚とともに皺も消失すれば効果があると判定される．わかりにくい皺はストレッチの逆で縮めれば（図Ⅱ-32-c），皺の出現する部位がはっきりする．また，表情でできる皺はボツリヌストキシンなどを使用するが，皺が出現する表情を観察し，働いている筋肉の位置を確認する．陥凹の治療には光を接線方向からあてて（図Ⅱ-33），正確な陥凹の部位を調べておく．

洗　顔

洗顔を行う．化粧やホコリなどを完全に落とし，感染しないようにしておく．洗顔を行っておけば顔面の皮膚に針を刺入しても，感染の危険はほぼない．念のため注入直前にアルコール綿や消毒薬で患部を拭いても良いだろう．ただし，ニキビなどの感染部位には針を刺入しないことが大切である．

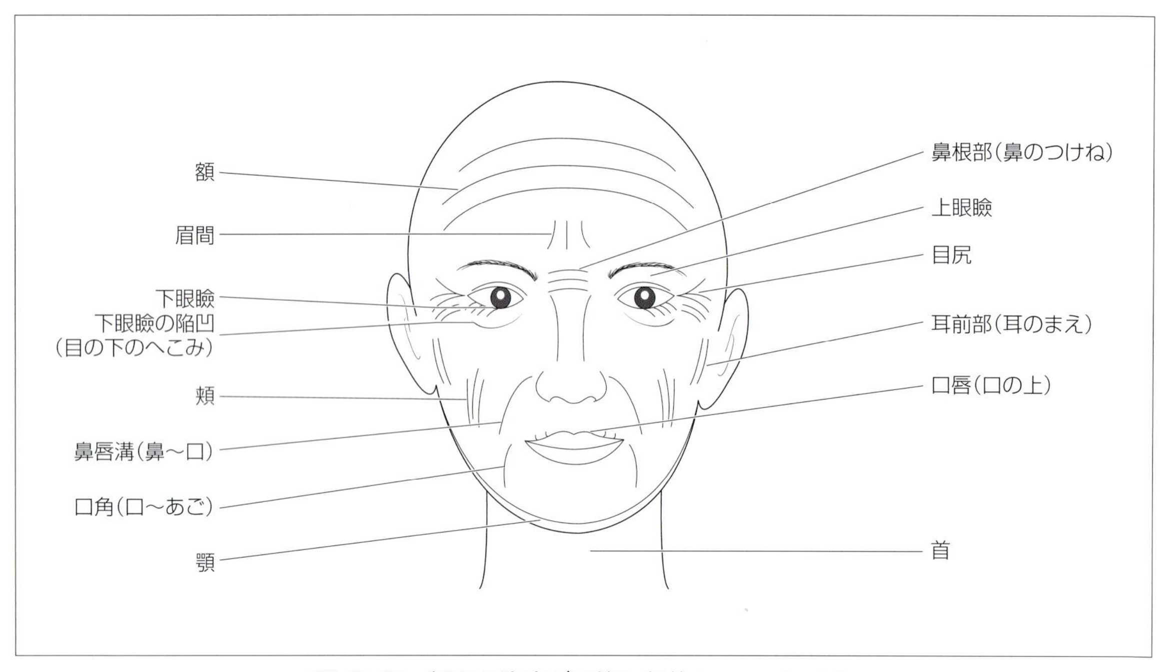

図 Ⅱ-30　顔面の治療が可能な部位（図Ⅱ-25を再掲）

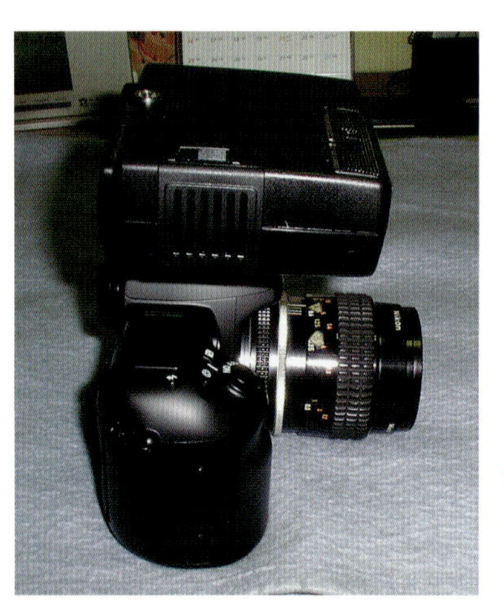

図 Ⅱ-31
記録用のカメラ

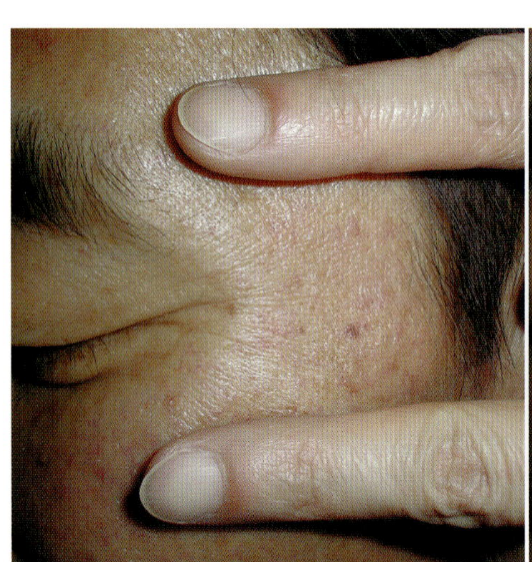

a．ストレッチテストで，指をおいて伸縮をする前

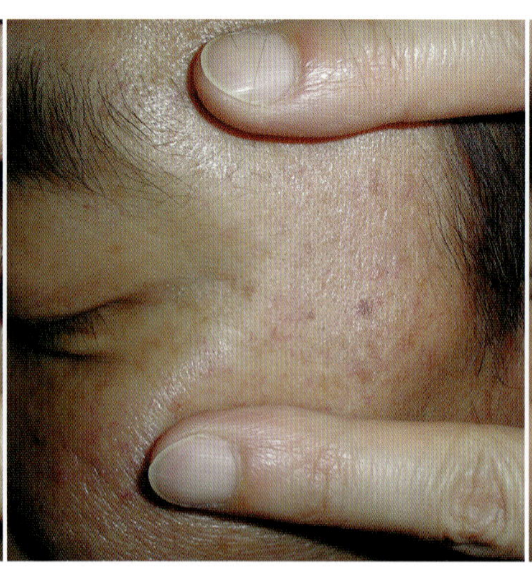

b．患部を伸ばして皺が目立たなくなった状態

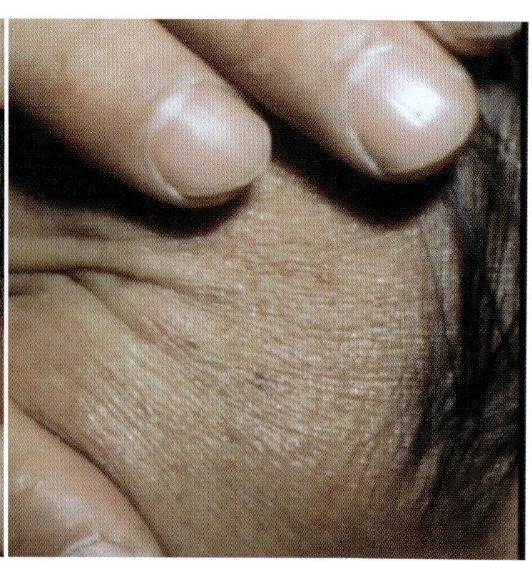

c．患部を縮めて皺が目立つ状態．この部分に皺が存在する．

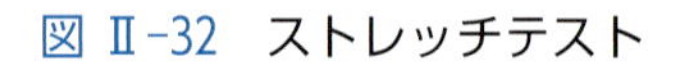
図 Ⅱ-32　ストレッチテスト

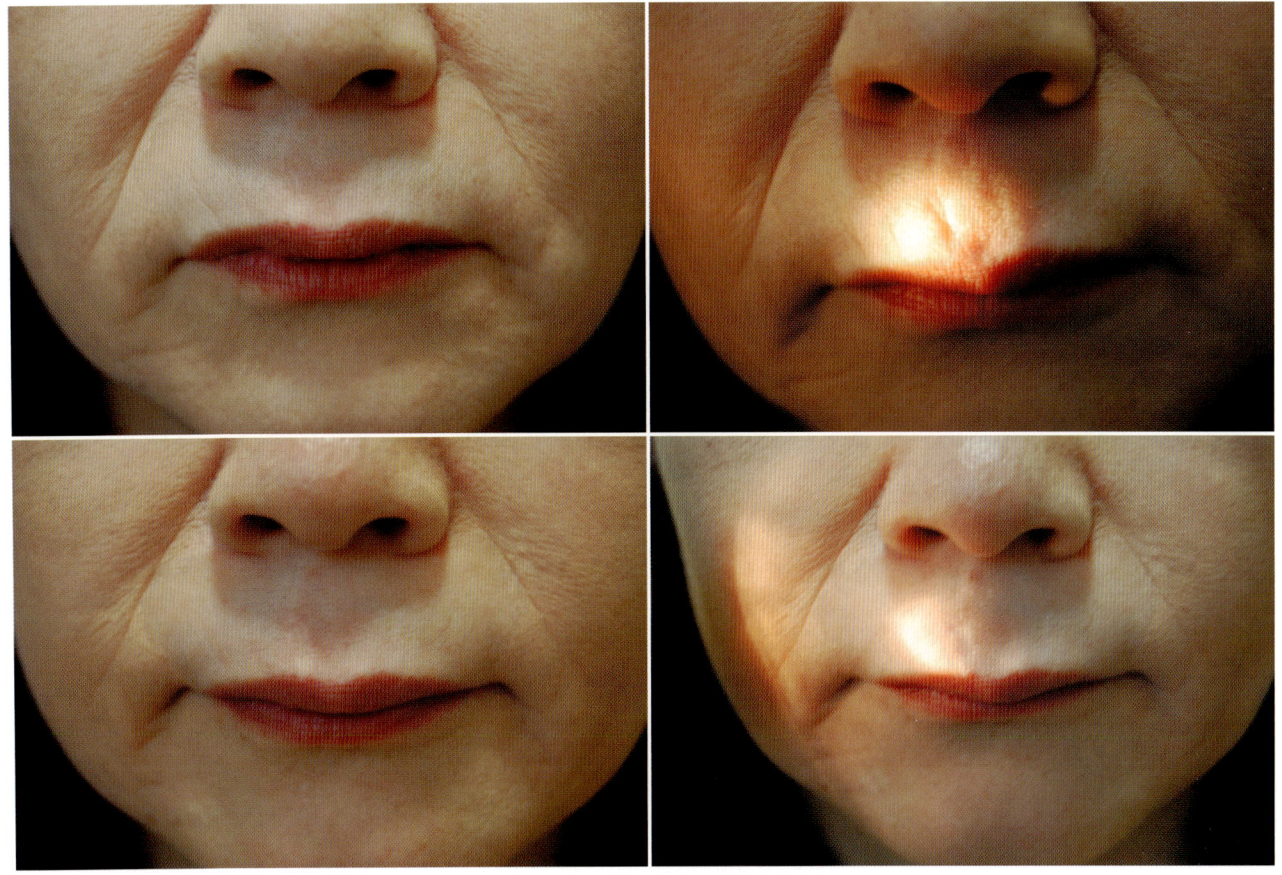

a|b
c|d

図 Ⅱ-33
a：上口唇の傷跡の注入治療前．光をあてないと患部がはっきりしない．
b：治療前(a)の患部に光を接線方向にあてて陥凹をはっきりさせている．
c：治療 2 週後．陥凹は改善しているが，状態はわかりにくい．
d：光をあてると陥凹が改善しているのがはっきりする．

治療部位のマーク

治療部位をマークする(図Ⅱ-34)．印は油性ペンで行ったほうが部位の場所がわかりやすく，正確に治療できる．また治療後に拭き落としやすい．事前の診察で確認した位置に正確にマークする．

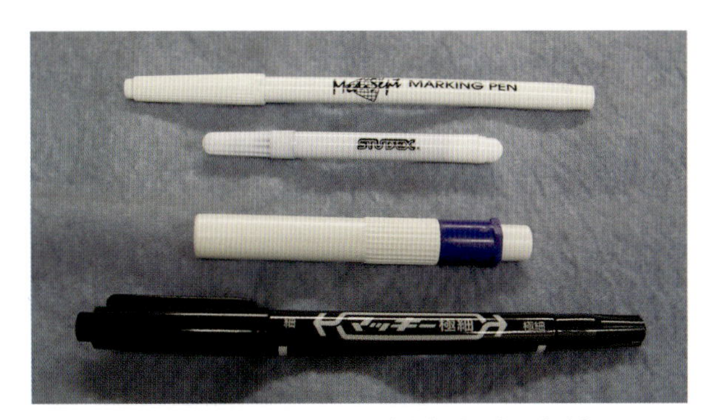

図 Ⅱ-34　マーキングを行うペン各種
一番下が，油性ペン(図Ⅰ-60 を再掲)

麻　酔

表面麻酔を施す．外用麻酔剤としては各種あり(図Ⅱ-35〜38)，患者がアレルギー反応などを起こすものを除外して塗布する．30〜60 分程度塗布したまま待つ．疼痛に敏感な場合は，額，眉間などには，滑車上神経ブロックと眼窩上神経ブロック，下眼瞼，鼻唇溝，上口唇に眼窩下神経ブロック，口角や下口唇にはオトガイ神経ブロックなどを注入の 5 分位前に施行する．

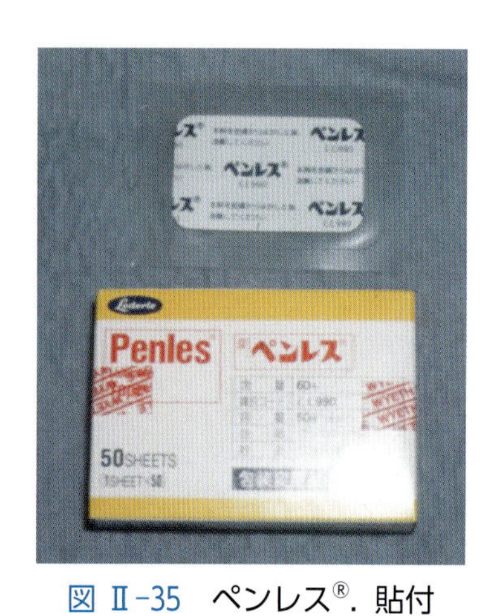

図 Ⅱ-35　ペンレス®. 貼付式痛み緩和テープ（日本；マルホ製）
効果が出現するまで，30分以上時間がかかる.
（図Ⅰ-61 を再掲）

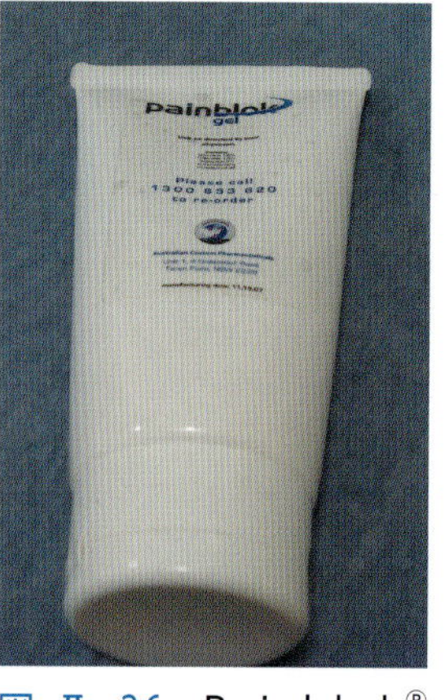

図 Ⅱ-36　Painblok®（オーストラリア製）
クリーム状の外用麻酔薬. 15分程度から効果が出現（図Ⅰ-62 を再掲）

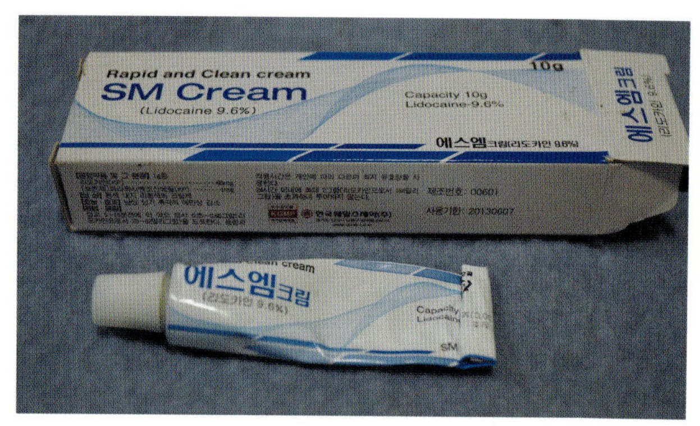

図 Ⅱ-37　SM クリーム（韓国製）
クリーム状の外用麻酔薬.
15分程度から効果が出現（図Ⅰ-63 を再掲）

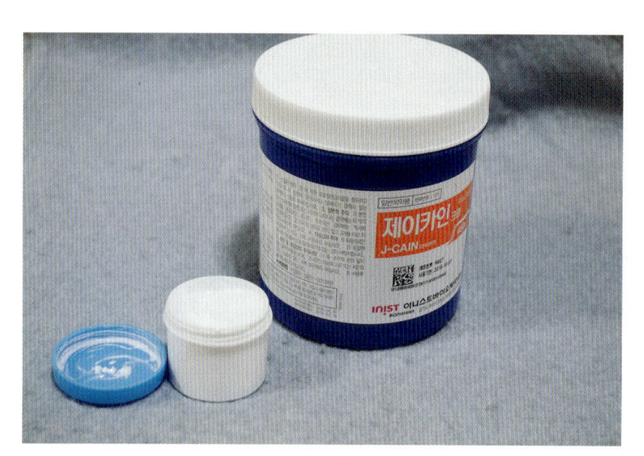

図 Ⅱ-38　J-cain cream（韓国製）
（図Ⅰ-64 を再掲）

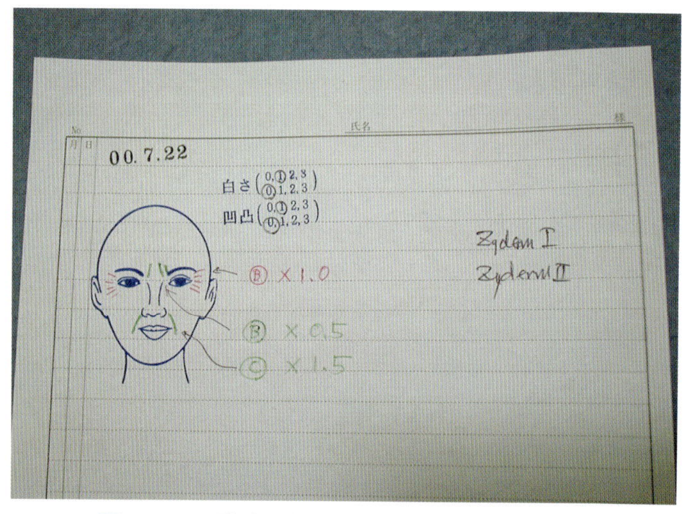

図 Ⅱ-39　診療記録に注入治療の使用材料や注入量などを記録する.

注入剤の選択

適切な注入剤を選択して施術する. 部位別の詳細は次章（p.67～p.152）で説明する.

記　録

治療後は速やかに記録をする（図 Ⅱ-39）. どの製剤や材料をどの程度の量と圧力で，どの皮膚の深さに注入したかを記載する. これは次回の注入治療の参考になるので，詳細に記載する.

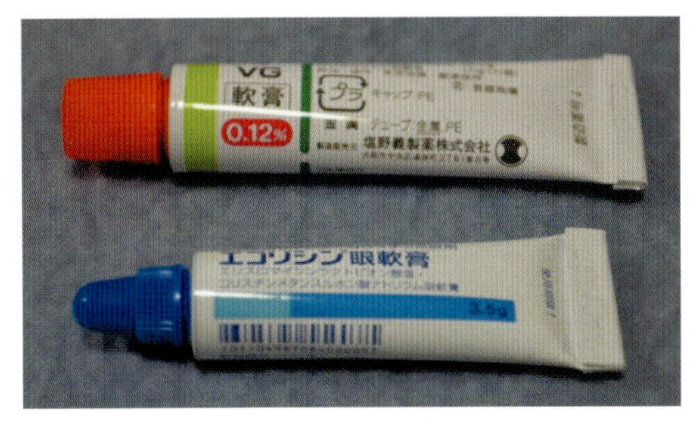

図 Ⅱ-40　**リンデロン®-VG 軟膏とエコリシン眼軟膏**
眼瞼周辺は眼軟膏を使用する.
（図Ⅰ-65 を再掲）

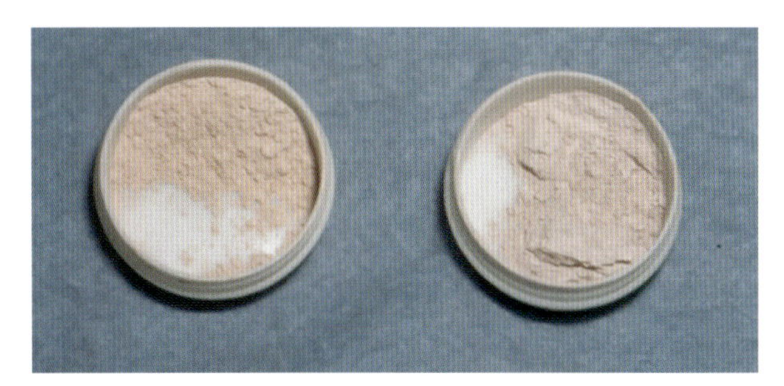

図 Ⅱ-41　**化粧粉**
肌の色に合わせて各種の色を揃えている.
（図Ⅰ-66 を再掲）

治療後

治療直後は針痕が目立つ時もあるが，33G や 34G で注入した場合は 1〜2 日程度ですぐに針跡も消失することが多い．27G 以上の太い針は数日の時間が必要である．さらに内出血が生じると，その部位は 2 週間の時間が必要となる．鈍針は比較的出血が少ないが，皮下組織に挿入するスピードはゆっくりと行わないと血管損傷を起こし出血することがある．注入直後に軟膏（図Ⅱ-40）などを塗布しておくと，化粧粉（図Ⅱ-41）などはすぐに塗布できる．化粧は数時間で可能となる．入浴洗顔も数時間程度後から可能である．ただし，脂肪注入後は患部が動くと生着率が低下するので，安静を 1 か月程度守ったほうが良い．

II 注入治療への準備

6 治療の考え方・コツ

注入剤の種類により治療法が異なる

注入剤の種類は前章(p.7〜p.21)で解説してあるが，用いる注入剤は患部の状態により異なる．以下にそれぞれ対象となる部位と注入方法の原則を記載する．注入の深さは図II-42で①〜⑥までのどの深さで行ったかも記載する．患者の個体差が大きいので，注入剤の種類により治療結果が異なる．治療後に種類，部位，量などを記録しておくことが，その次の治療を行ううえで非常に参考になる(図II-43)．

1. コラーゲン(ウシ由来コラーゲン，ヒト由来コラーゲン，ブタ由来コラーゲン)

皮膚の主成分であり，真皮に注入する時には最も自然な物質である．主に真皮浅層〜中層に注入する．疼痛緩和目的で0.3%リドカインを含むものは注入時の痛みが少ない．皮下に注入すると，ほとんど効果が見られない．ボリュームを増やす目的での使用は適していない．鋭針を用い1 mm程度間隔で患部が平坦になるように注入する．各種濃度の違いがある注入剤を，皮膚の厚さや硬さに応じて使用する．注入前に患部の皮膚の状態を観察しただけでは正確にどのように変化するかわかりにくいので，低濃度のコラーゲンをまず注入して患部の状態を観察する．真皮の線維組織の密度などによって反応が違うので，注入剤の拡散の程度を確認する．均一に広範囲に拡散する場合は刺入する間隔が広くなり，シリンジを押す力が強めでも大丈夫である．拡散せずに刺入した部位の近傍しか隆起しない場合は均一に注入するために，弱い力で多数の刺入が必要になる．

皮膚が厚い場合は，通常高濃度のコラーゲンのほうが効果も大きく持続期間も長いが，均一に注入で

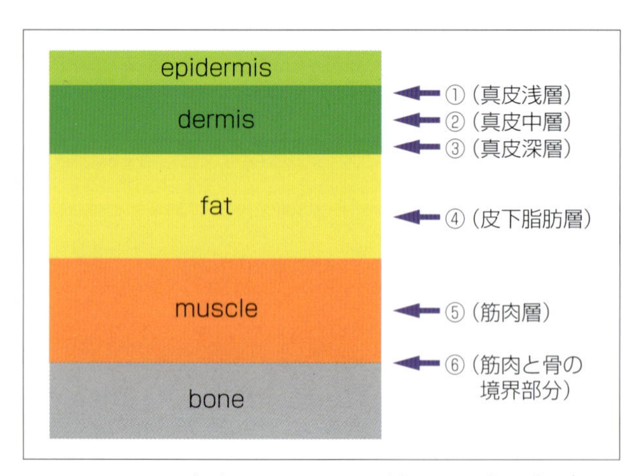

図II-42 皮膚から骨までの断面で，①〜⑥が深さを示す

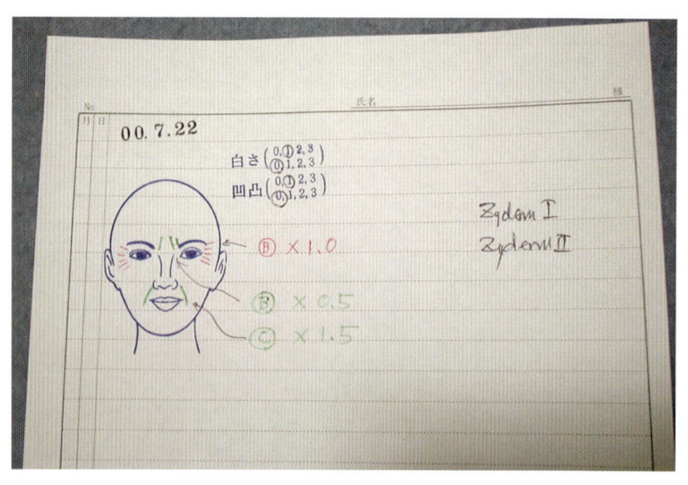

図II-43 診療記録の一例
製剤別に色分けし，使用量も記録する．注入量はA，B，Cなどの記載で少量，中程度，多量などに分類して記載したり，何 ml と実際の注入量を記載することもある．(図II-39より再掲)

きない時がある．その場合は低濃度のコラーゲンで周辺との色調や隆起の段差を修正する必要がある．また，眼瞼周囲(上・下眼瞼や目尻など)には主に低濃度のコラーゲンを用いることが多い．これは皮膚が薄く，コラーゲンの白さや隆起が目立つためである(図Ⅱ-44)．

使用する針は鋭針であり，できるだけ細い外径の針を用いるほうが良い．多数の刺入を必要とするため，針痕が目立たないようにしたほうが良いからで

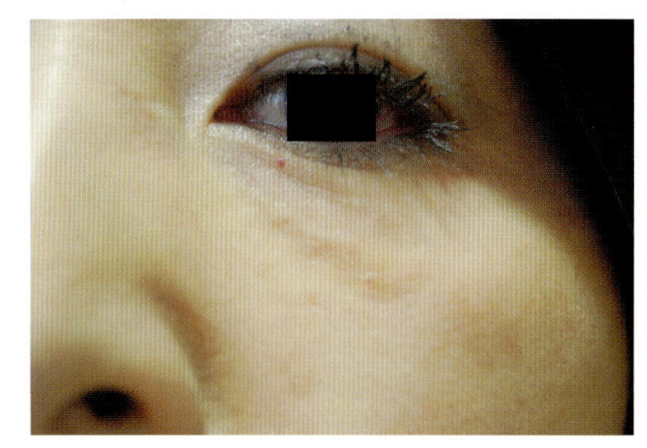

図Ⅱ-44　下眼瞼のコラーゲン注入後
濃度が高かったので白い凹凸が見える．

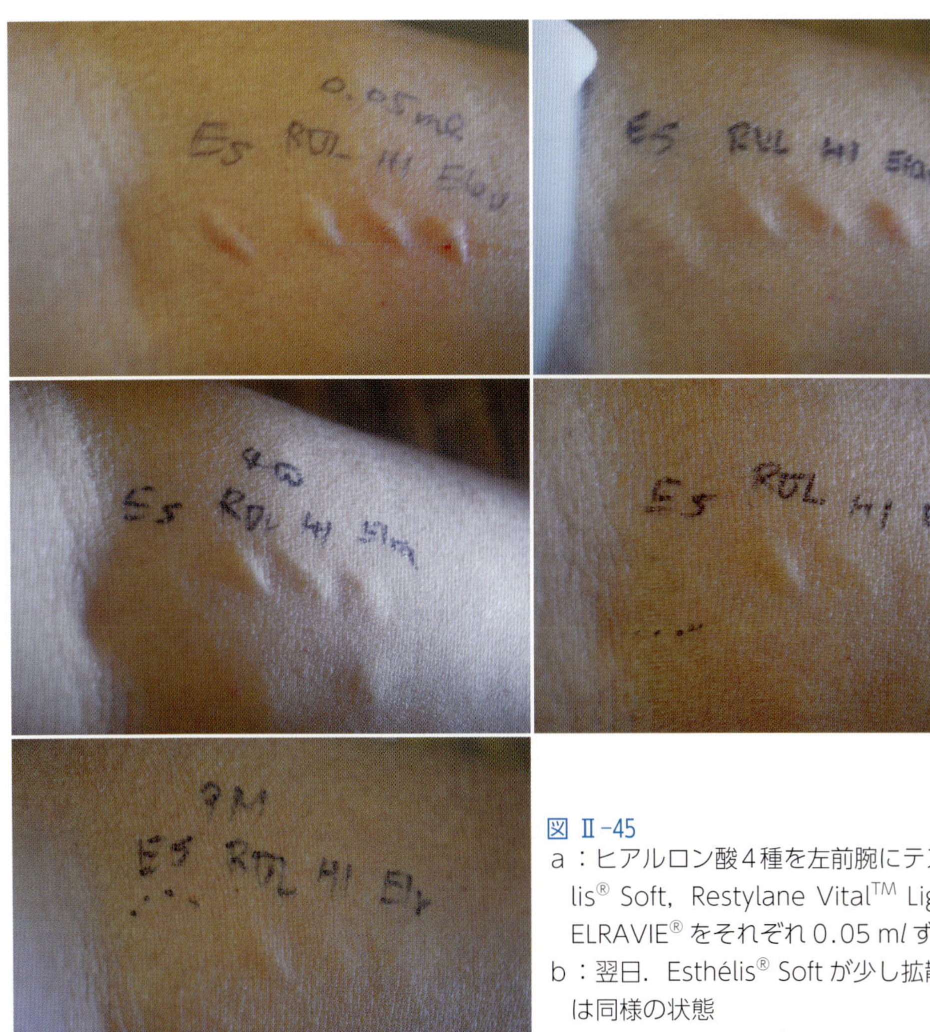

図Ⅱ-45
a：ヒアルロン酸4種を左前腕にテスト注入した．左からEsthélis® Soft，Restylane Vital™ Light，HYALURONICA® 1，ELRAVIE® をそれぞれ0.05 ml ずつ30Gで皮内に注射した．
b：翌日．Esthélis® Soft が少し拡散して平坦になっている．他は同様の状態
c：4週後．Esthélis® Soft がほとんど見えない．
d：4か月後．Esthélis® Soft は場所がわからなくなった．Restylane Vital™ Light ははっきりと凸になっている．
e：8か月後．Esthélis® Soft は場所がわからない．Restylane Vital™ Light は一番凸になっている．HYALURONICA® 1とELRAVIE® は随分平坦化したが，わずかに凸である．
(膨隆がわかるよう，光をあてて撮影している)

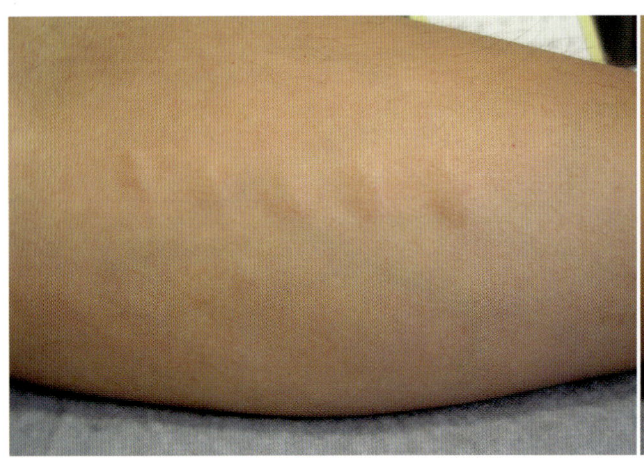

a．左前腕の皮内にヒアルロン酸の Restylane® Touch を 5 か所テスト注入した，2 週後の状態．5 つの凸が見える．

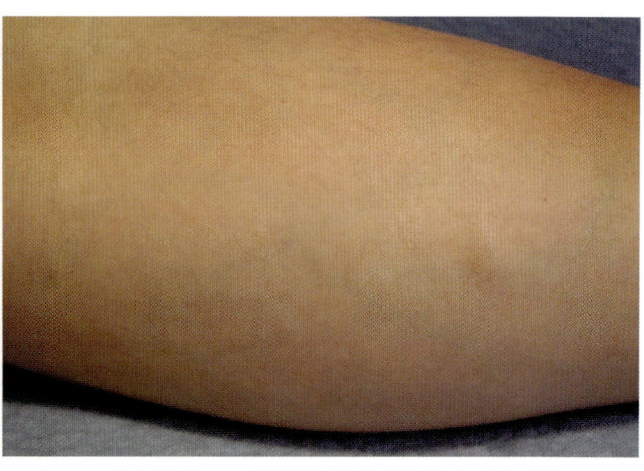

b．a のヒアルロン酸注入部位のうち左 4 か所にヒアルロン酸分解酵素を注入し 12 日後の状態．4 か所は平坦になった．

図 Ⅱ-46 （図Ⅰ-33 より再掲）

ある．著者は JBP Nanoneedle 34 G を用いているが，これで 1,2,3,6.5%それぞれの注入が可能である．6.5%に関しては多めに注入が必要な時は 33 G を使用することもある．30 G はほとんど必要としない．また，鈍針で皮下に注入することもほとんどない．

使用できる部位は顔面では全域治療可能である．首のみ白い筋状の膨らみを見ることがあるので，あまり使用していない．

2．架橋ヒアルロン酸

ヒアルロン酸は皮膚の構成成分として存在している．生体に元来存在するヒアルロン酸は半減期が数日で，短い期間で吸収と生成が行われている．注入剤としては多種の濃度や架橋程度の異なるものが製品化されている（図Ⅱ-45）．現在主流となっている理由として，アレルギー反応を起こしにくいため皮内テストが不要とされている点と，注入をしすぎてもヒアルロン酸分解酵素を用いて元に戻せる点である（図Ⅱ-46）．ただし稀にヒアルロン酸でもアレルギー反応を起こすことがある（図Ⅱ-47）．

真皮に注入する場合はコラーゲンとほぼ同様に行うが，体内の水分をヒアルロン酸が吸収して，注入直後より数日経過してから膨らみが見られることがある（図Ⅱ-48）．また，Tyndall effect が起こることがあり，青い色素沈着を起こしたように見えることがある．皮膚の状態でこれらの現象が起きたり起きなかったりするが，皮膚の部位あるいは個体差が大きく関与する．

真皮に注入する場合は額，眉間，鼻唇溝，口角，頬などであるが，上記の現象が起こる場合もあり，初回治療は少量で低架橋のヒアルロン酸を選択することが賢明である．通常は皮下に注入することが多く，鈍針を用いるのが良い．ただし，部位や深さを正確に注入する必要がある時は鋭針も用いている．皮下への投与ではかなり早く拡散するため，高架橋のヒアルロン酸を多く注入する必要がある．また，拡散しにくい製剤を用いることも必要になる（図Ⅱ-49）．

ヒアルロン酸は注入部位から拡散しやすい傾向があるため，例えば隆鼻を繰り返し行うと，鼻筋の幅が拡大していくことがある．限定した範囲での隆起を行うことに適した製剤としては CLEVIEL® CONTOUR があるが，通常は他の種類のヒアルロン酸製剤はあまり適していない．

3．ボツリヌストキシン

筋肉の動きを停止する機能を用い，皺を出現させる筋肉・神経接合部に注射する．美容目的では主に顔面の表情筋に作用させる．多くの製造会社がある

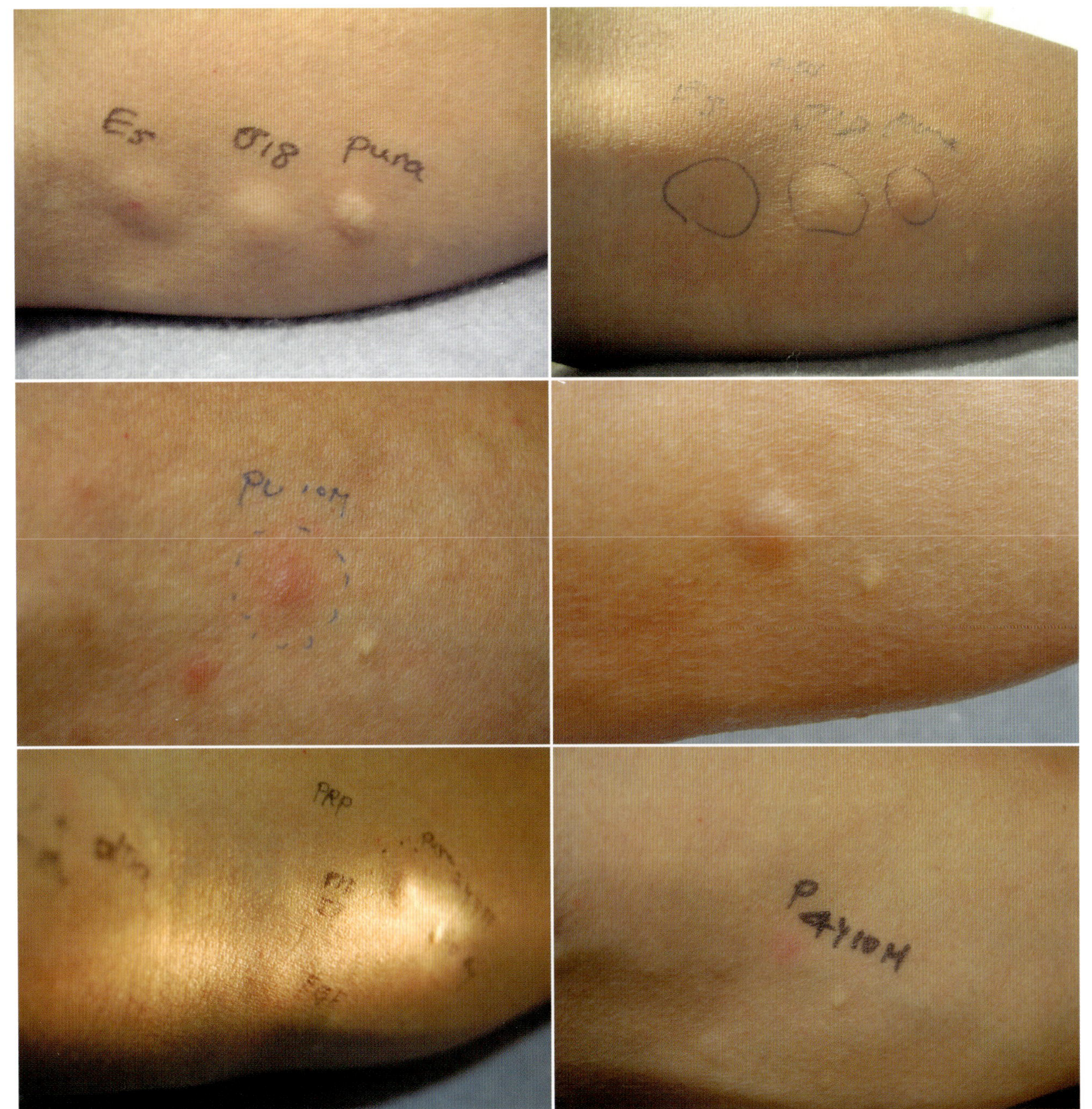

a | b
c | d
e | f

図 Ⅱ-47

a：PuragenTMを 0.1 ml 左前腕に皮内テストした(右)．前日に左側に Esthélis® Soft(左)と Juvéderm® 18(中)を同じく 0.1 ml 皮内テストしてある．

b：14 日後．Esthélis® Soft はほとんど見えなくなっている．Juvéderm® 18 は広がって高さが低くなった．PuragenTM注入部位の色調は周囲と同じで，凸のまま拡散はしていない．

c：10 か月後．Esthélis® Soft と Juvéderm® 18 は見えなくなっているが，PuragenTMが発赤腫脹を起こした．4 日間程度続き，色調は周囲と同じでまた普通の凸になった．

d：2 年 1 か月後．PuragenTMの発赤腫脹が 2 日間見られた．(図Ⅰ-31 より再掲)

e：2 年 4 か月後．PuragenTMの発赤腫脹が 1 日間見られた．

f：4 年 10 か月後．PuragenTMの発赤腫脹が 1 日間見られた．これ以降は発赤と腫脹は見られていない．

(膨隆がわかるよう，光をあてて撮影している)

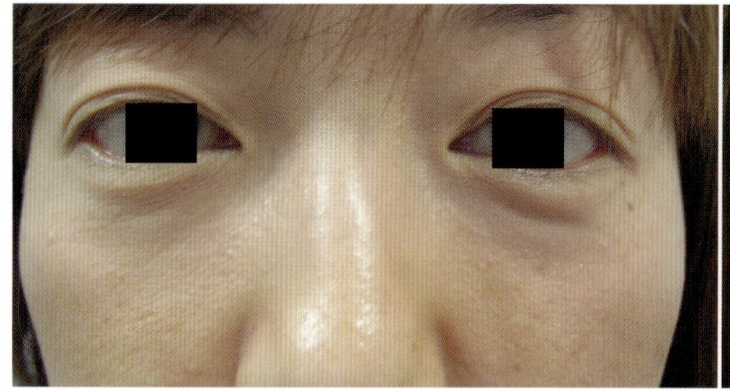

a．涙袋形成前

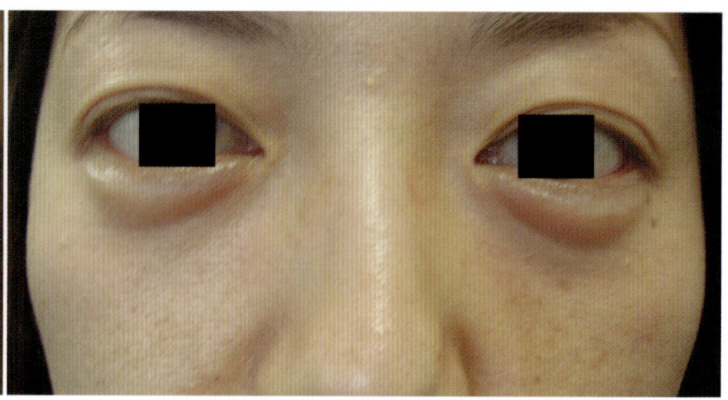

b．a の下眼瞼縁に Esthélis® Basic を，コラーゲンで涙袋形成をする深さにちょうど良い量を注入した．2 週後に膨らんでやや過剰になっている．

図 Ⅱ-48

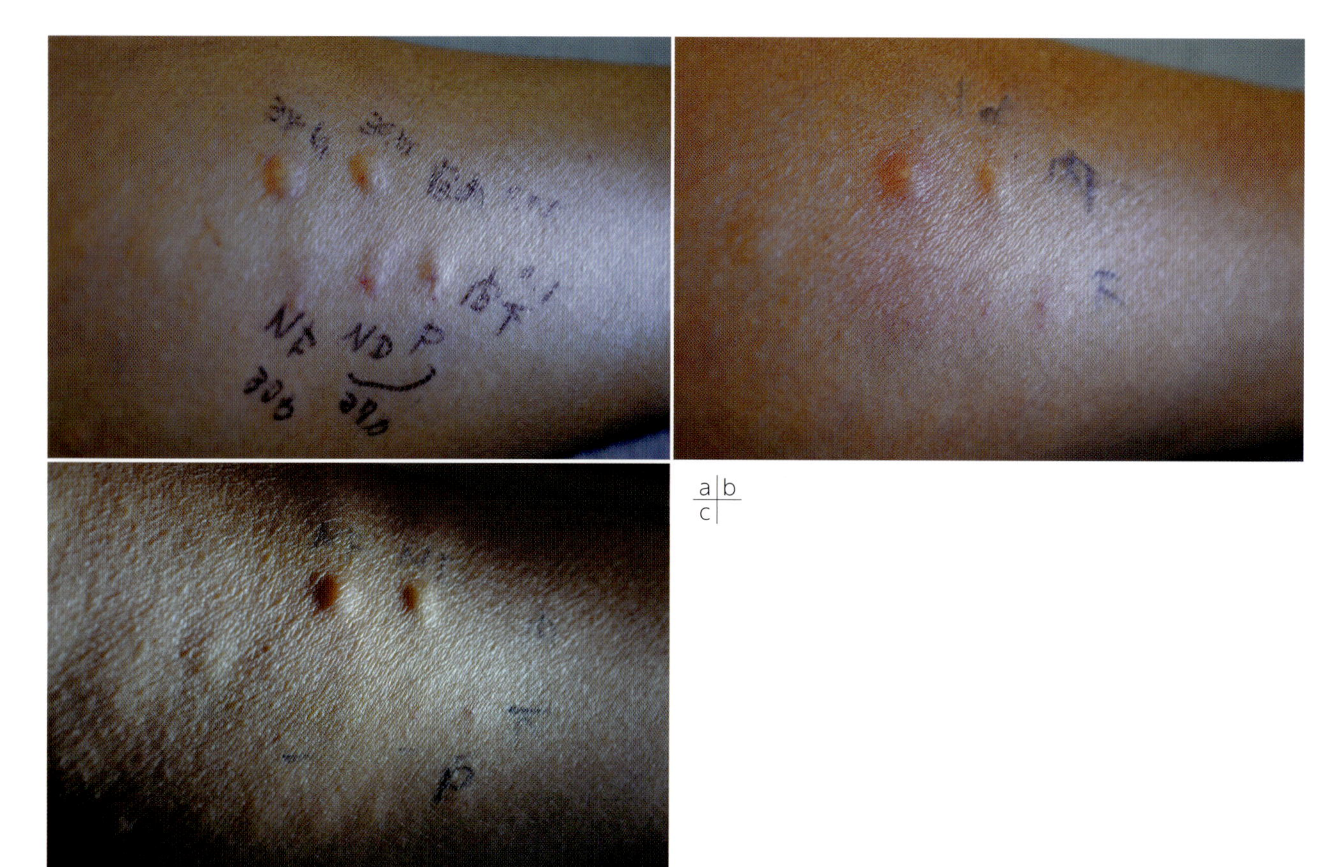

図 Ⅱ-49

a：ヒアルロン酸 3 種を前腕皮内と皮下に注入した．上段が JBP NanoLink Fille™ fine(左)と JBP NanoLink Fille™ deep(右)を 0.05 ml ずつ 34G 鋭針で皮内注射し，下段は皮下に 30G カニューレで JBP NanoLink Fille™ fine(左)，27G カニューレで JBP NanoLink Fille™ deep(中)と Restylane Perlane™(右)を 0.1 ml ずつ注入した．

b：翌日．皮下に注入したほうは，Restylane Perlane™がやや膨らみを認めるが，他の 2 種はほとんどわからない．

c：2 日後．皮下に注入したものは，ほとんど見えなくなっている．

（膨隆がわかるよう，光をあてて撮影している）

（a と c は図Ⅰ-32 より再掲）

が，主成分は通常A型ボツリヌストキシンである[1]．

注射後の効果発現は3～5日程度で，その持続期間は3～6か月程度である．注射部位の選択は表情筋を動かしてもらい，その部位の盛り上がる部分の真皮下に1 cm 間隔で注射する．粘度が低く34 G の針でも注射は容易である．

下顎骨外側の隆起(エラ)を縮小する目的でも用いられる．この場合は咬筋に直接作用させるため深めに注射をする．3か月間隔で数回注射することにより，咬筋の萎縮を起こしエラが目立たなくなる．

脇や手掌の多汗症にも用いられる．汗腺の分泌を抑えて効果を発揮する．汗腺の存在する真皮深層～皮下組織の部分に作用させる．効果は表情筋に対するより長く，通常1年に1回程度の治療を行う．

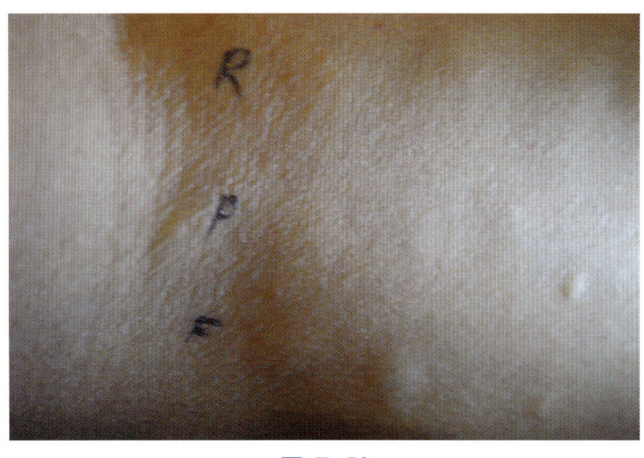

図 II-50
PRP を左前腕に3か所注入した，5年後の状態．上から PRP(b-FGF 含む)，PPP(b-FGF 含む)，b-FGF のみ，で比較した．PRP(b-FGF 含む)が最も膨らみが多かった．すべて1 m*l* あたり10 μg の b-FGF を含んでいる．(膨隆がわかるよう，光をあてて撮影している)

4．ポリ乳酸

乳酸の重合物で分子量20万程度のものである．注入剤としてはSculptra™がある．バイアル入りの製品を生理食塩水3～4 m*l* とリドカイン1%を1 m*l* 瓶に入れ，よく攪拌して均一な混合液として使用している．ポリ乳酸はゆっくりと生体内で加水分解される．分解されたモノマーである乳酸は，最終的に二酸化炭素と水になり体外に排出されるため，安全性は高いと思われる．作用機序としては，乳酸の持つ軽い炎症作用がコラーゲン線維をつくる細胞を活性化させ，注入部位にコラーゲンを増量させるといわれている．隆起が起きてくるのに1～3か月程度かかるため，1回目の注入から3か月程度は経過観察が必要である．短期間に複数回注射すると予測以上の隆起が起きる．効果持続期間はおおよそ数年である[2]．

主に陥凹変形に対して用い，皮下の深部に注入する．26 G より太い針を用いて均一に注入する．現在HIV 感染症治療薬の副作用で頬の陥凹などの，顔面の脂肪減少治療に対してよく用いられる．注入には鈍針を用いたほうが出血は少なくなる．

5．ハイドロキシアパタイト

骨を構成する基本物質の水酸化燐灰石である．無機質でアレルギー反応を起こさない．注入剤にはRadiesse®(ドイツ；Merz 社製造)などがある．ほぼ均一な球状をしている．27 G 以上の太い鋭針あるいは鈍針を用いて皮下に注入する．おおよそ1年程度で分解され吸収される．ヒアルロン酸と違い水分を含んで膨らむことがないため注入直後の状態を維持できる．骨の近くに注入すると違和感が少ない．皮下の浅い部位や皮内に注入すると凹凸や白い膨らみが見えることがある．口唇や眼瞼周囲には注入しないほうが無難である[3]．

6．多血小板血漿(platelet rich plasma；PRP)

自己血液を抗凝固剤が含まれた採血管に入れ，遠心分離してできる2層のちょうど中間部分に多く存在する血小板を濃縮した血漿である．血小板に含まれる増殖因子が作用して結合組織の増大を起こすことを利用している．線維芽細胞増殖因子(b-FGF)をさらに加えて効果を大きくする方法も行うことがある[4][5]．

皺の改善，陥凹の修復や隆起目的で用いられるが，結果が反映するのに数日はかかる．場合により数か月後に隆起が見られることもある(図 II-50)．過剰注入には1か月以内なら副腎皮質ステロイドを局所注射することにより反応を抑えられることもある．

患部への注入は34 G の鋭針も使用できる．

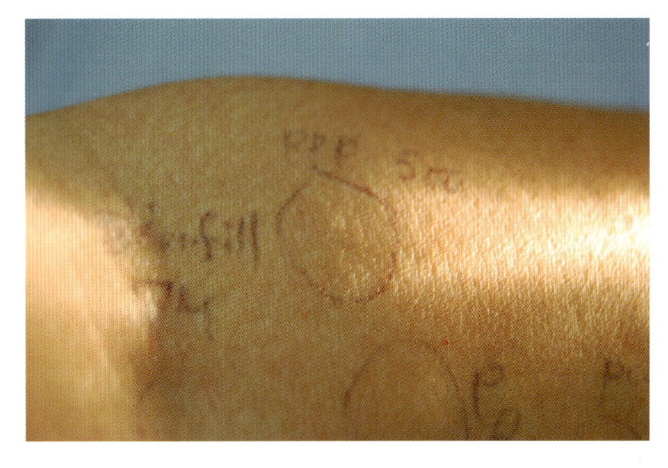

図 II-51
PPPを加熱凝固させて前腕皮内に注入した．5週後には膨らみはかなり小さくなり，見えにくくなっている．
（膨隆がわかるよう，光をあてて撮影している）

7. 乏血小板血漿（platelet poor plasma；PPP）

自己血液を抗凝固剤が含まれた採血管に入れ，遠心分離してできる2層の上層部分の血漿を約90℃で10分前後加熱して硬化させたものである．フィブリノーゲン，アルブミン，グロブリンなどの血漿蛋白質が凝固してできた物質である．ゆで卵の白身部分に似ている．

27 G程度の鋭針や鈍針を用いて皮下に注入する．数週間で分解吸収されるため治療に用いるには短いが（図 II-51），他の注入剤を用いて行う治療の試験的結果を見るためには安全である[6]．

8. ポリカプロラクトン

εカプロラクトンの重合体で，注入剤としてはEllansé™がある．これはポリカプロラクトンとカルボキシメチルセルロースの混合物である．上記のポリ乳酸と同様の目的に用いられる．陥凹の修復や隆起を行いたい部分に注入する．皮下に注入することが必要で，皮内に注入すると本来1年で吸収されるはずが，2年以上隆起を起こすことがある（図 II-52）．27 G以上の太い針で注入する[7]．

9. 自己脂肪

自己脂肪を腹部や大腿部などから専用の注射針（1.6～3.0 mm外径）を用いて採取する．採取直後より吸引した脂肪をシリンジに入れたままで，10分以上静置し液体成分と脂肪成分が分離したら，脂肪部分のみ1 mlシリンジに移しかえて18～20 G程度の鋭針や鈍針を使い皮下の本来の脂肪層に注入する．採取と注入にある程度の技術を必要とするが，効果はいったん安定すれば長い期間保たれる．本人の体重や採取部の脂肪の増減に影響される．

欠点として，いったん生着すると形態に変化がないため，凹凸ができた場合も修正は難しい．脂肪吸引で減少はするが，微妙な凹凸は避けられないことが多い．注入の結果判定を2か月以上あけて，再度追加注入したほうが安全である．

注入治療が可能な皺や陥凹の見分け方

実際の注入方法に関しては，次章で動画などを取り入れわかりやすく解説する．

1. 目尻，額，鼻唇溝，頬などの筋状の皺

ストレッチテストが有効である（図 II-53）．皮膚を皺の垂直方向に引っ張り，皺が消失するか確認する．消失すれば真皮層に注入するコラーゲンや低架橋のヒアルロン酸で効果があると推定される．

2. 眉間，額，目尻などの表情に伴う皺

皺が出現するような表情をした後に，脱力させて皺がきれいに消失するならばボツリヌストキシンが効果的である．また，額などの皺に対してボツリヌストキシンを用いる時は，原則として眉外側部の

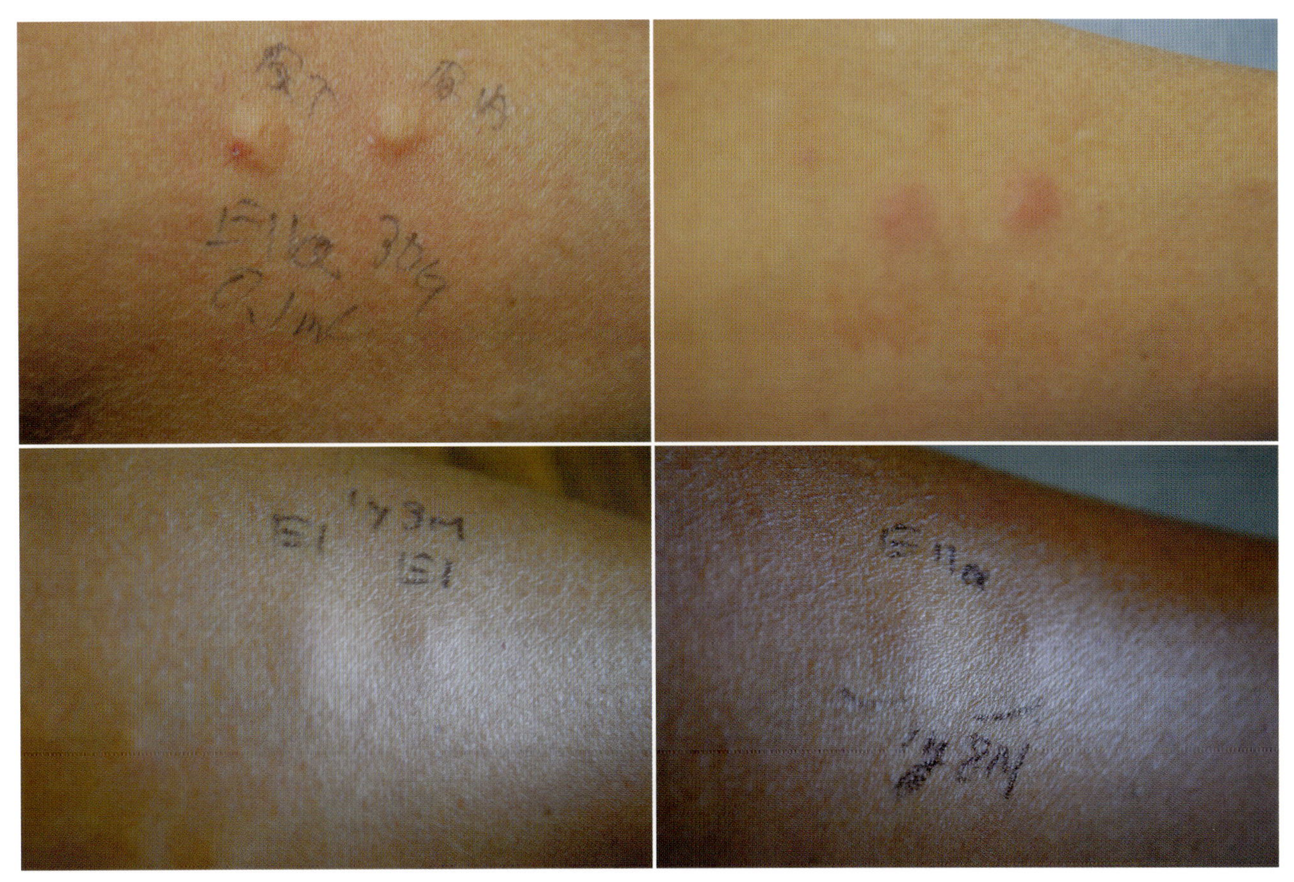

a b
c d

図 Ⅱ-52

a：ポリカプロラクトン（Ellansé™）を皮下浅く（左）と皮内（右）に0.1 *ml* ずつテスト注入した．注入直後

b：テスト後10日の状態．やや発赤あり

c：テスト後1年3か月の状態．発赤はない．膨らみと硬さを触れる．

d：テスト後1年8か月の状態．皮下に注入したほうが皮内のものより若干拡散している．

（膨隆がわかるよう，光をあてて撮影している）

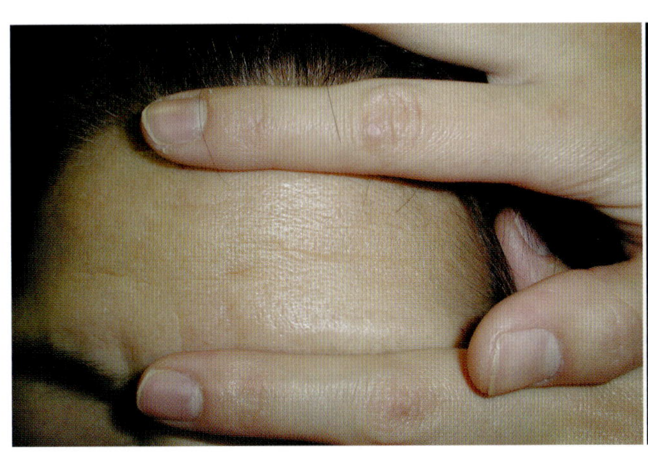

a．両手の人指し指で患部（額）を押さえている．力を入れない状態で皺が見える．

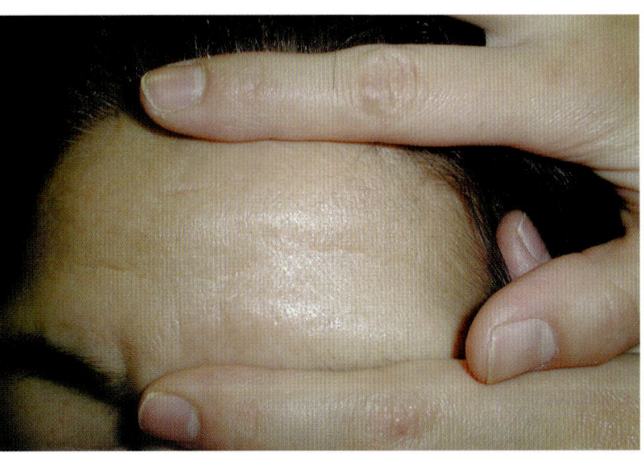

b．a の額の皺を引き伸ばして，どの程度皺が消えるかを確認

図 Ⅱ-53　ストレッチテスト

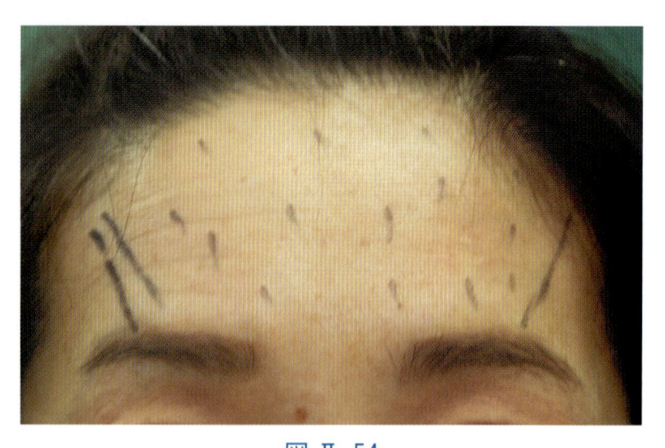

図 Ⅱ-54
額の皺に対するボツリヌストキシンの注射部の印.
外側部を除外する.

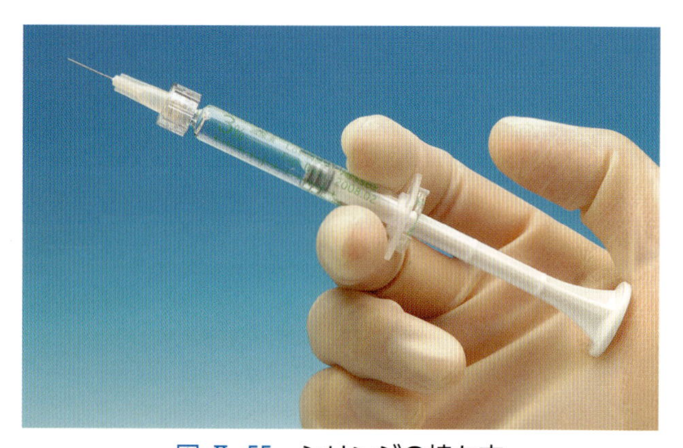

図 Ⅱ-55　**シリンジの持ち方**
コーケンアテロコラーゲンインプラント® に 30G の針を装着してある．拇指球に当てて，注入するのが一般的である．

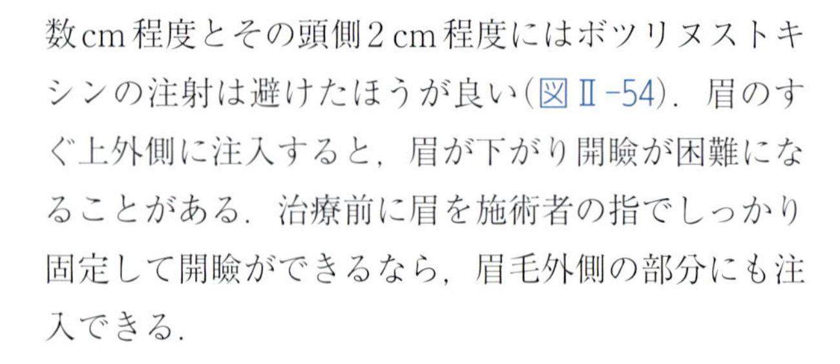

数 cm 程度とその頭側 2 cm 程度にはボツリヌストキシンの注射は避けたほうが良い（図 Ⅱ-54）．眉のすぐ上外側に注入すると，眉が下がり開瞼が困難になることがある．治療前に眉を施術者の指でしっかり固定して開瞼ができるなら，眉毛外側の部分にも注入できる．

3. 鼻唇溝，口角，口唇などの皺

いろいろな表情を観察して，常に存在する皺が目立つようならコラーゲンや低架橋あるいは高架橋のヒアルロン酸で効果があると推定される．高架橋のヒアルロン酸は真皮深層や皮下に注入する．

4. 鼻唇溝，口角，口唇などの表情に伴う皺

表情筋が動かなくなると日常生活に支障をきたすので，上顔面の治療と比べ注入するボツリヌストキシンの量は少なめにする．いろいろな表情を観察して，ある表情の時に皺が目立つようなら効果は期待できる．

5. 陥凹

額，コメカミ，頬，顎などには高架橋のヒアルロン酸，ポリ乳酸，ハイドロキシアパタイト，多血小板血漿，ポリカプロラクトン，自己脂肪などが適用となる．陥凹が限定的ならば高架橋のヒアルロン酸，ハイドロキシアパタイトが真皮直下に注入できる．直径数 cm 程度以上の場合は深部に注入するため多くの注入材料が使える．患部組織が硬い場合は高架橋のヒアルロン酸，ポリ乳酸，ポリカプロラクトン，ハイドロキシアパタイトを用いることが多く，患部組織が軟らかい場合は多血小板血漿，自己脂肪などが優先される．

シリンジの扱い方，注入時のポイント

上記注入剤は 1～2 ml のシリンジに入れて注入することが多い．コラーゲン，ヒアルロン酸，ポリカプロラクトン，ハイドロキシアパタイトなどの注入剤は出荷時点で 1～2 ml のシリンジに封入されているので，そのまま針をつけて使用する（図 Ⅱ-55）．ボツリヌストキシン，ポリ乳酸，多血小板血漿，乏血小板血漿，自己脂肪は作成した注入材料を 1 ml のロック付きシリンジに入れて用いるのが使いやすい．注入用の針はそれぞれの材質により異なるが，原則としてサラサラして粘性が低いものは 34 G 程度で，脂肪のように粒子が大きいものは 22～18 G 程度を用いる．コラーゲン，ヒアルロン酸，ポリカプロラクトン，ハイドロキシアパタイトなどの注入剤は添付の針を用いるか，34～25 G の間で使いやすいものを選択する．通常押し込む指にかかる圧力が大きく，針先が震えるほどの細い針は避けたほうが良い．他の製剤はすでにシリンジに充填された状態で

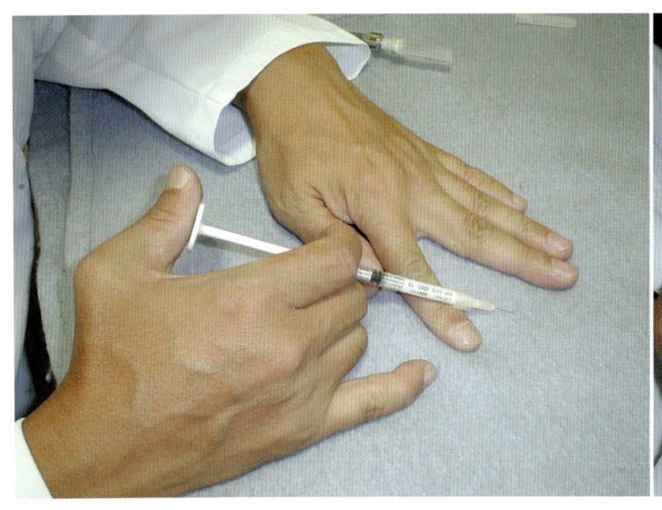

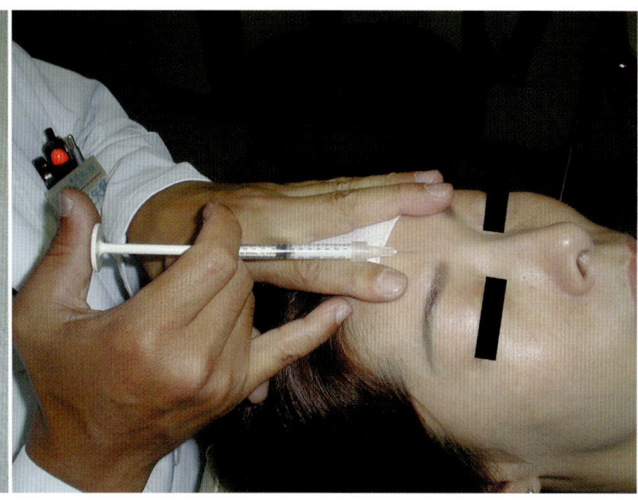

a．左右の手指の位置
シリンジを持ち，左手で患部を固定する．

b．実際に額に注入している様子

図 Ⅱ-56

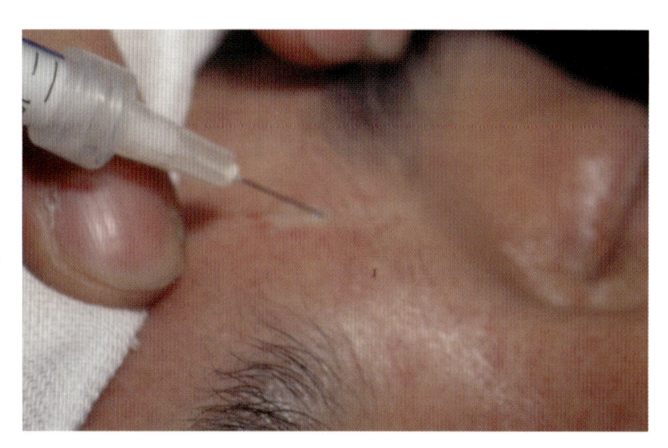

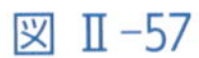

図 Ⅱ-57
眉間にコラーゲンを注入している．注入直後に患部に白い部分が見える．1分以内にこの白さが消失する．真皮に確実に入ると圧迫により白くなるが，血管に入って閉塞を起こしたための白さとは違う．

販売されているので，添付の針を用いる．この添付の針は2種類の太さを持っていることがある．術者の指の力が強い時は細めのほうが，針痕は早期に目立たなくなる．また1か所に注入する量が少ない場合は細めが，多い場合は太めのほうが良い．

真皮に注入する時の針と皮膚の角度は15～45°であり，浅層に注入する時は角度を15°近くにして針先の切り口面は皮膚側に向けて，かぶせるように患部に置き，わずかに針を進めて真皮の浅層に注入する．シリンジの持ち方は図Ⅱ-55のように拇指球にシリンジの頭を付ける，施術者の握力が強い場合は親指の先で直接シリンジを押す．左手で注入患部を押し広げるように固定して正確に注入する（図Ⅱ-56-a）．30～34 Gの針先は13～16°程度なので，この角度が一番浅く注入することができる（図Ⅱ-56-b）．真皮浅層への注入は1刺入で0.003～0.01 ml程度を注入し，針は注入している間は動かさない．浅層で注入剤が拡散する範囲を見ながら次の刺入点を決めて，注入していく．

真皮深層に注入する時は45°程度だが，皮下組織より深く骨の近くに注入する時は針の長さが届くように90°近くまで皮膚に対して垂直に立てることがある．深層に注入する時は1点から刺入して少し針を刺し直しながら，均一に注入する．皮下組織への注入も同様であるが，カニューレを用いる場合は側孔の位置を確認して，患部の変化を見ながら注入予定部位に注入する．

注入患部の変化や見分け方

浅い層に注入する時は，注入直後に患部の数 mm 四方の皮膚が白く変化する(図Ⅱ-57)．この変化は数秒～1 分以内に消失する．さらに長期に白くなっている時は血管の閉塞が疑われるので，血行の改善が必要となる．ヒアルロン酸を真皮深層や皮下組織に注入して血管閉塞が疑われる時は，同日なるべく早期にヒアルロン酸分解酵素を患部周辺に注入することが効果的であるといわれている[8]．

注入の量に関しては，コラーゲンの場合はやや過剰修正になる程度多く注入することが，良好な結果を得るのに大切である．陥凹に注入していき，平坦になってからさらに 10～50% 程度の過剰修正が必要である．ヒアルロン酸の場合は過剰に注入すると凹凸を起こす原因となるので，ちょうど平坦になるくらいが良い．

ボツリヌストキシンは溶解の量によるが，注射後 5 日程度以降に効果を見て追加する．1 か所あたり数単位として，1 cm 間隔で注射していく．真皮層にボツリヌストキシンを注射する時はやや膨疹が軽くできる程度である．皮下組織に注射する時はあまり変化が見られないので，注射器の目盛りを確認して単位数を考えて注射する．例えば額へのボツリヌストキシンの注射だと，著者の経験では 5～20 単位程度で効果が十分発揮される．海外文献にはもっと多く注射することを推奨されているが，日本人にはやや少なめで十分のようである．ボツリヌス菌毒素の種類によっても拡散範囲が異なるので，慣れるまでは少なめで狭い範囲に注射するのが安全である[9]．

ポリ乳酸，ポリカプロラクトンや PRP(b-FGF 入り)などは効果が 2 か月程度経過して発揮されるので，希釈状態の製剤を用いて，ちょうど良い程度に注入することが必要である．陥凹部分を座位で確認しながら，希望程度まで注入する．患部の盛り上がりを観察しながら注入する．

PPP(乏血小板血漿)を加熱したものは，短期間の効果で注入治療の体験をする程度のものなので，ちょうど良いレベルで注入するのが良い．ハイドロキシアパタイトも同様であるが，さらに長期に持続するので，慎重に注入する．真皮に注入すると白い凸になるので，少なめに繰り返し注入を行う．

脂肪の場合は，半分前後が 2 か月以内に吸収されて減少するので，やや多めに注入する．皮下組織の脂肪が存在する部位に入れるのが自然であるが，0.1 ml 程度ずつ 1 か所に注入する．1 か所に多量に脂肪を注入すると血行が脂肪の固まりの中央に届かず，壊死を起こし後日のシコリや感染源になるため針先を移動させて細かく注入することが大切である[10]．

文 献

1) 佐藤和夫：A 型ボツリヌス菌毒素製剤を使用した臨床検証．PEPARS．**81**：50-65，2013．
Summary 各種ボツリメス菌毒素を比較し，その解説と実際の使用法を解説．
2) 征矢野進一：注入用ポリ乳酸製剤(ニューフィル)の使用経験．日美外報．**24**：41-45，2002．
Summary ポリ乳酸の使用法と臨床結果を解説．
3) 清水祐紀，寺瀬佳苗：カルシウムハイドロキシアパタイトによるフィラー(Radiesse®)の正しい使い方．PEPARS．**81**：41-48，2013．
Summary カルシウムハイドロキシアパタイトの使い方と治療結果を3DCTにてわかりやすく解説．
4) 楠本健司，福田　智，三宅ヨシカズ：シワ治療における多血小板血漿(PRP)の使い方と合併症への対応．PEPARS．**81**：27-31，2013．
Summary 多血小板血漿(PRP)(b-FGF を含まない)の使い方と合併症を解説．
5) 林　寛子：多血小板血漿(PRP)療法．PEPARS．**81**：32-39，2013．
Summary 多血小板血漿(PRP)(b-FGF を含む)の使い方と合併症を解説．
6) 土井秀明，申　峻昊：乏血小板血漿(PPP)ジェルの臨床使用経験．PEPARS．**81**：66-72，2013．
Summary 乏血小板血漿(PPP)の使い方と臨床結果を解説．
7) 池田欣生，森川一彦：ポリカプロラクトンの安全な使用法．PEPARS．**81**：74-79，2013．
Summary ポリカプロラクトンの説明と実際の使用法を解説．
8) 出口正巳：ヒアルロン酸．PEPARS．**81**：13-21，2013．
Summary ヒアルロン酸注入後に凸になったりした場合は，ヒアルロン酸分解酵素を注入し 4～5 日待ってから次の治療を行う．合併症に対しての対策の文献も掲載している．
9) Jiang, H. Y., Chen, S., Zhou, J., Leung, K. K., Yu,

P.：Diffusion of two botulinum toxins type A on the forehead：double-blinded, randomized, controlled study. Dermatol Surg. **40**：184-192, 2014.
Summary ボツリヌストキシンの真皮内投与より皮下投与のほうが水平方に拡散が大きい．また中国製のボツリヌストキシンがボトックス® よりも拡散程度が大きかった．
10) 吉村浩太郎：フィラーとしての脂肪移植と合併症. PEPARS. **81**：22-26, 2013.
Summary 脂肪細胞は移植片表面から300μ以内は生着する．再生可能な細胞の存在範囲は1,200μ程度までである．

Ⅲ．部位・手技別実践テクニック

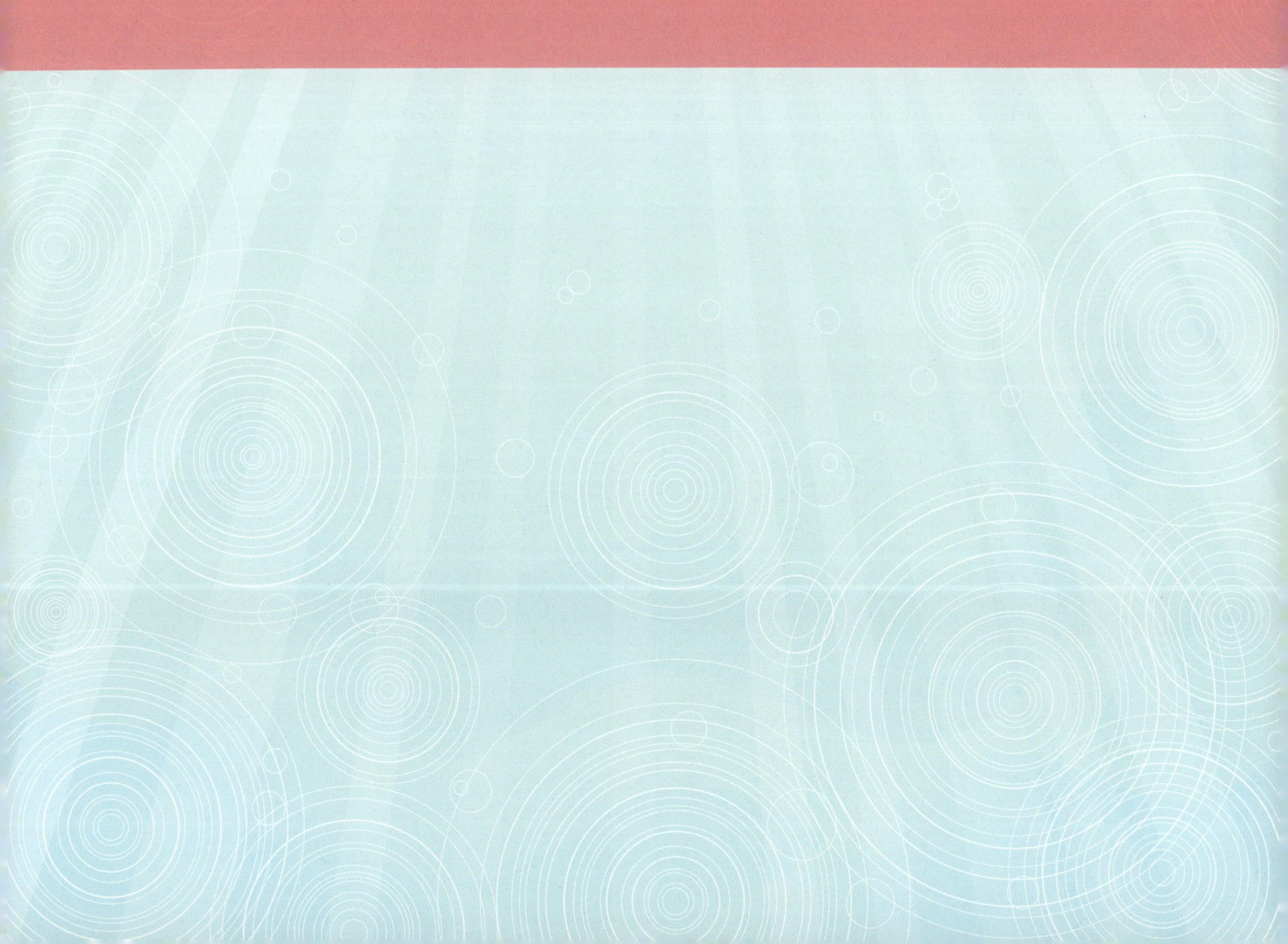

Ⅲ 部位・手技別実践テクニック

総論：各部位ごとの手技

1. 額(p.71〜p.80)

皮膚が厚い部位である．高濃度のコラーゲンや高架橋のヒアルロン酸が適することが多い．高濃度のコラーゲンでは白く浮き上がった筋が見えることがある．この場合は低濃度のコラーゲンを使用する．高架橋のヒアルロン酸で青い筋状に線が見えることがある体質の患者には，低架橋のヒアルロン酸を用いるほうが良いこともある．表情により皺が目立つ場合もあり，ボツリヌストキシン単独あるいはコラーゲンやヒアルロン酸を併用して治療する場合も効果的なことがある．

2. 眉　間(p.81〜p.84)

額同様に厚い皮膚なので，高濃度のコラーゲンや高架橋のヒアルロン酸が適することが多い．表情により皺が目立つ場合もあり，ボツリヌストキシン単独あるいはコラーゲンやヒアルロン酸を併用した治療も効果的なことがある．血管閉塞による皮膚の循環障害を起こしやすい部位なので，深部への注入には注意が必要である．

3. 上眼瞼(p.85〜p.88)

顔面で一番薄い皮膚である．眼瞼の開閉の動きもあり，微妙な皺には最も低濃度のコラーゲンや低架橋のヒアルロン酸が必要である．陥凹に対しては真

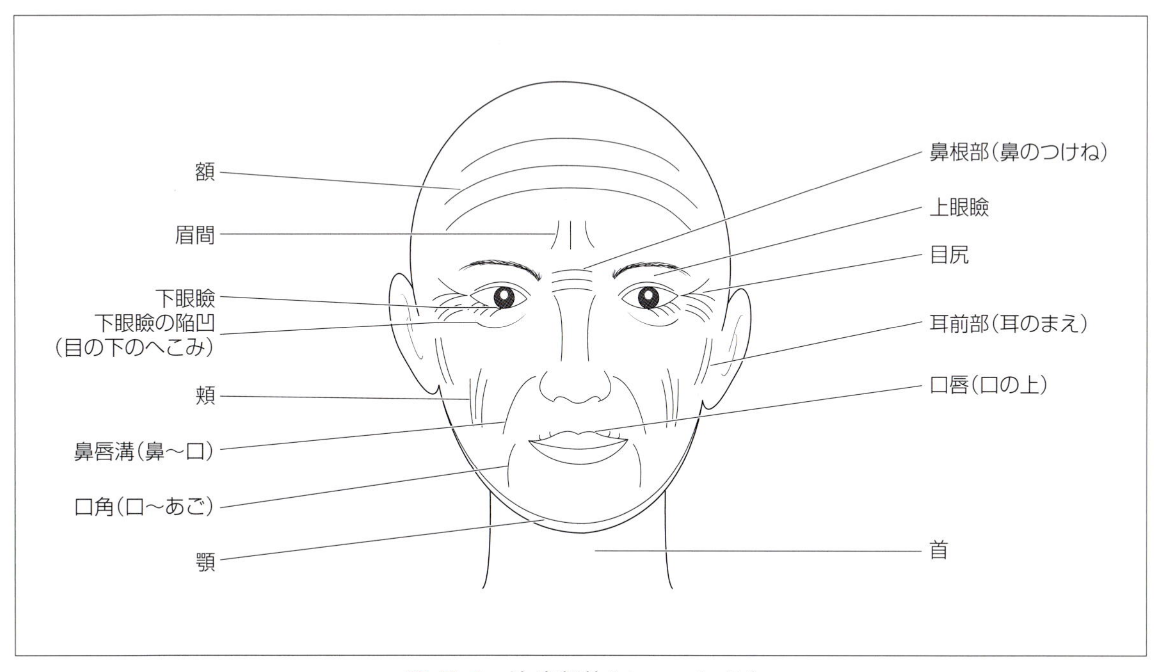

図 Ⅲ-1　治療部位(図Ⅱ-25 を再掲)

皮層への治療か，皮下組織に脂肪やヒアルロン酸などを用いることもできる．

4．目　尻（p.89～p.91）

額や鼻唇溝などの皮膚より薄く，眼瞼の皮膚より厚い部分である．眼輪筋の動きにより，皺の程度が変化する．静的な皺が見えない場合はボツリヌストキシンが適用となるが，通常の表情で存在する皺には中濃度のコラーゲンが適している．ヒアルロン酸は低架橋でも凹凸が目立つため使用は難しい．

5．下眼瞼と陥凹（p.92～p.101）

上眼瞼の皮膚と同じくらい薄い皮膚である．動きが上眼瞼より少ないので，真皮層に注入する場合には低～中濃度のコラーゲンや低架橋ヒアルロン酸が用いられる．陥凹に対しては，皮下の深い部位に高架橋のヒアルロン酸や自己脂肪，PRP 注入療法，ハイドロキシアパタイトなどを用いる．経験のある施術者の場合はポリ乳酸やポリカプロラクトンなども考えられる．

6．鼻根部（p.102～p.103）

両目の間の部分である．やはり表情により皺が目立つ場合もあり，ボツリヌストキシン単独，あるいはコラーゲンやヒアルロン酸を併用した治療も効果的なことがある．皮膚の厚さは目尻と同等であることが多い．

7．隆　鼻（p.104～p.107）

高架橋のヒアルロン酸やハイドロキシアパタイトなどが適する．皮下深部に注入して皮膚表面の凹凸を避ける必要がある．ヒアルロン酸を頻回使用すると鼻根部が太くなり，分解が必要になることもある．

8．頬（p.108～p.113）

頬の部位は皺や陥凹が対象となる．皮膚の厚さは額や眉間などと同等であることが多い．皺の場合は中～高濃度のコラーゲンや中～高架橋のヒアルロン酸が適することが多い．陥凹に対しては皮下の深い部位に高架橋のヒアルロン酸や自己脂肪，PRP 注入療法，ハイドロキシアパタイトなどを用いる．経験のある施術者の場合はポリ乳酸やポリカプロラクトンなども考えられる．

9．鼻唇溝（p.114～p.117）

皮膚が比較的厚い部位である．中～高濃度のコラーゲンや中～高架橋のヒアルロン酸が適することが多い．高架橋のヒアルロン酸で青い筋状の線が見えることがある体質の患者には，低架橋のヒアルロン酸を用いるほうが良いこともある．はっきりした筋状の皺には真皮の浅～中層に注入する．なだらかな皿状の陥凹には皮下組織に高架橋のヒアルロン酸やハイドロキシアパタイト，ポリ乳酸，ポリカプロラクトン，PRP 注入療法などを用いる．

10．口　唇（p.118～p.121）

上下口唇の粘膜以外の部分に放射状に見られる皺には，低～中濃度のコラーゲンや，低架橋ヒアルロン酸を真皮層に注入する方法が用いられる．また，喫煙線と呼ばれるように口輪筋の動きで皺が目立つ場合はこの動きに対して控えめな量のボツリヌストキシンを用いると効果がある．赤唇と白唇の境界部分は通常盛り上がりのある形態をしているが，この部分に高濃度のコラーゲンや中～高架橋のヒアルロン酸を注入することにより，口唇縁の折れ曲がりを防ぎ，唇の形をはっきりさせる効果がある．患者の好みもあるが，ふっくらした口唇を希望する場合は赤唇部分に中～高架橋のヒアルロン酸を注入して膨隆させる．

11. 口　角(p.122～p.125)

マリオネットラインと呼ばれる．鼻唇溝より少し皮膚が薄い．中～高濃度のコラーゲンや中～高架橋のヒアルロン酸が適することが多い．高架橋のヒアルロン酸で青い筋状の線が見えることがある体質の患者には，低架橋のヒアルロン酸を用いるほうが良いこともある．はっきりした筋状の皺には真皮の浅～中層に注入する．なだらかな皿状の陥凹には皮下組織に高架橋のヒアルロン酸やハイドロキシアパタイト，ポリ乳酸，ポリカプロラクトン，PRP注入療法などを用いることができる．

12. 顎(p.126～p.128)

下顎の皺はあまり目立たない部位なので，治療希望は少ない．中濃度のコラーゲンが適する．高濃度のものを使用すると膨らみや白さが目立ち，自然さが失われる．顎の治療としては他に隆起させて輪郭を整える場合や，首との境界部分の膨らみを減らす希望もある．

13. 首(p.129～p.132)

治療に難渋する部位である．低濃度コラーゲンでも白い筋が目立つことがある．低架橋のヒアルロン酸を用いれば，良好な結果を得られるが，回数とヒアルロン酸の量が多く必要なため，症例は多くない．

14. 手背部(p.133～p.134)

手背部に浮き出た血管を目立たなくする．カニューレで皮下にヒアルロン酸を注入して，血管周囲の結合組織を膨らませて血管を目立たなくする．

15. 傷跡陥凹(p.135～p.137)

顔面の部位や陥凹の形態により使用する製剤が異なる．周囲の皮膚の厚さや硬さに応じて選択する．原則として低濃度・低架橋で持続期間が短いものをまず選択して，その反応を見ながら濃度や架橋の程度を上げていく．

16. 多汗症(p.138～p.141)

脇の多汗症が適応になる．ボツリヌストキシンが

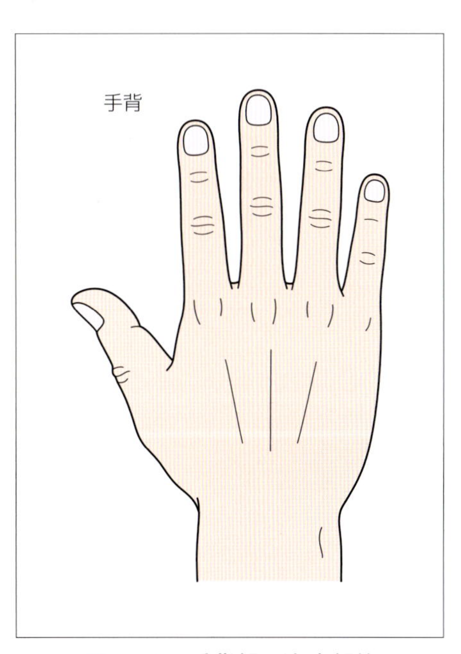

図 Ⅲ-2　手背部の治療部位

選択される．持続効果は半年〜1年程度であるが，あまり多量にボツリヌストキシンを用いると，中和抗体が産生され次の治療効果が小さくなることがある．

17. 筋肉縮小(p.142〜p.143)

主に咬筋によるエラの突出や，下腿三頭筋(ヒラメ筋や腓腹筋)などの動きを制限して，廃用性筋萎縮を起こさせることにより筋肉の縮小を促す．

18. スレッドリフト(p.144〜p.150)

ポリプロピレン製などの非吸収性材料の糸と，ポリカプロラクトン・ポリ乳酸やポリジオキサノンなどの吸収性の糸を用いて，たるみを除去する．著者は吸収性の糸を用いている．持続効果は半年〜1年程度あるが，合併症が少ないので，効果が薄れたら追加治療が可能である．頬・首・鼻などの持ち上げに効果がある．

19. 脂肪分解注射(p.151〜p.152)

脂肪細胞の膜を溶解して脂肪を流失させる方法である．様々な薬剤があるが，アレルギー反応を起こすこともあるので，少量ずつ試してみることが必要である．脂肪吸引と違い，徐々に効果を現すことが多いので，確実に1回で減少できるという期待はしないほうが良い．

Ⅲ 部位・手技別実践テクニック

1 額

Key Point 皮膚が厚い部位である．高濃度のコラーゲンや高架橋のヒアルロン酸が適することが多い．

症例 1

図Ⅲ-4-a は額に目立つ深い皺が２本あり，ここに Zyderm® Ⅱ（6.5％ウシ由来コラーゲン）を図Ⅲ-3 の①の深さに注入して２週後に図Ⅲ-4-b のような状態になった．皺は目立たなくなった．

ウシ由来コラーゲンに陽性の患者などには，高架橋のヒアルロン酸を用いている．また長期の効果期間を希望する患者にも高架橋ないし中架橋のヒアルロン酸を用いることがある．

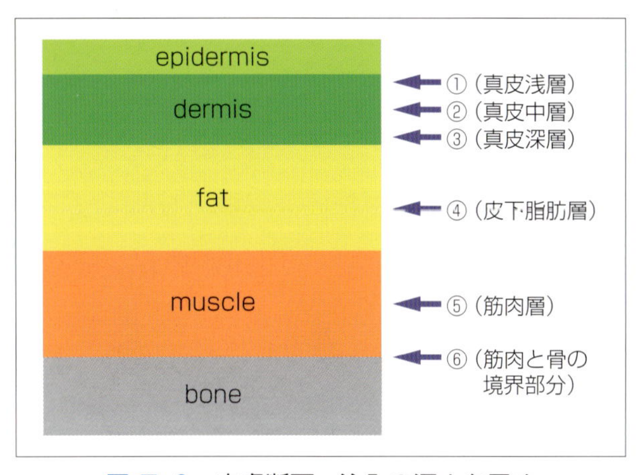

図 Ⅲ-3 皮膚断面．注入の深さを示す

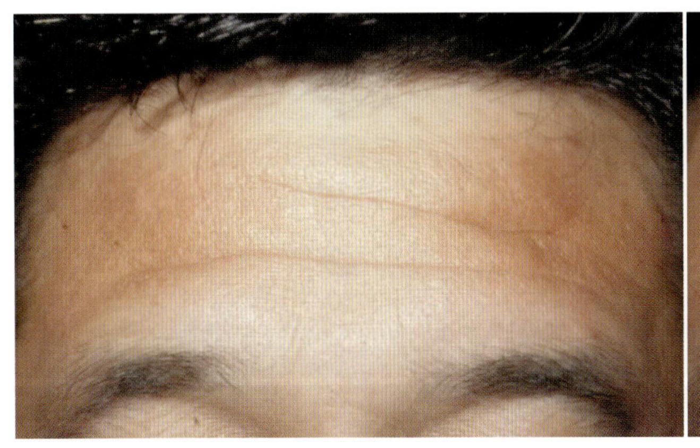

a．２本のはっきりした横皺がある．

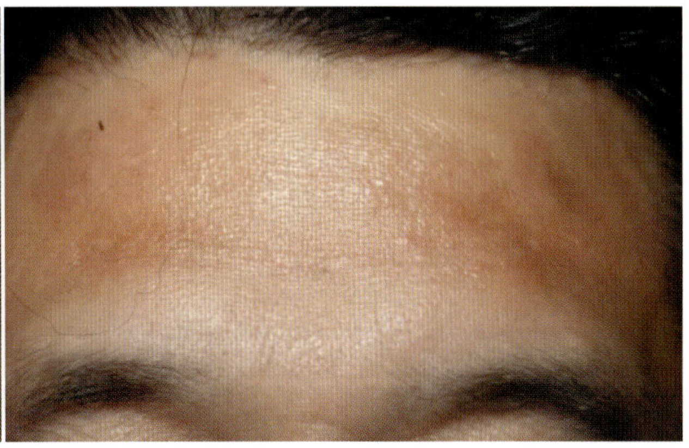

b．Zyderm® Ⅱ（6.5％ウシ由来コラーゲン）を図Ⅲ-3 の①の深さ注入して２週後

図 Ⅲ-4 症例１：額の皺．男性

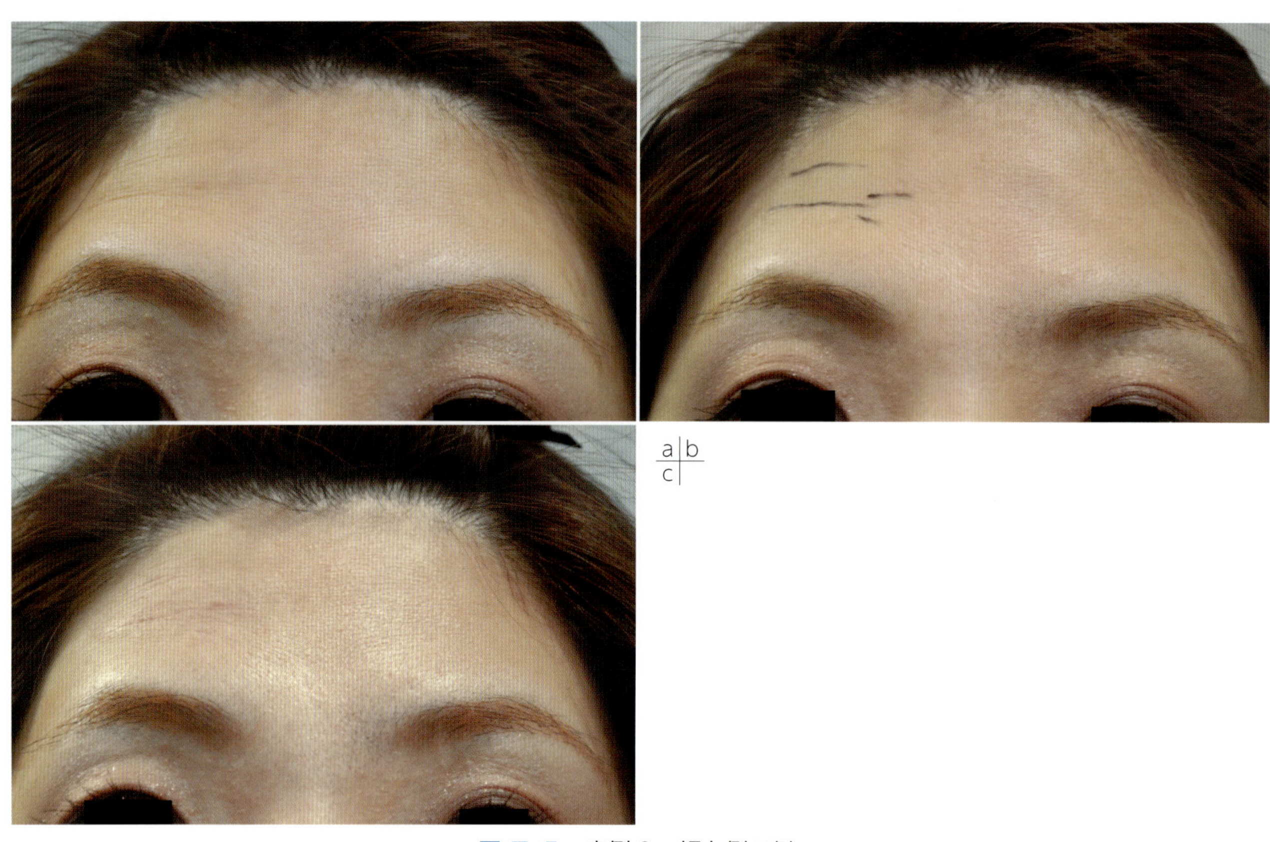

図 Ⅲ-5　症例 2：額右側の皺

a：治療前
b：治療部位に印をつけた.
c：Humallagen®(5%ヒト由来コラーゲン)を図Ⅲ-3 の①の深さに 34 G で注入した直後

症例 2

図Ⅲ-5-a は右側の額に少し皺が見える．図Ⅲ-5-b が治療範囲である．ウシ由来コラーゲンが陽性反応のため Humallagen®(5%ヒト由来コラーゲン)を図Ⅲ-3 の①の深さに 34 G で注入した動画 6．図Ⅲ-5-c は直後の状態である．

動画 6

Humallagen®(5%ヒト由来コラーゲン)を図Ⅲ-3 の①の深さに 34 G で注入している．

症例 3-1

図Ⅲ-6-a はヒアルロン酸による治療前の額の皺である．右半分のみに Esthélis® Basic(中架橋ヒアルロン酸)を真皮内の図Ⅲ-3 の③の深さに注入した．図Ⅲ-6-b はその直後である．1 週後には右側の皺はほとんど消失したが，少し凸になっている(図Ⅲ-6-c)．この状態は 2 か月持続し，注入部位にやや青い筋状の部分が見える(図Ⅲ-6-d)．10 か月後には膨らみは消失して皺が消失した状態(図Ⅲ-6-e)が 1 年以上持続した．3 年後も図Ⅲ-6-f のように明らかに右側の注入部位の皺は浅く目立たない．図Ⅲ-6-g はその治療の 7 年後である．右側の皺はほぼ元のように見える．

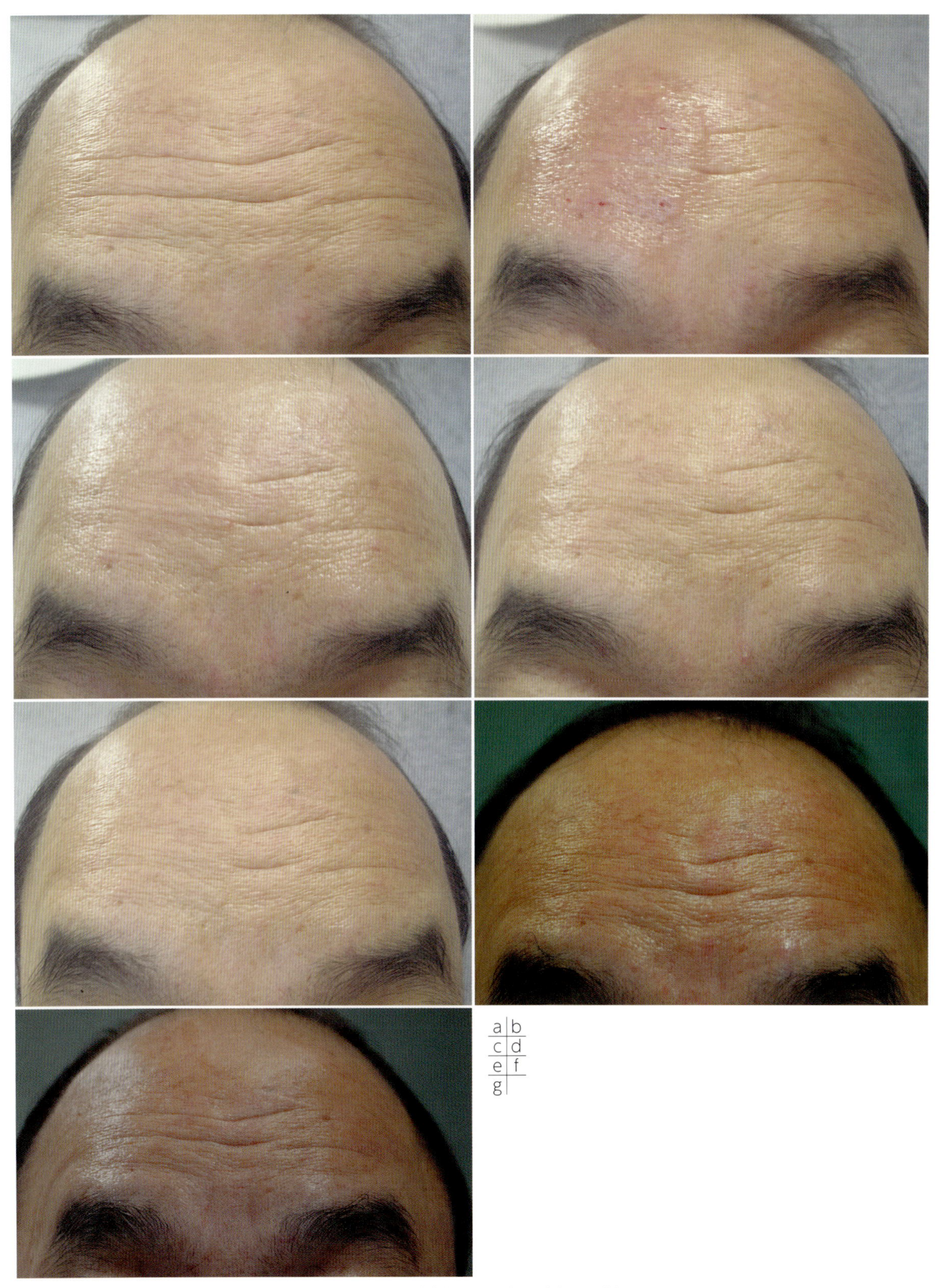

図 Ⅲ-6　症例 3-1：額の皺．男性

a：右半分のみの治療を希望

b：右半分のみに Esthélis® Basic（中架橋ヒアルロン酸）を真皮内の図Ⅲ-3 の③の深さに注入直後

c：1 週後には右側の皺はほとんど消失したが，少し凸になっている．

d：2 か月後．注入部位にやや青い筋状の部分が見えて，しばらく持続した．

e：10 か月後．膨らみは消失して皺が消失した状態がさらに 1 年以上持続した．

f：3 年後．明らかに右側の注入部位の皺は浅く目立たない．

g：7 年後．右側の皺はほぼ治療前のように見える．

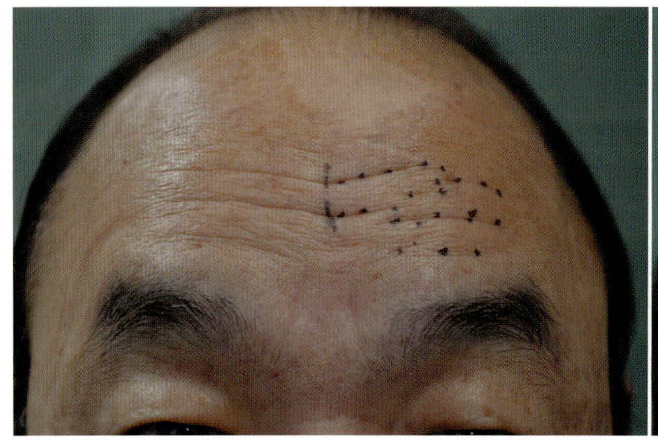
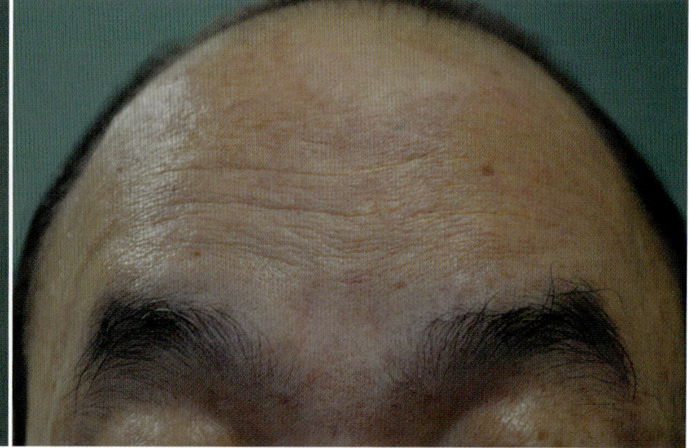

図 Ⅲ-7　症例 3-2　a|b

a：図Ⅲ-6-g の状態で，今回は TheraFill™601 (6%ブタ由来コラーゲン) を，印をつけた左側のみ図Ⅲ-3 の②の深さに注入した.

b：2 か月後．今度は左側のみが皺が目立たなくなった．治療後数日後から針痕などが消失して自然に見えた．ヒアルロン酸によってできたような膨らみは見られなかったが，注入部位が少し白く見えた．この白さも数か月で消失した.

症例 3-2

症例 3-1 と同じ患者(図Ⅲ-6-g)に，今度は左側に TheraFill™601(6%ブタ由来コラーゲン)を，印をつけ(図Ⅲ-7-a)，図Ⅲ-3 の②の深さに注入した．図Ⅲ-7-b はその治療の 2 か月後である．今度は左側のみが皺が目立たなくなった．ヒアルロン酸によってできた膨らみは見られなかったが，注入部位が少し白く見えた．この白さも数か月で消失した.

症例 4-1

さらに症例 3 と同様のことを，先にコラーゲンで後にヒアルロン酸の順番で治療を行った．図Ⅲ-8-a は額の皺の Zyderm® Ⅱ(6.5%ウシ由来コラーゲン)での治療前である．図Ⅲ-3 の①の深さに注入し，図Ⅲ-8-b がその治療直後である．直後は少し針痕が見えるが，皺は目立たなくなった．2 週後には図Ⅲ-8-c で見られるように自然な状態で皺は目立たない.

症例 4-2

症例 4-1 と同じ患者の 3 年後(図Ⅲ-9-a)，Restylane®(中架橋ヒアルロン酸)を図Ⅲ-3 の③の深さに注入した．直後の状態はコラーゲンでの治療(図Ⅲ-8-b)より少し控えめな量を注入した(図Ⅲ-9-b)．図Ⅲ-9-c はその 2 週後であるが，注入部位にところどころ膨らみが目立つ．4 か月後，膨らみは目立ちにくくなったが，はっきり見える(図Ⅲ-9-d)．この膨らみは 1 年近く見えていた.

同一患者の額の皺を比較して，コラーゲンのほうが膨らみなどの合併症が少ないが，数か月の膨らみに耐え得るならば効果期間に関しては高架橋のヒアルロン酸のほうが有利なようである.

症例 3，4 では中架橋のヒアルロン酸を使用したが，Restylane® のほうが長期に膨らみが持続した．この膨らみを避けるためには，中架橋か低架橋のヒアルロン酸を用いるほうが良いこともある．ただし低架橋のヒアルロン酸の場合は効果期間がコラーゲンより短くなる.

額は表情により皺が目立つ場合もあり，ボツリヌストキシン単独での治療がより効果的である.

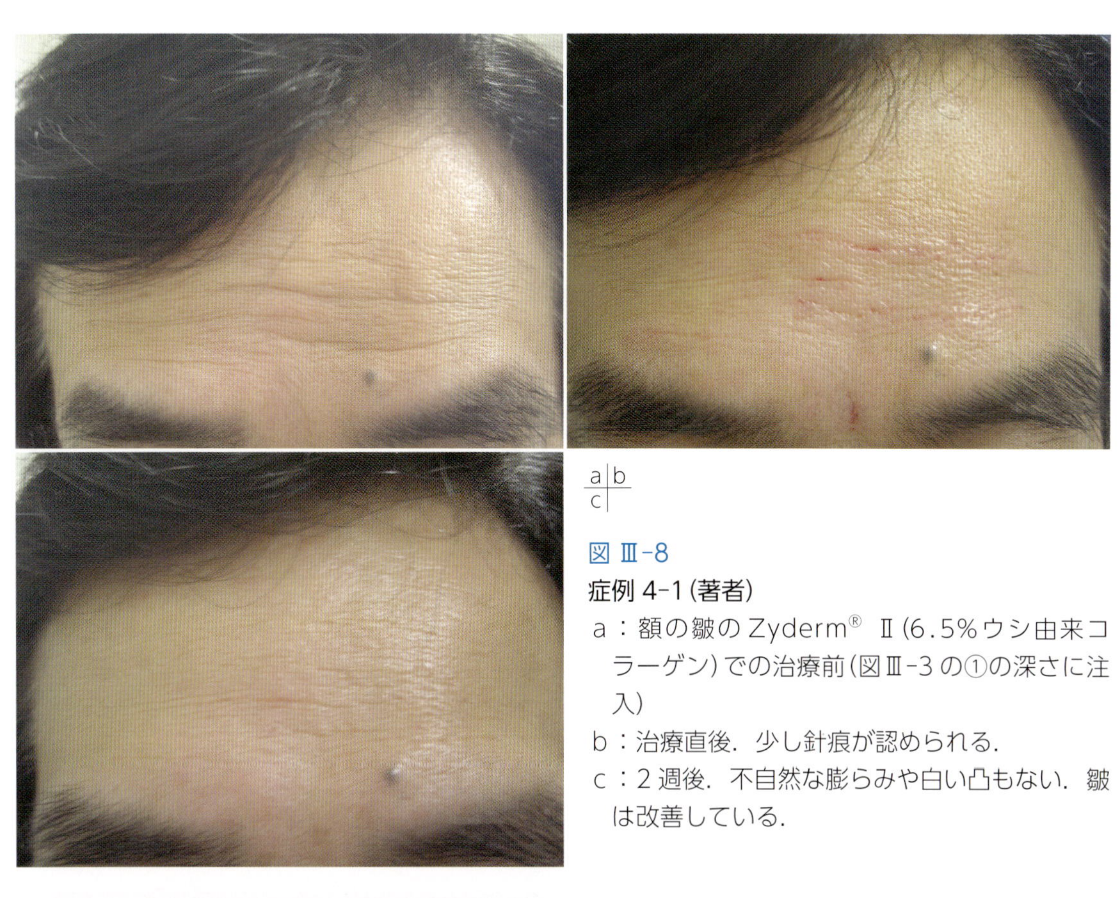

a|b
c|

図 Ⅲ-8
症例 4-1（著者）
a：額の皺の Zyderm® Ⅱ（6.5％ウシ由来コラーゲン）での治療前（図Ⅲ-3 の①の深さに注入）
b：治療直後．少し針痕が認められる．
c：2 週後．不自然な膨らみや白い凸もない．皺は改善している．

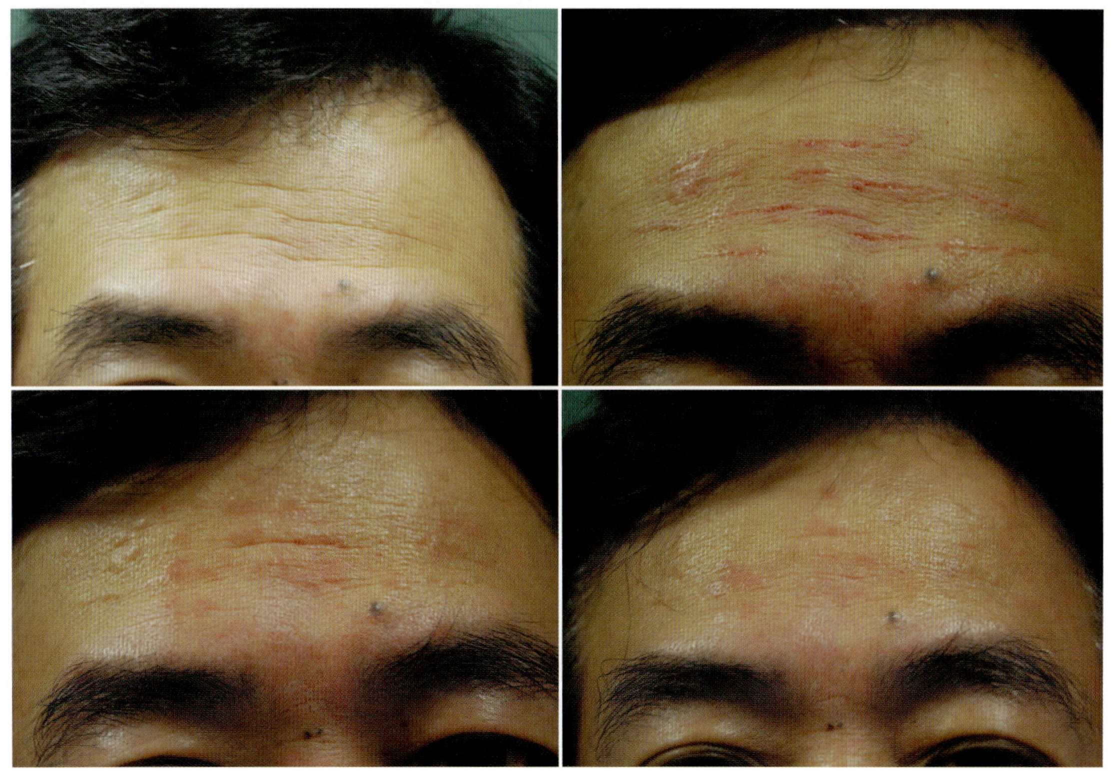

a|b
c|d

図 Ⅲ-9　症例 4-2（著者）
a：症例 4-1 と同じ患者に 3 年後，この状態に Restylane®（中架橋ヒアルロン酸）を図Ⅲ-3 の③の深さで皺に注入した．
b：注入直後．コラーゲンでの治療（図Ⅲ-8-b）より少し控えめな量を注入した．
c：2 週後．注入部位にところどころ膨らみが目立つ．
d：4 か月後．膨らみは目立ちにくくなったが，まだ凸ははっきり見える．この膨らみは 1 年近く見えていた．

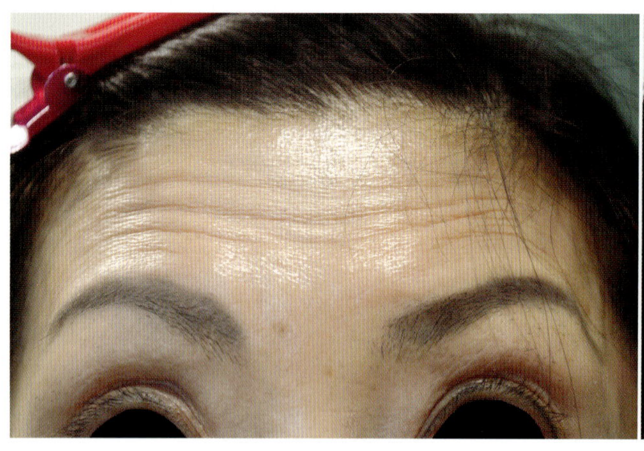

a．上を見た時の額の皺の治療前
Innotox®（ボツリヌストキシン）8 単位を図Ⅲ-3 の④あるいは⑤注射した．

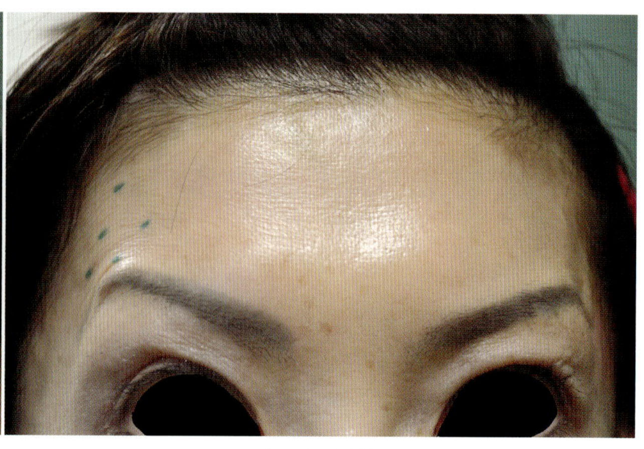

b．7 日後
上を見ても皺が見えない．眉毛外側の部分には注射していないため，眉毛が外側にややつり上がった．

図 Ⅲ-10　**症例 5**

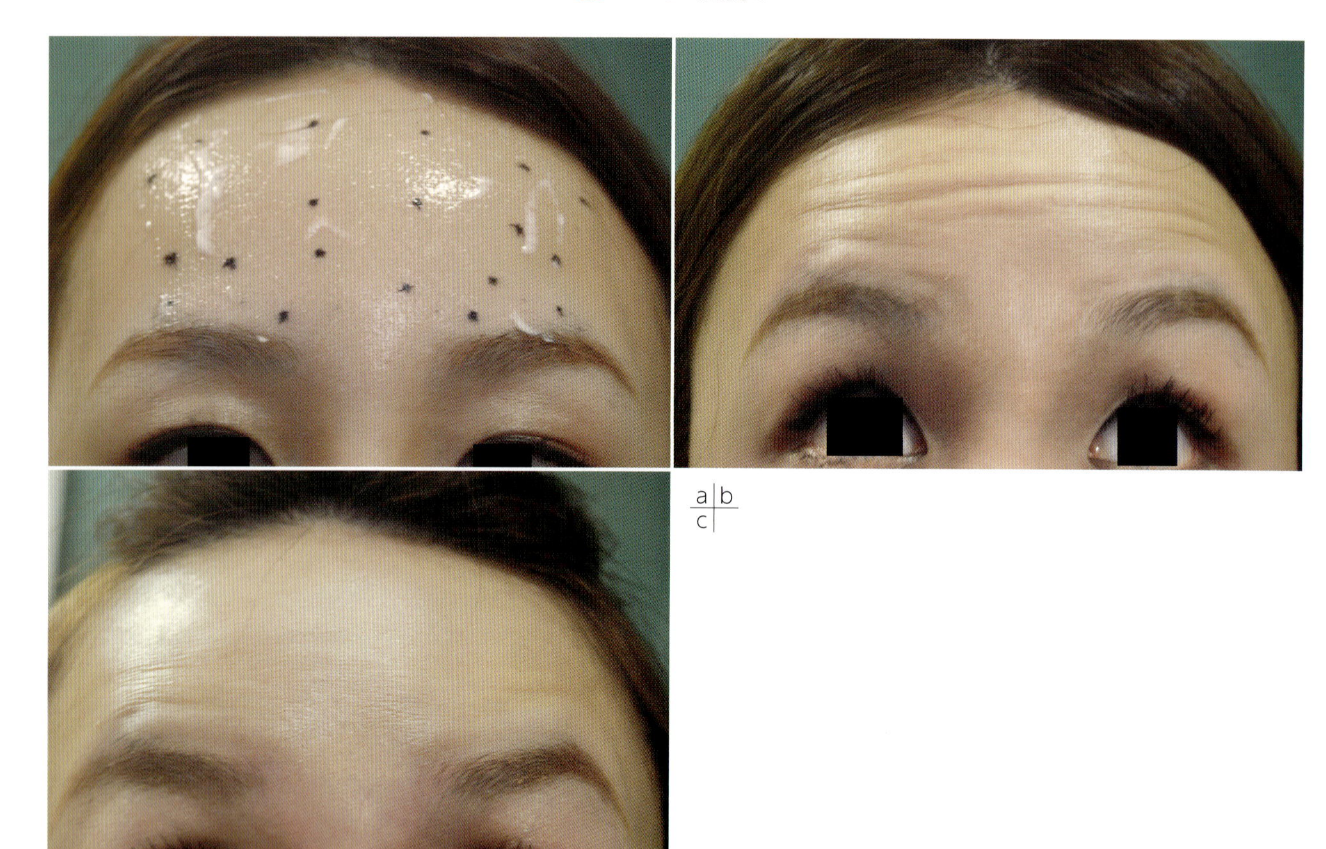

図 Ⅲ-11　**症例 6**

a：症例 5 と同様の表情による額の皺の症例である．注入部位に印をつけた．眉の上外側は注入を避けている．

b：Xeomin®（ボツリヌストキシン）10 単位を動画（▶動画 7）のように 34 G の針で注入する前の状態である．

c：その 11 日後の状態．額外側は少し皺が見えるが，中央部は皺ができない．

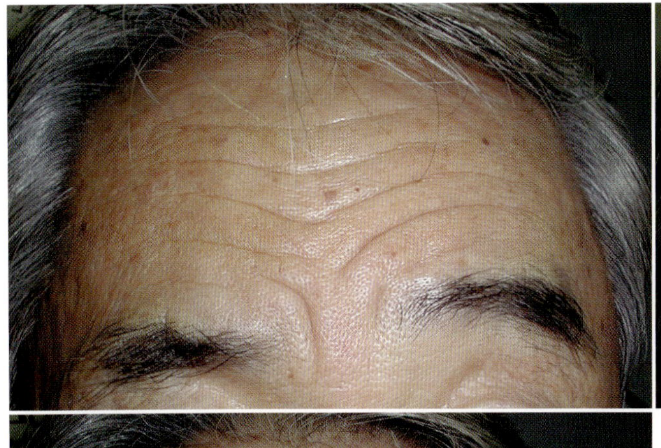

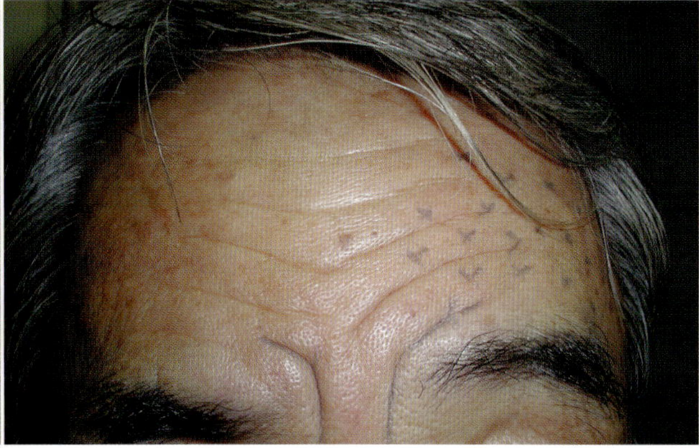

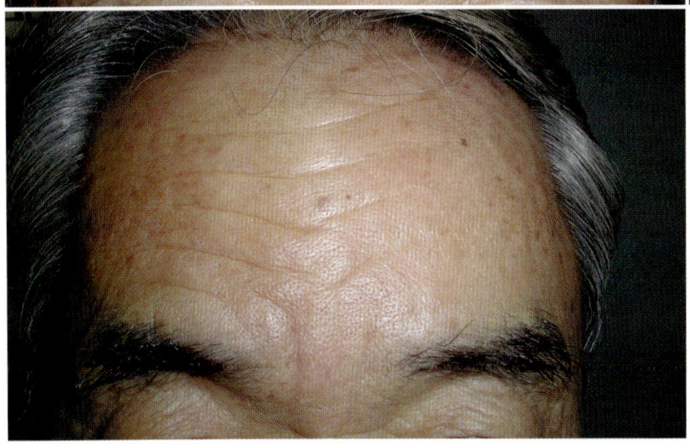

a|b
c

図 Ⅲ-12
症例 7
a：常に左の眉がつり上がっているため，左側のみ下げる治療前
b：印をした左側の眉毛上部分の額の図Ⅲ-3 の④あるいは⑤の深さにボトックス® 注用 50 単位（ボツリヌストキシン）を 10 単位注射した.
c：2 週後．右とほぼ同じ高さに左眉の位置が下がり左右対称に近くなった.

症例 5

図Ⅲ-10-a は上を見た時の額の皺の治療前で，Innotox® 8 単位を図Ⅲ-3 の④あるいは⑤の深さに注射した．図Ⅲ-10-b はその 7 日後の状態である．上を見ても皺が見えない．眉毛外側の部分には注射していない．

症例 6

図Ⅲ-11-a は同様の表情による額の皺の症例である．注入部位に印をつけた（図Ⅲ-11-a）．眉の上外側は注入を避けている．図Ⅲ-11-b は Xeomin®（ボツリヌストキシン）10 単位を動画（▶動画 7）のように 34 G の針で注入する前の状態である．図Ⅲ-11-c はその 11 日後の状態．額外側は少し皺が見えるが，中央部は皺ができない.

▶動画 7

Xeomin®10 単位を 34 G の針で注入している.

症例 7

また眉毛が下がるという副作用を用い，眉毛の位置の非対称を補正することもできる．図Ⅲ-12-a は常に左の眉がつり上がり，写真をとる時に変に見えるとの理由で受診した．図Ⅲ-12-b のように左側の眉毛上部分の額の図Ⅲ-3 の④あるいは⑤の深さにボトックス® 注用 50 単位（ボツリヌストキシン）を 10 単位注射した．2 週後には図Ⅲ-12-c のように右とほぼ同じ高さに左眉の位置が下がり対称に近くなった．眉を上げない状態でも皺が存在する場合はコラーゲンやヒアルロン酸を併用して治療する場合も効果的なことがある.

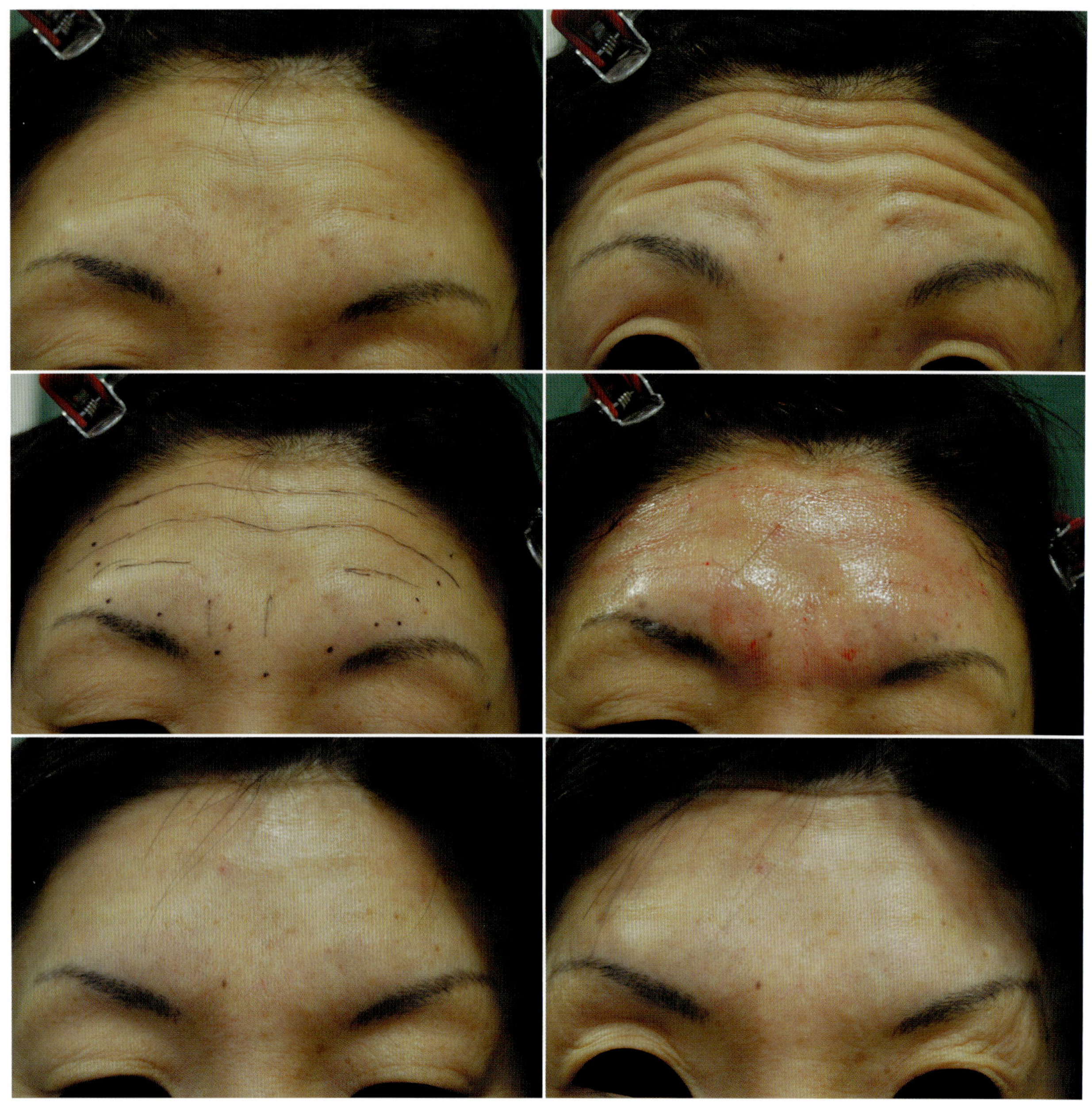

図 Ⅲ-13　症例 8

a	b
c	d
e	f

a：通常の状態で額に数本の皺が見える.
b：上を見るとさらに皺が目立つ.
c：点線で囲んだなかに Neuronox® (ボツリヌストキシン) 10 単位を図Ⅲ-3 の④あるいは⑤の深さに注射して，皺の陥凹部分には Esthélis® Basic (中架橋ヒアルロン酸) を真皮内の図Ⅲ-3 の③の深さに 0.4 ml 注入した.
d：治療直後
e：1 週後．通常の状態でも皺は目立たない.
f：1 週後．上を見ても皺は目立たない.

症例 8

図Ⅲ-13-a は通常の状態で額に数本の皺が見える．図Ⅲ-13-b では上を見るとさらに皺が目立つ．図Ⅲ-13-c のように点線で囲んだなかに Neuronox® (ボツリヌストキシン) 10 単位を図Ⅲ-3 の④あるいは⑤の深さに注射して，皺の陥凹部分には Esthélis® Basic (中架橋ヒアルロン酸) を真皮内の図Ⅲ-3 の③の深さに 0.4 ml 注入した．その直後が図Ⅲ-13-d で

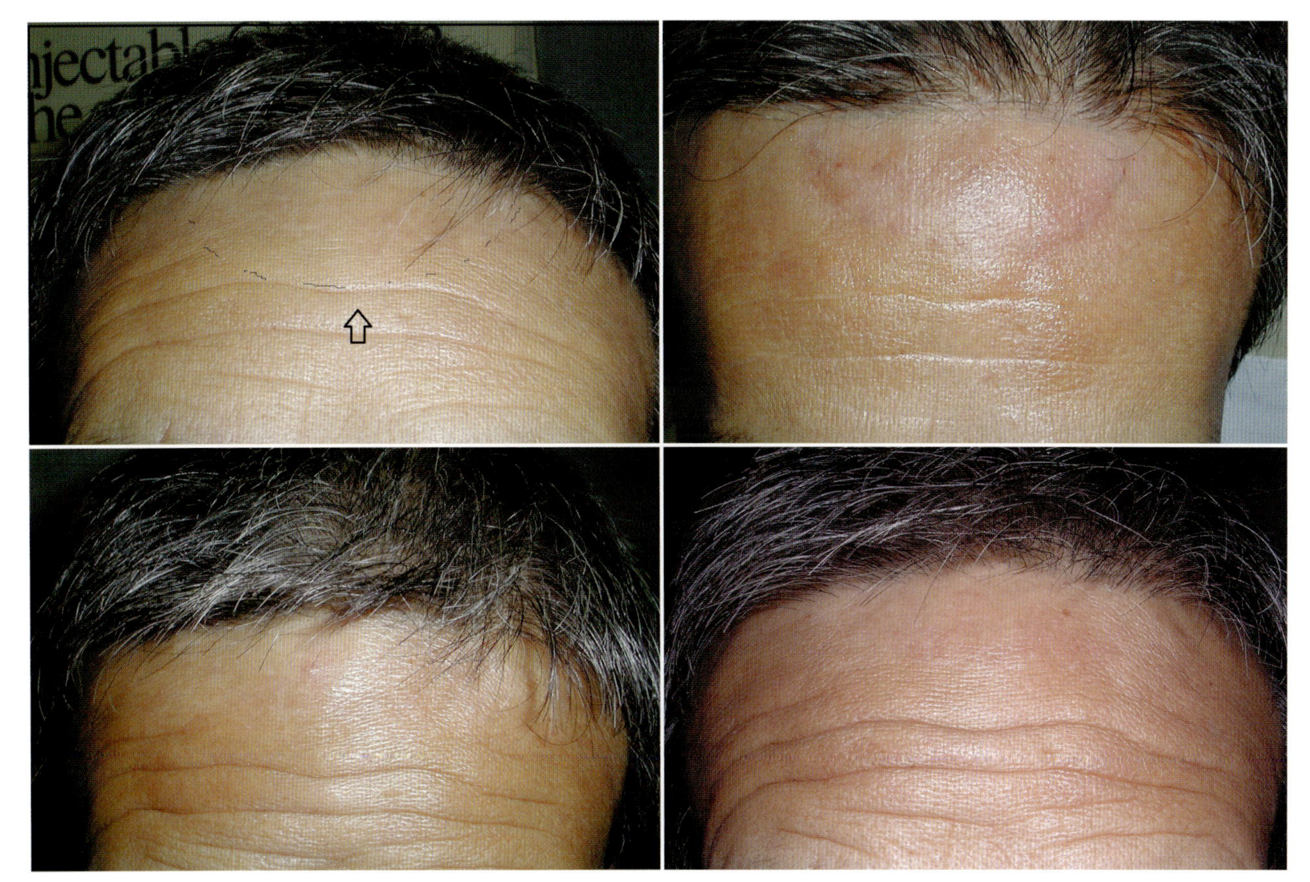

a|b
c|d

図 Ⅲ-14　症例 9

a：前額部の矢印部分の 5×2.5 cm 大の陥凹である．ここに NEW-FILL®（ポリ乳酸）1 バイアルを 3 ml の溶解液で混合したもののうち 1.5 ml を皮下の図Ⅲ-3 の④の深さに注入した．

b：直後の状態．注入部位に少し発赤が認められた．

c：最終注入から 3 週後．陥凹は本人が気にならない程度に改善した．

d：3 年後．改善状態は持続している．

ある．1 週後が図Ⅲ-13-e と図Ⅲ-13-f である．通常の状態でも皺は目立たず，上を見ても皺は目立たない．

額の陥凹も治療可能である．

症例 9

図Ⅲ-14-a は前額部の矢印部分の 5×2.5 cm 大の陥凹である．ここに NEW-FILL®（ポリ乳酸）1 バイアルを 3 ml の溶解液で混合したもののうち 1.5 ml を皮下の図Ⅲ-3 の④の深さに注入した．図Ⅲ14-b がその直後の状態である．注入部位に少し発赤が認められた．この治療を 5 回 3 週間隔で施行した．最終注入から 3 週後が図Ⅲ14-c である．陥凹は本人が気にならない程度に改善した．図Ⅲ14-d はその 3 年後である．依然として陥凹は目立たない．

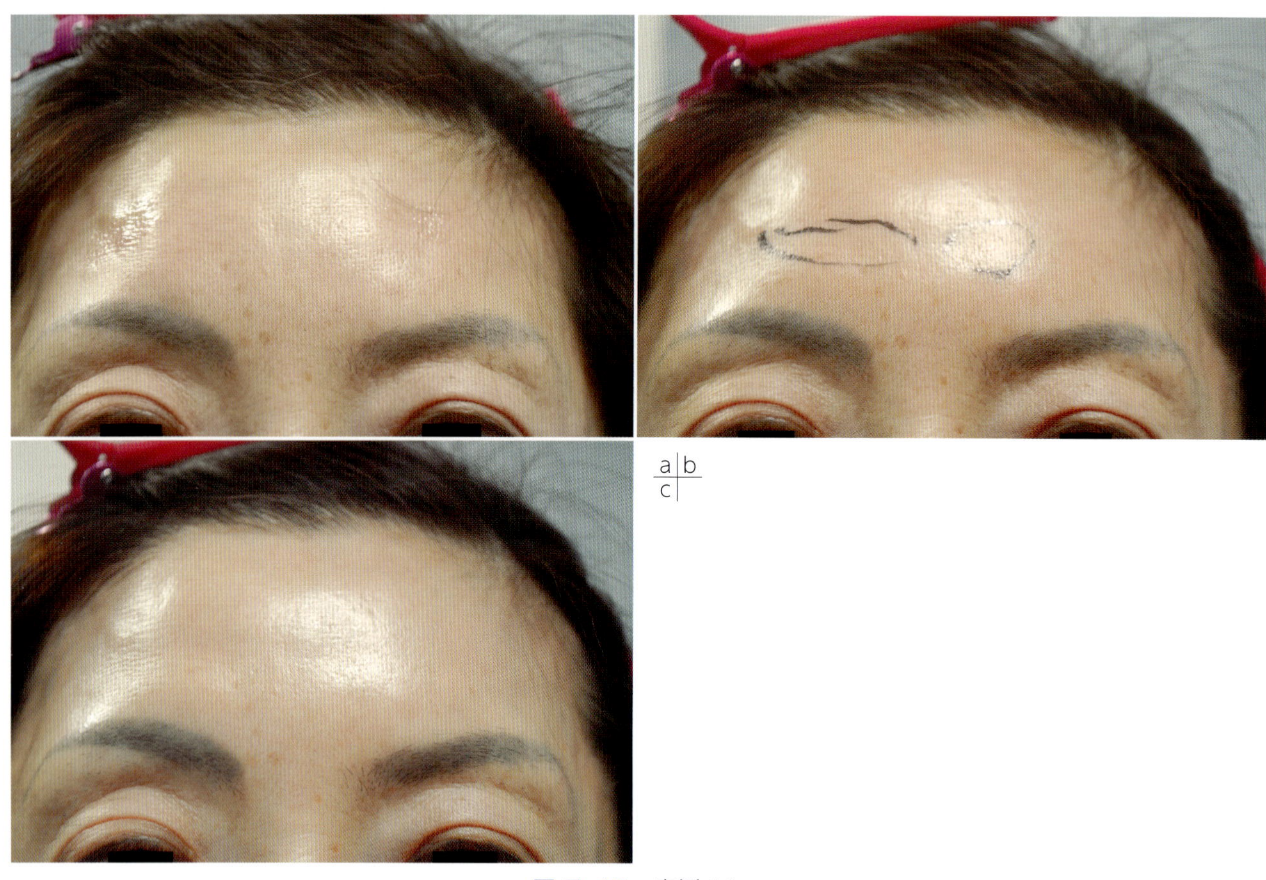

図 Ⅲ-15　症例 10

a：額中央の高さに陥凹が横方向に見える．
b：印をつけた部分がその治療部位である．ここに動画（▶動画 8）のように 27 G 40 mm のカニューレで JBP NanoLink Fille™を図Ⅲ-3 の④の深さに注入した．
c：治療直後

症例 10

額中央の高さに陥凹が横方向に見える（図Ⅲ-15-a）．図Ⅲ-15-b の印をつけた部分がその治療部位である．ここに動画（▶動画 8）のように 27 G 40 mm のカニューレで JBP NanoLink Fille™（ヒアルロン酸）を図Ⅲ-3 の④の深さに注入した．図Ⅲ-15-c はその直後である．

▶動画 8

27 G 40 mm のカニューレで JBP Nano Link Fille™ を陥凹部に注入している．

III 部位・手技別実践テクニック

2 眉　間

動画あり

Key Point　額同様に厚い皮膚なので，高濃度のコラーゲンや高架橋のヒアルロン酸が適することが多い．

症例１

図Ⅲ-17-a は眉間の左の縦皺には CosmoPlast™（ヒト由来架橋コラーゲン），右の皺には Zyplast®（ウシ由来架橋コラーゲン）をそれぞれ 0.1 m*l* ずつ図Ⅲ-16 の②の深さに注入して，図Ⅲ-17-b のように左右同等の改善を見た．

この注入の方法は動画で示す ▶動画 9．

▶動画 9

眉間の縦皺に Humallagen®（5%ヒト由来コラーゲン）0.3 m*l* を 34 G 針で注入している．

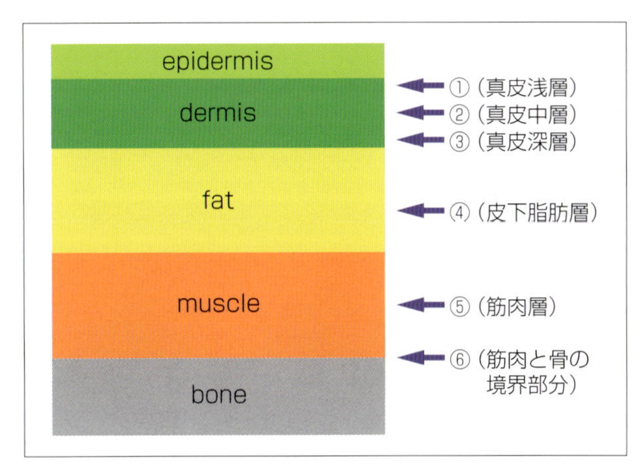

図Ⅲ-16　皮膚断面．注入の深さを示す

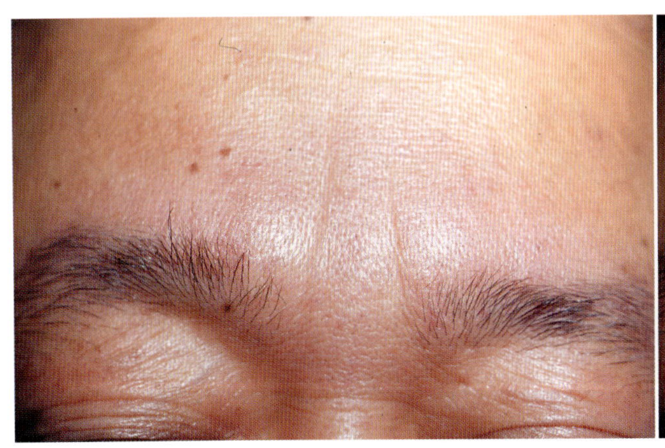

a．眉間の縦皺の治療前
左右の２本の皺が見える．

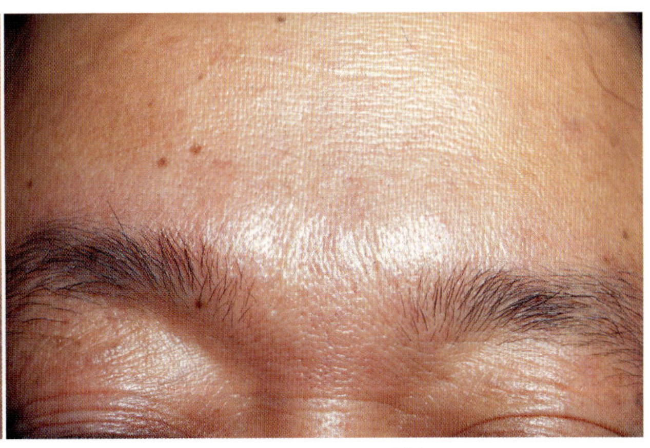

b．左の縦皺には CosmoPlast™（ヒト由来架橋コラーゲン），右の皺には Zyplast®（ウシ由来架橋コラーゲン）を図Ⅲ-16 の②の深さにそれぞれ 0.1 m*l* ずつ注入して 10 日後．左右同等の改善を見た．

図Ⅲ-17　症例１

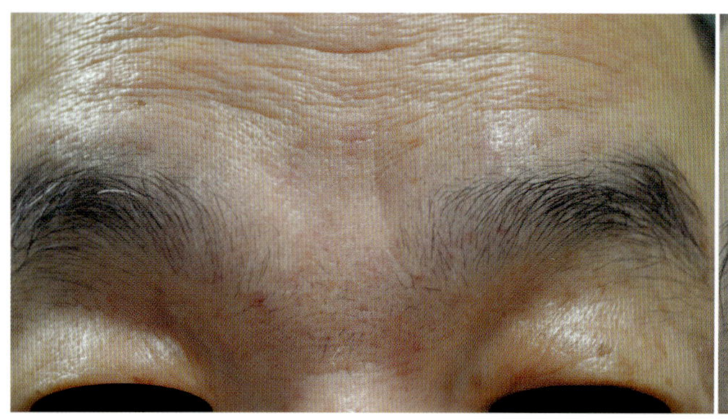

a．眉間の縦皺の治療前
特に左側が目立つ．TheraFill^{TM} 601（6％ブタ由来コラーゲン）を2回注入した．

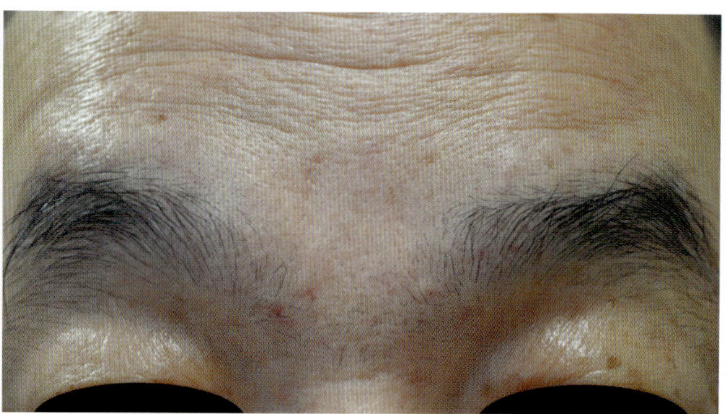

b．初回治療から1か月後（最終追加から2週後）．皺は目立たなくなった．

図 Ⅲ-18　症例2

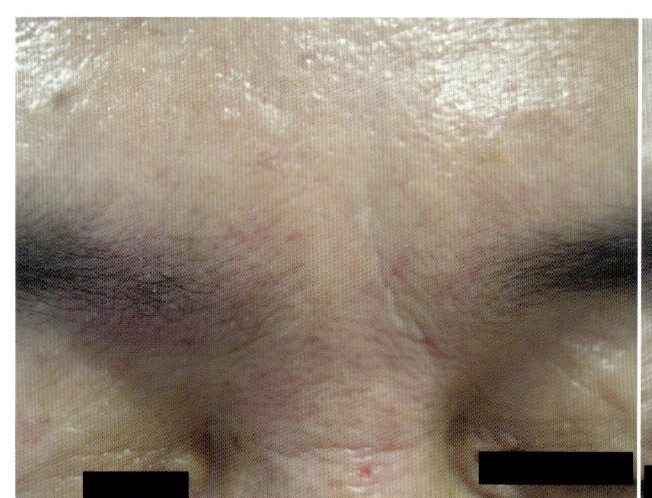

a．治療前
眉間左側に皺が見える．

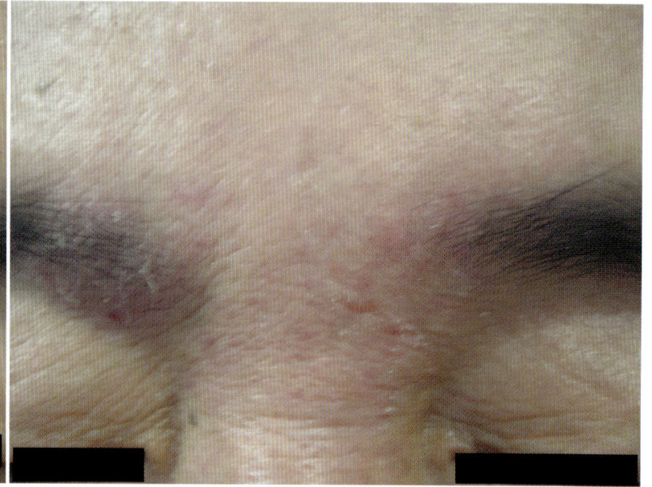

b．皺にSURGIDERM® 30XP（ヒアルロン酸）を図Ⅲ-16の②の深さに0.2 ml注入して5日後の状態．針痕も見えず，皺は改善した．

図 Ⅲ-19　症例3

症例2

図Ⅲ-18-aは眉間の縦皺の治療前の状態である．TheraFill^{TM} 601（6％ブタ由来コラーゲン）を図Ⅲ-16の②の深さに0.7 ml注入して，初回治療から1か月後（最終追加から2週後）に図Ⅲ-18-bの状態となった．注入方法は症例1と同様に行った．

症例3

図Ⅲ-19-aは眉間の縦皺の治療前の状態である．SURGIDERM® 30XP（ヒアルロン酸で現在のジュビダーム® ビスタ ウルトラとほぼ同等品）を図Ⅲ-16の②の深さに0.2 ml注入して5日後が図Ⅲ-19-bである．針痕も見えず皺は改善している．本症例は真皮への注入であるが，もっと広範囲の陥凹に対しては真皮深層や皮下に注入することもある．その際は血管閉塞による皮膚の循環障害を起こしやすい部位なので，直後の患部の色調の変化や，患者の疼痛の訴えに注意して，血管内への注入を避ける必要がある．

表情により皺が目立つ場合は，ボツリヌストキシン単独あるいはコラーゲンやヒアルロン酸を併用して治療する場合も効果的なことがある．

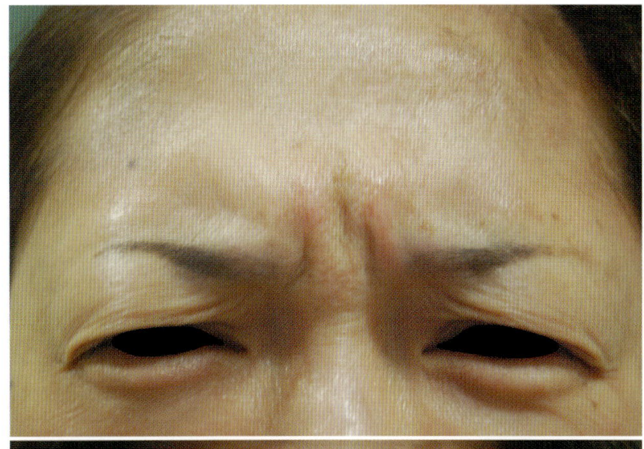
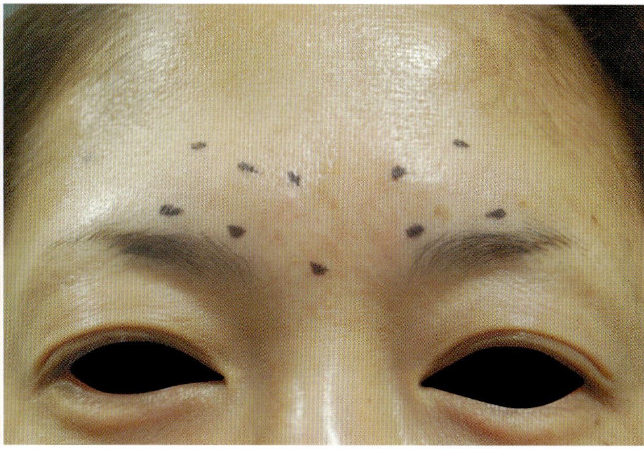
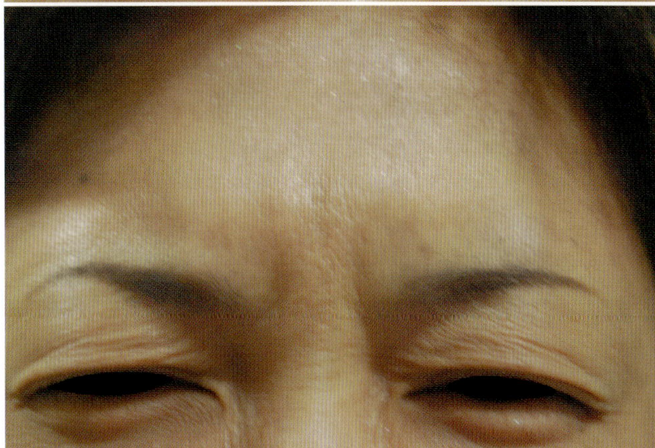

a|b
c

図 Ⅲ-20
症例 4
a：眉をしかめた状態で皺が見える．
b：患部に印をつけ，Xeomin®（ボツリヌストキシン）8 単位を眉の上外側は図Ⅲ-16 の④，眉中央部分は図Ⅲ-16 の⑤の眉間に注射した．
c：10 日後．しかめの程度が軽くなった．

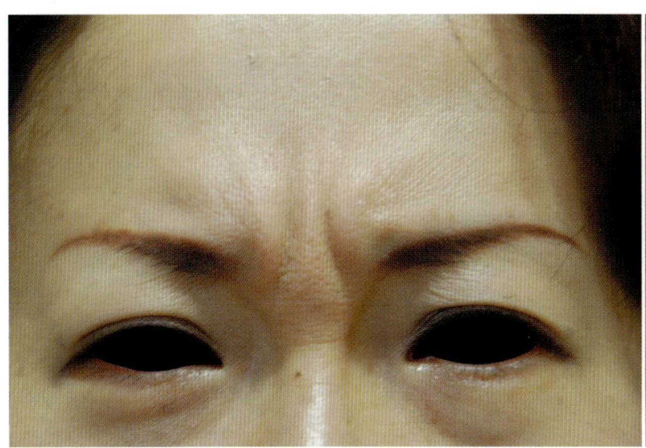
a．眉をしかめて眉間に皺がはっきり見える．

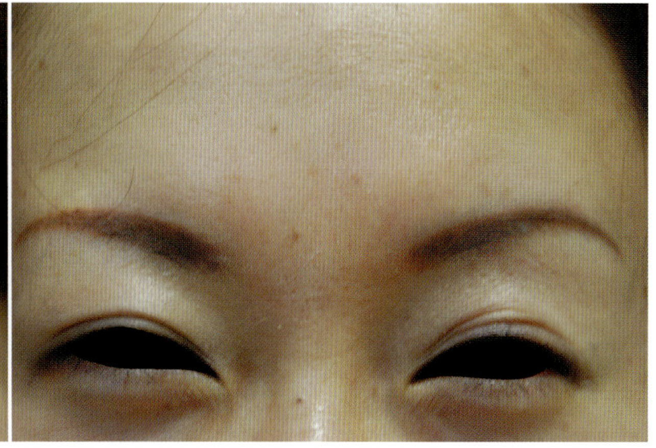
b．Neuronox®（ボツリヌストキシン）を 8 単位注射して 17 日後．しかめることができなくなった．

図 Ⅲ-21 症例 5

症例 4

図Ⅲ-20-a は眉間をしかめた状態で皺が見える．図Ⅲ-20-b のように点で印を付けた部位に Xeomin®（ボツリヌストキシン）8 単位を眉の上外側は図Ⅲ-16 の④，眉中央部分は図Ⅲ-16 の⑤の眉間に注射した．皺眉筋は中央部が深く，外側で皮膚に浅く拡散していくため，注入の深さが若干違う．10 日後は図Ⅲ-20-c のように，しかめても皺はあまり深くない．この注入の方法は別症例の動画で示す▶動画10．

▶動画10

眉間に Neuronox®（ボツリヌストキシン）0.3 ml（6 単位）を 34 G 針で注入している．

症例5

図Ⅲ-21も Neuronox®（ボツリヌストキシン）を用いて同様の治療を行ったが，効果が大きく眉間の動きが全くなくなった．このような効果は3か月程度持続して6か月までにほぼ元の状態に戻る．

ボツリヌス菌毒素製剤の多量，頻回の注入により毒素に対する中和抗体が産生されるので，多すぎる投与は控えたほうが良い．

Ⅲ 部位・手技別実践テクニック

3 上眼瞼

Key Point 顔面で一番薄い皮膚である．眼瞼の開閉の動きもあり，微妙な皺には最も低濃度のコラーゲンや低架橋ヒアルロン酸が必要である．陥凹に対しては真皮層への治療か皮下組織に脂肪やヒアルロン酸などを用いることもできる．

症例 1

図Ⅲ-23-a は上眼瞼の皺の治療前であるが，ここに Zyderm® Ⅰ(3.5％ウシ由来コラーゲン)0.3 ml(両側で 0.6 ml)を図Ⅲ-22 の①の深さに注入した．症例４まではこれと同じ深さへの注入である．11 日後には目立たなくなり，図Ⅲ-23-b のようになった．

症例 2

図Ⅲ-24-a はやはり上眼瞼の細い皺が気になり，上眼瞼全体にコーケンアテロコラーゲンインプラント® 2％(ウシ由来コラーゲン)を 1 ml(両側で 2 ml)真皮浅層(図Ⅲ-22 の①の深さ)に注入した．図Ⅲ-24-b は 12 日後の状態である．少しむくんで見えるが，患者は満足であった．効果持続期間は３か月程度であった．低濃度コラーゲンを用いると滑らかな仕上がりではあるが，持続期間が短くなる傾向がある．

上眼瞼の陥凹は，コラーゲンなどを浅い層に注入することにより改善できる．

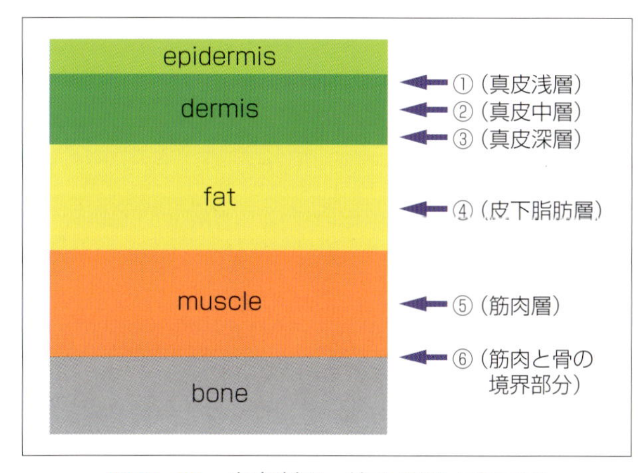

図 Ⅲ-22　皮膚断面．注入の深さを示す

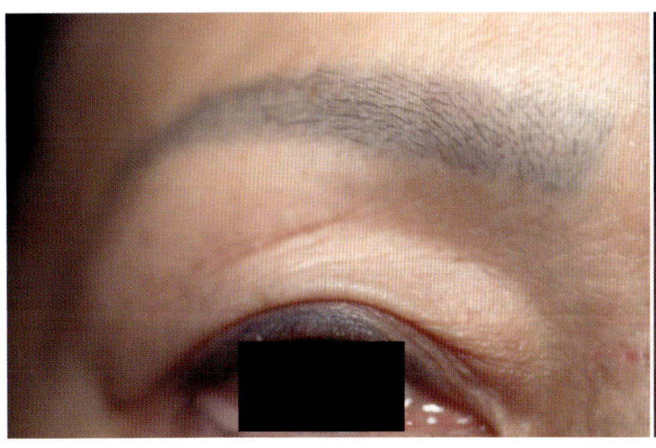

a．上眼瞼の皺の治療前

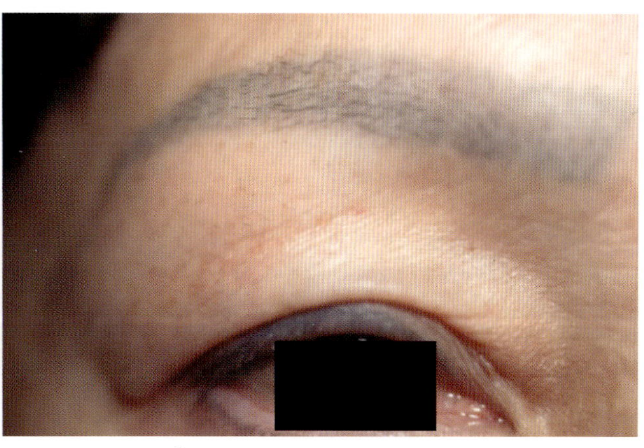

b．Zyderm® Ⅰ(3.5％ウシ由来コラーゲン)を 0.3 ml(両側で 0.6 ml)を図Ⅲ-22 の①の深さに注入した 11 日後．皺は目立たない．

図 Ⅲ-23　症例 1

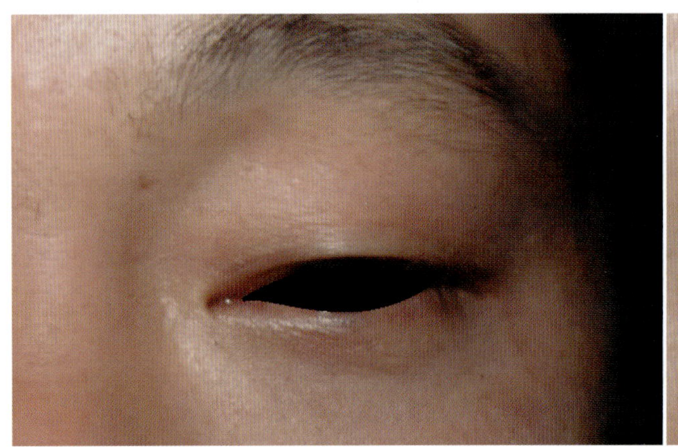

a．上眼瞼の細い皺の治療前

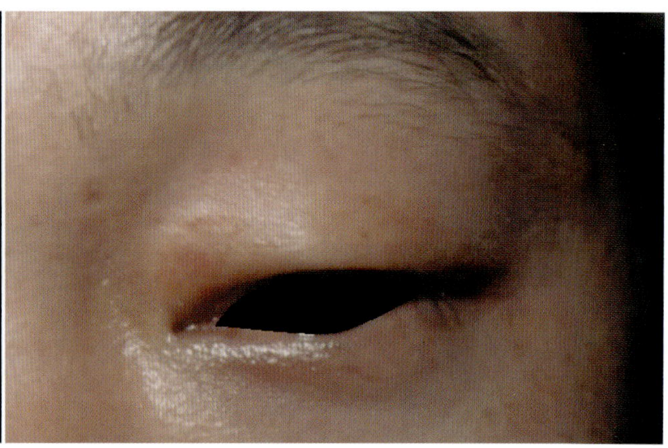

b．上眼瞼全体にコーケンアテロコラーゲンインプラント® 2%(ウシ由来コラーゲン)を 1 ml(両側で 2 ml)真皮浅層(図Ⅲ-22 の①の深さ)に注入した 12 日後．少しむくんで見えるが，患者は満足であった．

図 Ⅲ-24　症例 2

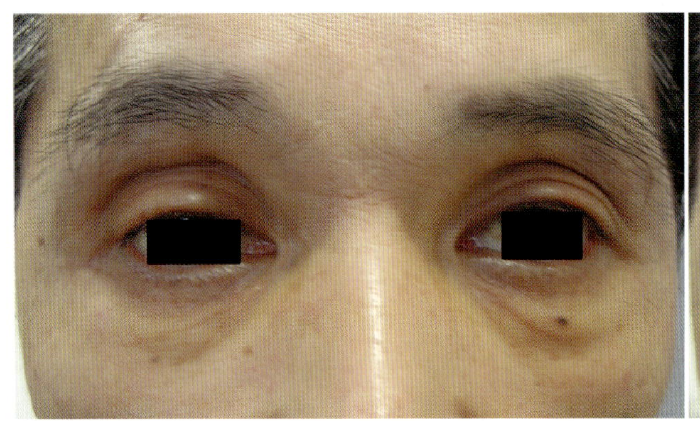

a．上眼瞼の陥凹の治療前

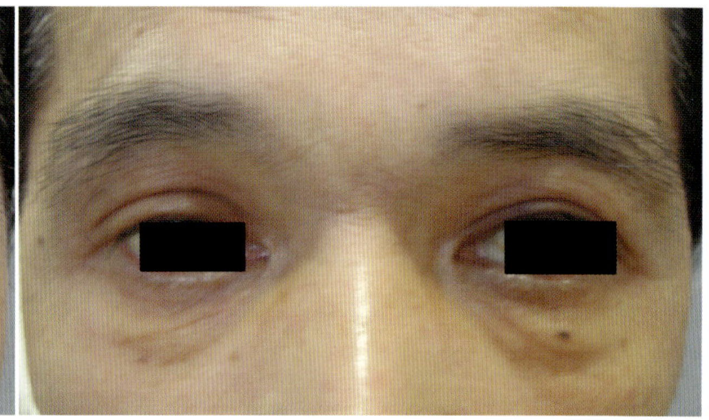

b．コーケンアテロコラーゲンインプラント® 2%(ウシ由来コラーゲン)を図Ⅲ-22 の①の深さに 4 回注入(1 回平均 1 ml)．最終注入から 3 週間後．陥凹は改善した．

図 Ⅲ-25　症例 3

症例 3

図Ⅲ-25-a は消化性潰瘍のために全く太れなくなった患者で，脂肪も体にほとんどないので脂肪注入が困難であった．そのため，上眼瞼の陥凹にコーケンアテロコラーゲンインプラント® 2%(ウシ由来コラーゲン)を図Ⅲ-22 の①の深さに 4 回注入した．1 回平均 1 ml ずつ注入した．図Ⅲ-25-b は最終注入から 3 週後の結果である．陥凹は改善した．

症例 4

図Ⅲ-26-a は両側の眼瞼の陥凹の治療前である．図Ⅲ-26-b のように注入予定部位に印をつけた．初回はコーケンアテロコラーゲンインプラント® 1%(ウシ由来コラーゲン)を図Ⅲ-22 の①の深さに注入し，2 週間程度あけて 2 回目と 3 回目はコーケンアテロコラーゲンインプラント® 2%を注入した．動画でこの症例の実際の注入を示す▶動画11．図Ⅲ-26-c は治療開始から 2 か月の結果である．陥凹の程度が自然な程度に改善している．

▶動画11

症例 4 の実際の注入方法

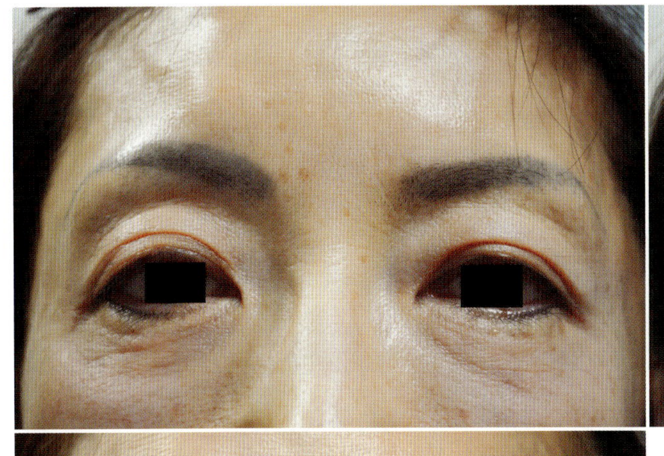
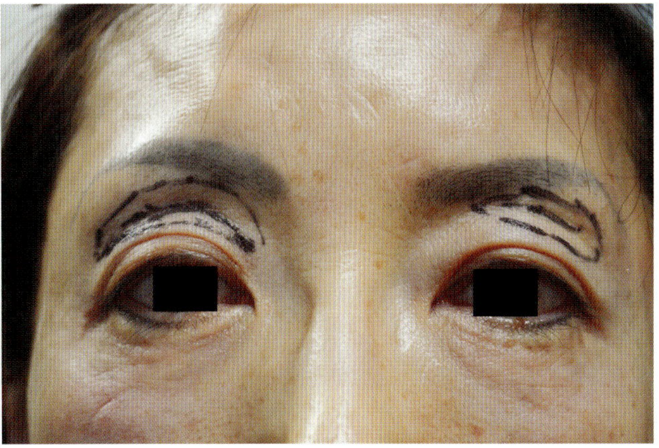
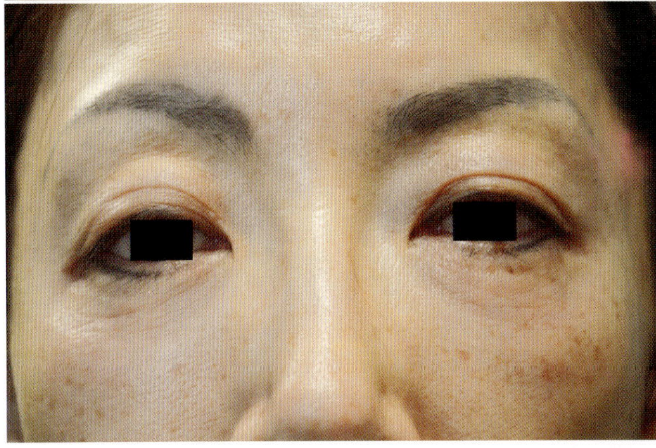

図 Ⅲ-26
a|b
c

症例 4

a：両側の眼瞼の陥凹の治療前

b：注入予定部位に印をつけた．初回はコーケンアテロコラーゲンインプラント® 1%（ウシ由来コラーゲン）を図Ⅲ-22 の①の深さに注入し，2 週間程度あけて 2 回目と 3 回目はコーケンアテロコラーゲンインプラント® 2%を注入．動画で実際の注入を示す▶動画11．

c：治療開始から 2 か月．陥凹の程度が自然な程度に改善している．

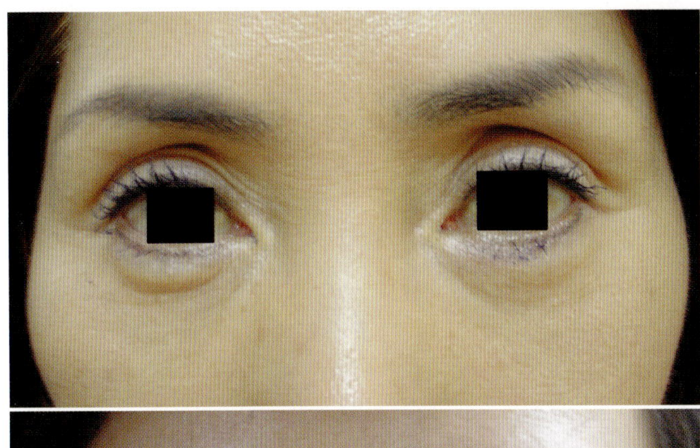
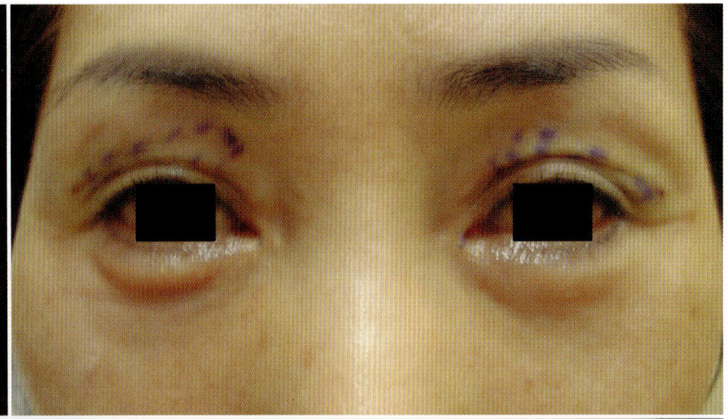
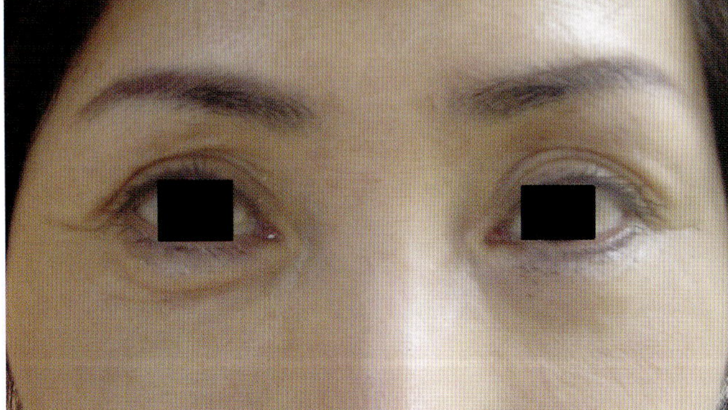
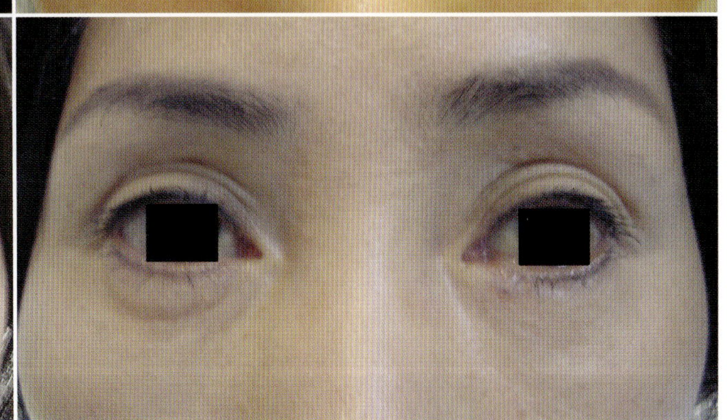

a|b
c|d

図 Ⅲ-27 症例 5

a：上眼瞼の陥凹の治療前

b：腹部から脂肪を採取し，図Ⅲ-22 の④の深さに 1 ml ずつ両側に注入直後（下眼瞼縁には Esthélis® Basic（中架橋ヒアルロン酸）にて涙袋形成を施行している）

c：7 か月後．脂肪は生着している．

d：12 か月後．良好な形態を保持している．

症例 5

図Ⅲ-27-a は上眼瞼の陥凹である．やせ気味で，上眼瞼の陥凹が目立っていた．臍周辺の腹部から脂肪を採取して，1 ml ずつ左右に 18 G の鋭針で注入した．この脂肪注入の深さは図Ⅲ-22 の④であった．直後の状態が図Ⅲ-27-b である．なお，下眼瞼縁には Esthélis® Basic（中架橋ヒアルロン酸）を涙袋形成のため同時に注入している．7 か月後も脂肪は生着していて（図Ⅲ-27-c），12 か月後も良好な形態を保持している（図Ⅲ-27-d）．

Ⅲ 部位・手技別実践テクニック

4 目 尻

動画あり

Key Point 額や鼻唇溝などの皮膚より薄く，眼瞼の皮膚より厚い部分である．眼輪筋の動きにより，皺の程度が変化する．静的な皺が見えない場合はボツリヌストキシンが適用となるが，通常の表情で存在する皺には中濃度のコラーゲンが適している．ヒアルロン酸は低架橋でも凹凸が目立つため使用は難しい．

症例１：男性

図Ⅲ-29-a は目尻の皺の治療前である．Zyderm® Ⅰ(3.5％ウシ由来コラーゲン)を 0.3 ml 右目尻の図Ⅲ-28 の①の深さに注入した．数日後には針痕などが消失して，３週後も皺は改善していた(図Ⅲ-29-b)．コラーゲンを注入する方法を動画で示す ▶動画12,13．

▶動画12

右目尻の皺にコーケンアテロコラーゲンインプラント 3％を 34 G の針で真皮浅〜中層に注入している．

▶動画13

右目尻の皺に Humallagen® を 34 G の針で真皮浅〜中層に注入している．

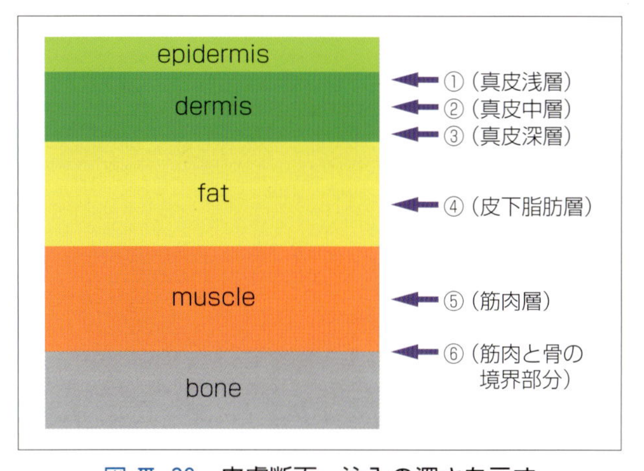

図 Ⅲ-28 皮膚断面．注入の深さを示す
ヒアルロン酸などや高濃度のコラーゲンの場合は真皮深層(③)に注入する．ボツリヌストキシンは眼輪筋(⑤)に注射するのが良いが，筋肉が薄いため脂肪層(④)に注射する．

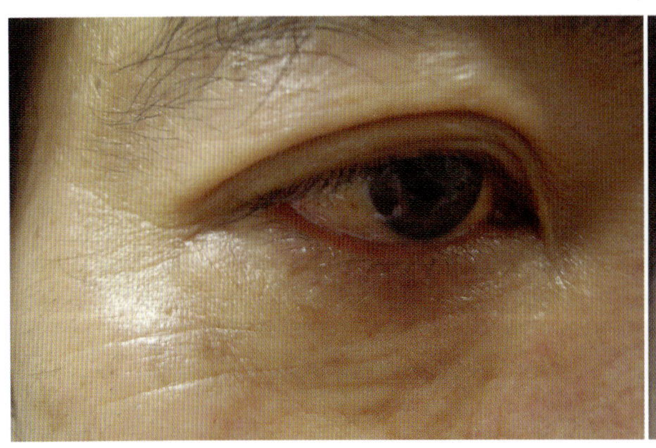

a．右目尻下側の２本のはっきりした皺と目尻横の薄い皺も見える．

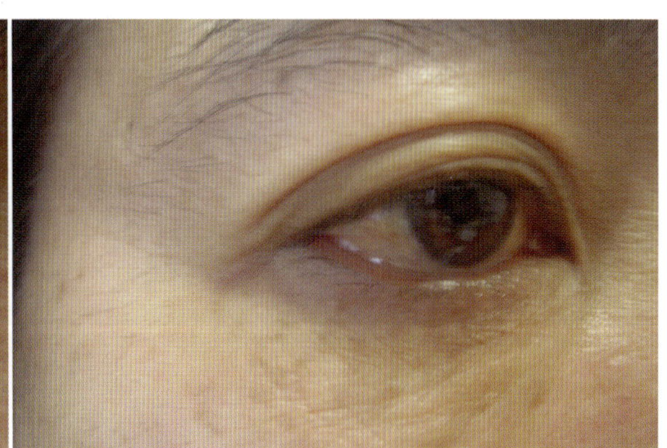

b．Zyderm® Ⅰ(3.5％ウシ由来コラーゲン)を 0.3 ml 右目尻の図Ⅲ-28 の①の深さに注入し３週後目尻の皺は目立たなくなった．

図 Ⅲ-29 症例１(著者)

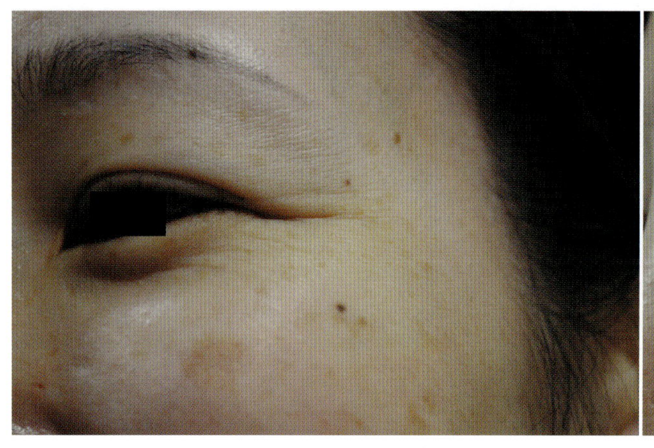

a．治療前
左目尻の薄い皺に Esthélis® Soft（低架橋ヒアルロン酸）を片側 0.05 ml，図Ⅲ-28 の①の深さに注入した．

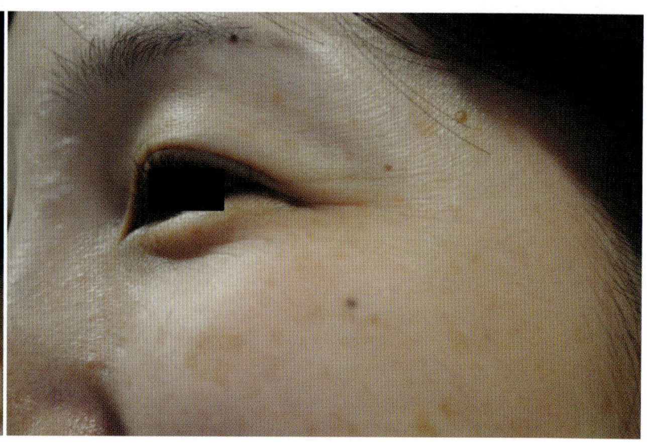

b．1 か月後
凹凸もなく皺は目立ちにくくなった．

図 Ⅲ-30　症例 2-1

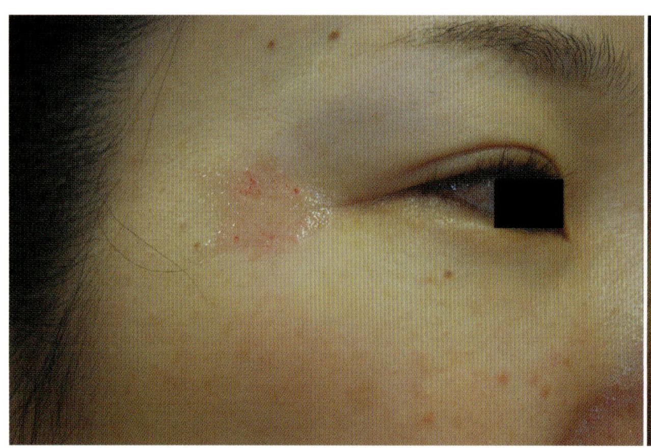

a．症例 2 と同じ患者の右目尻の皺に ELRAVIE®（高架橋ヒアルロン酸）を 0.05 ml，図Ⅲ-28 の①の深さに注入直後の状態．少しの赤みと何点か針痕が見える．軟膏を塗布しているため少し光っている．

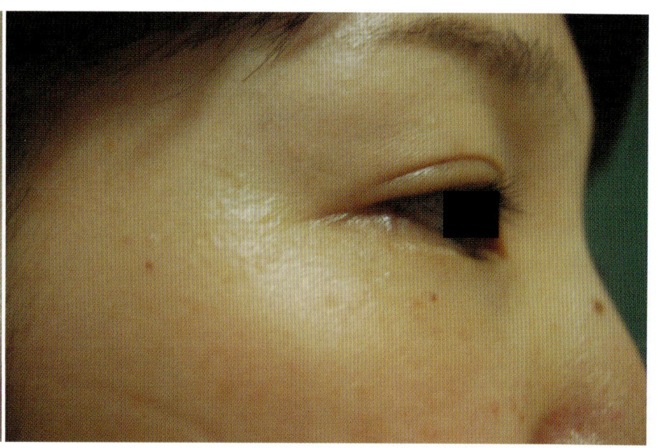

b．2 週後
皺は目立ちにくいが，少し凹凸のある結果となった．

図 Ⅲ-31　症例 2-2

症例 2-1

図Ⅲ-30-a は左目尻の皺の治療前である．薄い皺が目尻に見える．ウシ由来コラーゲンのテストを施行していないので，ヒアルロン酸を用いることにした．左目尻に Esthélis® Soft（低架橋ヒアルロン酸）を 0.05 ml，図Ⅲ-28 の①の深さに注入した（図Ⅲ-30-a）．1 か月後には皺は目立たなくなった（図Ⅲ-30-b）．しかし，このヒアルロン酸は消失が早く 2 か月後には効果がほとんどなくなった．他のヒアルロン酸を使用すると凹凸が目立つことがある．

症例 2-2

同一症例の右側の目尻に ELRAVIE®（高架橋ヒアルロン酸）を 0.05 ml，図Ⅲ-28 の①の深さに注入した．注入直後が図Ⅲ-31-a である．2 週後に図Ⅲ-31-b のように少し凹凸のある結果となった．

上記の症例 1 および 2 は図Ⅲ-28 の①のように真皮の浅層に注入した．ヒアルロン酸の場合は真皮深層（図Ⅲ-28 の③の深さ）に注入することが多い．ヒアルロン酸の種類により架橋が強いと凹凸がみられることがある．

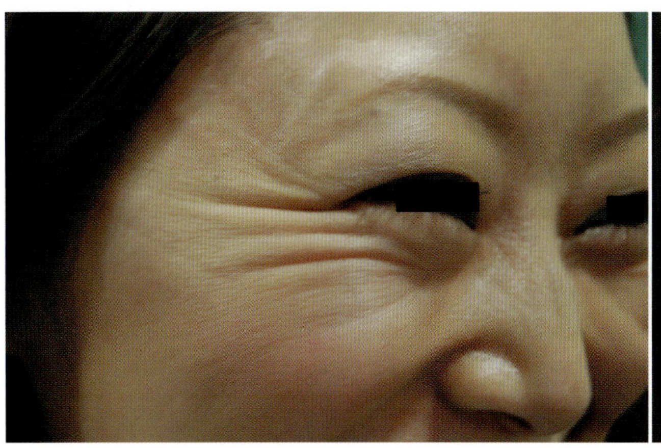

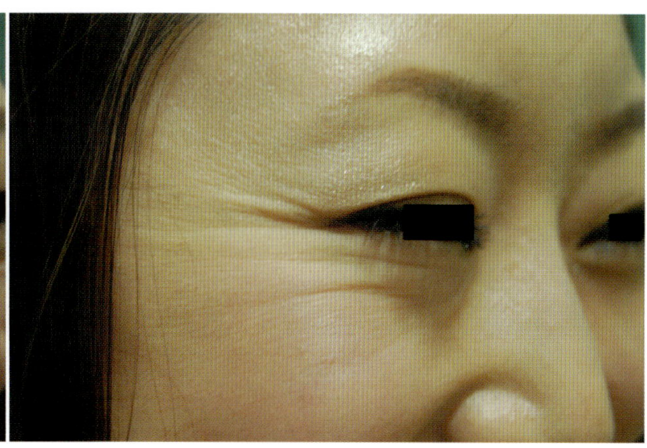

a．笑った時に右目尻に目立つ皺が見える．ボトックスビスタ® 注用 50 単位（ボツリヌストキシン）を8 単位真皮深層（図Ⅲ-28 の③の深さ）に注射した．

b．3 か月後に同様に笑ってみた．明らかに皺の出現が減少した．

図 Ⅲ-32　症例 3

症例 3

図Ⅲ-32-a は笑った時に特に目立つ皺が右目尻に見える．ここにボトックスビスタ® 注用 50 単位（ボツリヌストキシン）を片側 8 単位真皮深層（図Ⅲ-28 の③の深さ）に注射した．深さは眼輪筋であるが，筋肉が皮膚に放散しているので，皮膚と筋肉の間の脂肪に注射するようなイメージ（図Ⅲ-28 の④の深さ）で良いと思われる．この症例のボツリヌストキシンを注入する方法を動画で示す▶動画14．

▶動画14

ボトックスビスタ® 注用を 34 G 8 mm の注入針を用い，片側 8 単位を真皮深層（図Ⅲ-28 の③の深さ）に注射した．ただし皮膚が薄いので皮下の脂肪組織にボツリヌストキシンが入っている．

図Ⅲ-32-b はその 3 か月後の状態である．笑ってもあまり深い皺がなく，この後 2 か月程度効果が見られた．

部位・手技別実践テクニック

5 下眼瞼と陥凹

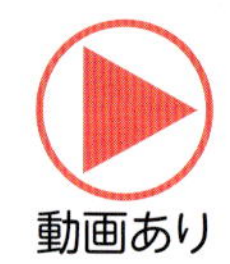
動画あり

Key Point 上眼瞼の皮膚と同じくらい薄い皮膚である．動きが上眼瞼より少ないので，低〜中濃度のコラーゲンや，低架橋ヒアルロン酸を真皮層（図Ⅲ-33の①〜③の深さ）に注入する．陥凹に対しては皮下の深い部位（図Ⅲ-33の④の深さ，ただし眼輪筋の下層）に高架橋のヒアルロン酸や自己脂肪，PRP注入療法，ハイドロキシアパタイトなどを用いる．経験のある施術者はポリ乳酸やポリカプロラクトンなども考えられる．

症例 1

左目尻から下眼瞼にかけての皺があり（図Ⅲ-34-a），ウシ由来コラーゲンのテストを施行後陰性であったことを確認して，同部位にZyderm® I（3.5％ウシ由来コラーゲン）0.5 ml程度を外側に，目頭に近い部位にはコーケンアテロコラーゲンインプラント® 1％（ウシ由来コラーゲン）を0.2 ml程度片側に注入した．注入の深さは真皮浅〜中層（図Ⅲ-33の①〜②の深さ）である．5日後には針痕も見えず皺がほとんど見えなくなった（図Ⅲ-34-b）．

症例 2

年齢は20歳代であるが，右下眼瞼に細かい皺が見える（図Ⅲ-35-a）．ここにコーケンアテロコラーゲンインプラント® 1％（ウシ由来コラーゲン）を0.5 mlほど真皮浅層（図Ⅲ-33の①の深さ）に注入した．直後は非常に膨らんだが，翌日には腫れが改善し，7日後には図Ⅲ-35-bのように皺は改善した．

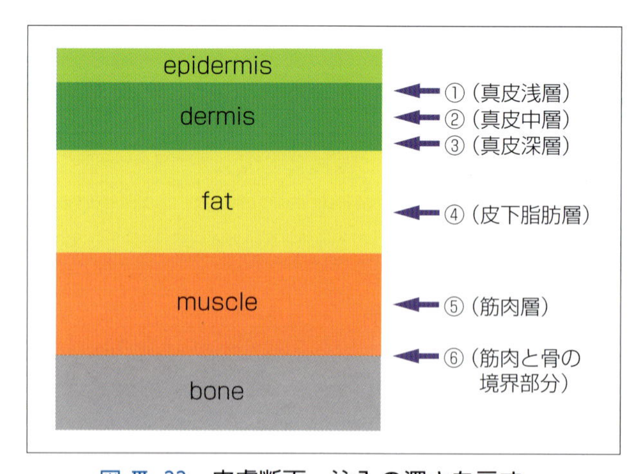

図Ⅲ-33　皮膚断面．注入の深さを示す．

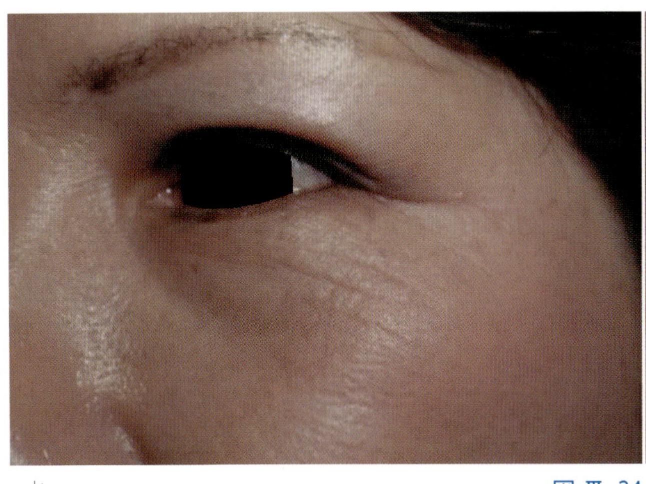
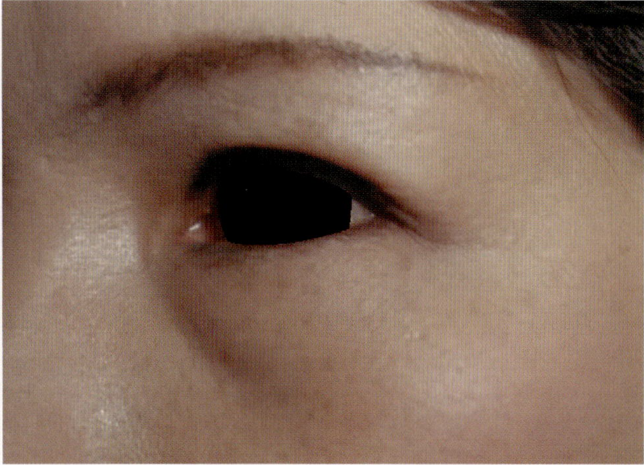

a|b

図 Ⅲ-34 症例 1

a：治療前．左目尻から下眼瞼にかけての皺．Zyderm® Ⅰ (3.5%ウシ由来コラーゲン)0.5 ml 程度を外側に，目頭に近い部位にはコーケンアテロコラーゲンインプラント® 1%(ウシ由来コラーゲン)0.2 ml 程度を片側に注入した．注入の深さは図Ⅲ-33 の①～②の深さである．
b：5 日後．針痕も見えず皺がほとんど見えなくなった．

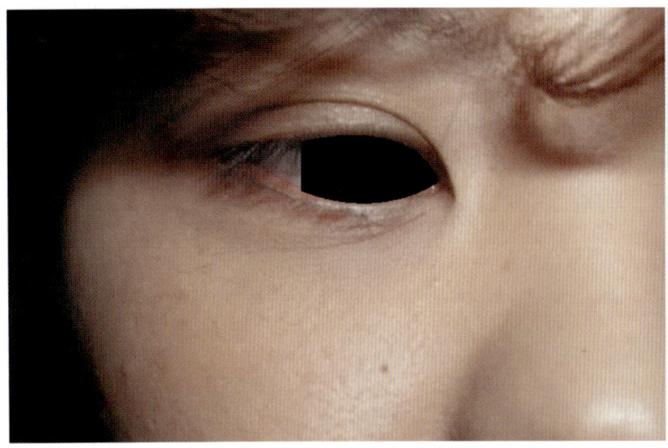
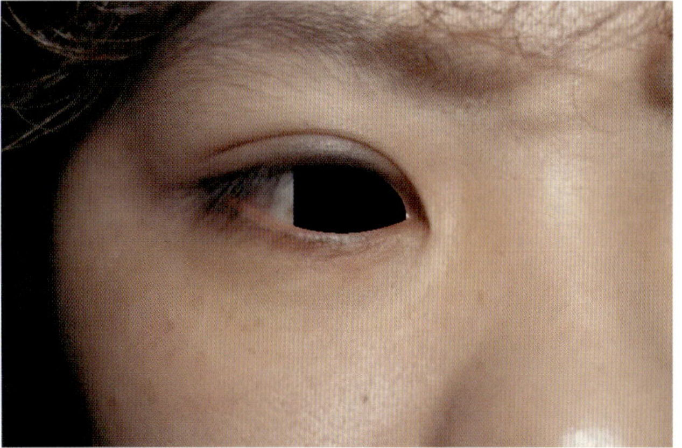

a|b

図 Ⅲ-35 症例 2

a：治療前．右下眼瞼に細かい皺が見える．ここにコーケンアテロコラーゲンインプラント® 1%(ウシ由来コラーゲン)を 0.5 ml ほど真皮浅層(図Ⅲ-33 の①)に注入した．
b：7 日後．皺は改善した．

症例 3

左下眼瞼の皺の治療を希望した(図Ⅲ-36-a)．Esthélis® Soft(低架橋ヒアルロン酸，現在は Belotero® Soft)0.4 ml を真皮浅層(図Ⅲ-33 の①の深さ)に30 Gの鋭針で動画のように注入した(図Ⅲ-36-b)▶動画15．翌日は図Ⅲ-36-c のようにやや腫れぼったいが少しの針痕のみで皺は改善した．その1か月後が図Ⅲ-36-d である．皺の改善がまだ認められる．2 か月程度の効果が確認できた．

▶動画15

Esthelis® Soft(低架橋ヒアルロン酸，現在は Belotero® Soft)0.4 ml を真皮浅層(図Ⅲ-33 の①の深さ)に 30G の鋭針で注入している．

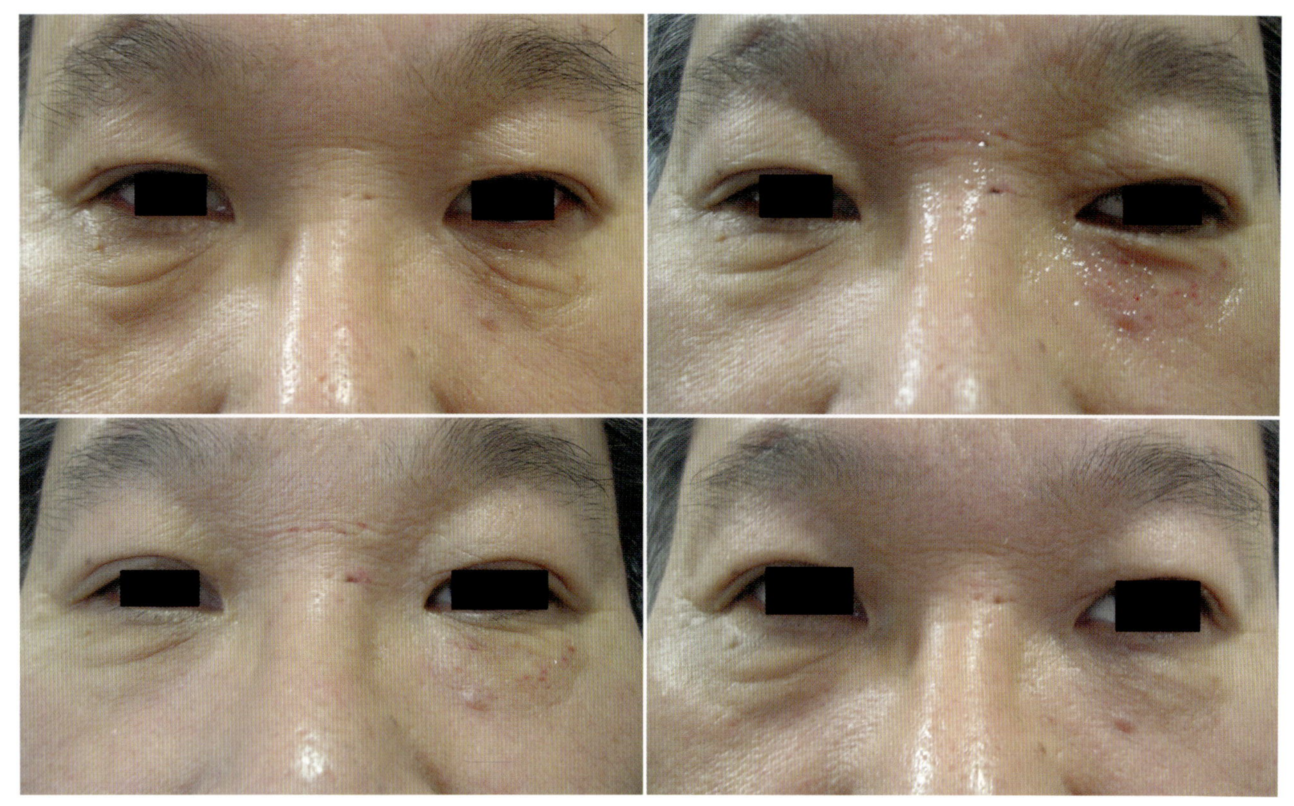

図 Ⅲ-36　症例 3

a｜b
c｜d

a：治療前．左下眼瞼の皺の治療を希望した．
b：Esthélis® Soft（低架橋ヒアルロン酸）0.4 ml を真皮浅層（図Ⅲ-33 の①の深さ）に注入した直後
c：翌日．やや腫れぼったいが少しの針痕のみで皺は改善した．
d：1 か月後．皺の改善がまだ認められる．2 か月程度の効果が確認できた．

症例 4

左右下眼瞼に陥凹と皺が目立つ（図Ⅲ-37-a）．ここにコーケンアテロコラーゲンインプラント® 3%（ウシ由来コラーゲン）を両側に1 ml注入した．34 G の針を用い真皮浅～中層（図Ⅲ-33 の①～②の深さ）までに注入した．その注入の様子を動画で示す ▶動画16．直後は図Ⅲ-37-bのように凹凸が目立ち，心配になりそうだが，16 時間後の翌日は図Ⅲ-37-c のように針痕が目立たなくなり，皺や陥凹も改善した．1か月後も同様の効果が持続している（図Ⅲ-37-d）．

▶動画16

著者が自分で注入している．コーケンアテロコラーゲンインプラント®3%を両側に 1 ml，34G の針を用い真皮浅～中層（図Ⅲ-33 の①～②の深さ）までに注入している．事前に SM クリーム（麻酔クリーム）を 30 分塗布した．

症例 5

両方の下眼瞼の皺の治療を希望した（図Ⅲ-38-a）．8 ml の採血管に 2 本血液を採取して図Ⅲ-38-b，c にあるような遠心分離後の多血小板血漿（PRP）作成に便利な容器（YCELLBIO KIT，ウィステリアが販売）を使用し，高濃度の血小板含血漿を 1.5 ml 用いるために 1 ml シリンジに移し，図Ⅲ-33 の②～③の深さに注入した．b-FGF は含んでいない．通常 25 万/mm^3濃度の血小板数を 100 万/mm^3以上にしている．図Ⅲ-38-d は 3 週後の状態である．ある程度の皺の減少が見られ，患者の満足を得られた結果であった．

症例 6-1

右下眼瞼が左に比べ涙袋が小さいため，右に涙袋形成を希望した（図Ⅲ-39-a）．コーケンアテロコラーゲンインプラント® 2%（ウシ由来コラーゲン）を図Ⅲ-33 の③の深さに 0.5 ml 注入した．直後の状

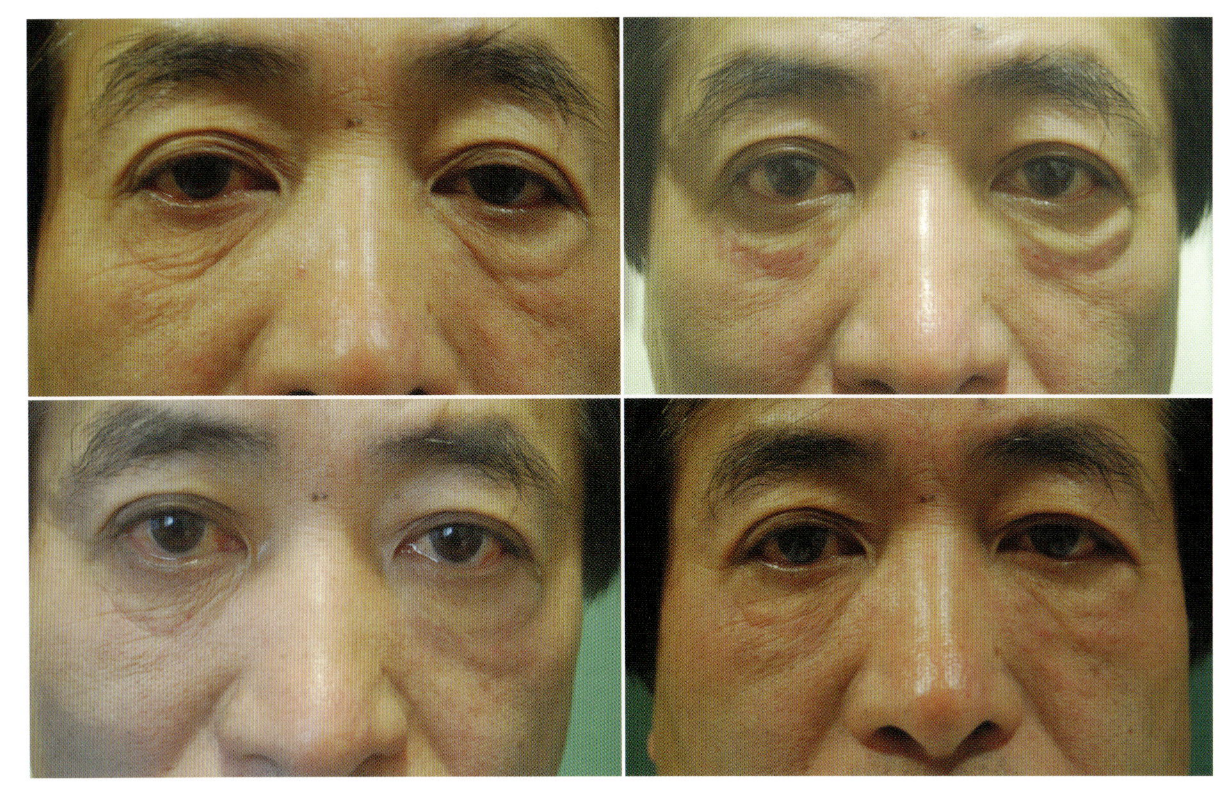

a|b
c|d

図 Ⅲ-37　症例 4（著者）

a：治療前．左右下眼瞼に陥凹と皺が目立つ．

b：治療直後．陥凹や皺の部分にコーケンアテロコラーゲンインプラント® 3%（ウシ由来コラーゲン）を両側に 1 ml 注入した．34 G の針を用い真皮浅〜中層（図Ⅲ-33 の①〜②の深さ）までに注入した直後．凹凸が目立つ．

c：16 時間後は針痕が目立たなくなり，皺や陥凹も改善した．

d：1 か月後．同様の効果が持続している．

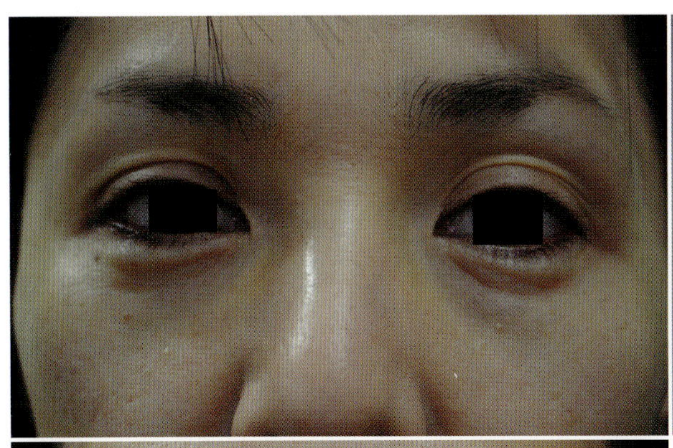

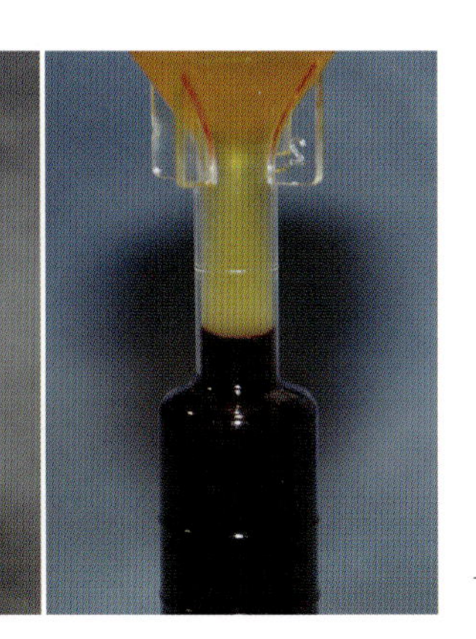

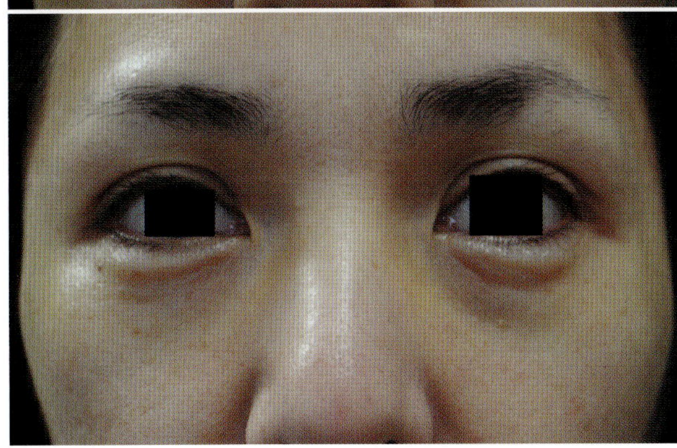

a|b|c
d|

図 Ⅲ-38　症例 5

a：治療前．両方の下眼瞼の皺の治療を希望した．

b：遠心分離後の多血小板血漿（PRP）作成に便利な容器（YCELLBIO KIT，ウィステリアが販売，韓国の YCELLBIO MEDICAL が製造）．8 ml の採血管に 2 本血液を採取して遠心分離した．

c：b の高濃度の血小板含血漿を多く含む部分．ここから 1.5 ml を 1 ml シリンジに移し図Ⅲ-33 の②〜③の深さに注入した．b-FGF は含んでいない．

d：3 週後．ある程度の皺の減少が見られ，患者の満足を得られた結果であった．

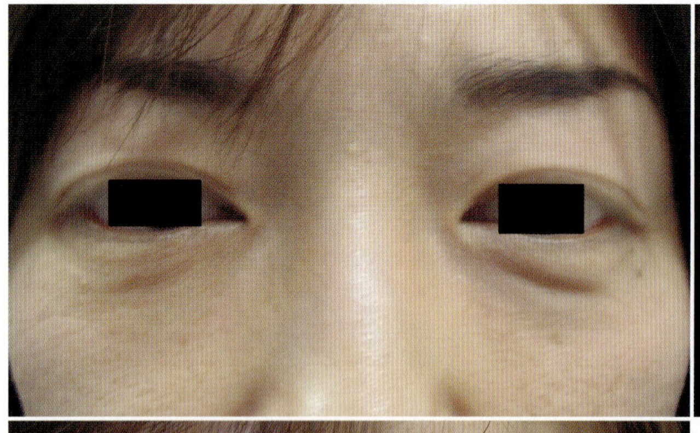
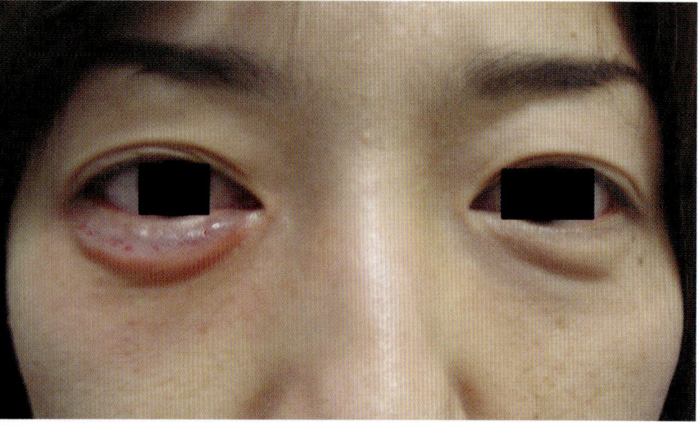

図 Ⅲ-39

a|b
c|

症例 6-1

a：治療前．右下眼瞼が左に比べ涙袋が小さいため右に涙袋形成を希望した．コーケンアテロコラーゲンインプラント® 2%（ウシ由来コラーゲン）を図Ⅲ-33 の③の深さに 0.5 ml 注入した．

b：治療直後

c：6 週後．翌日には腫れがおさまり，右の涙袋がはっきりしたため，左下眼瞼にもコーケンアテロコラーゲンインプラント® 2%を若干注入して，6 週後には左右差が目立たなくなった．

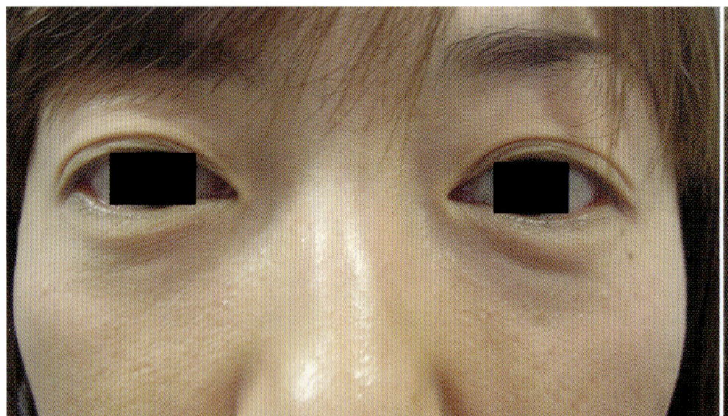
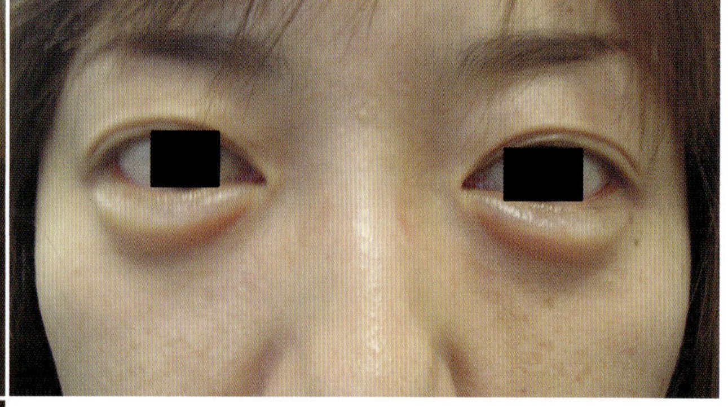

a|b
c|

図 Ⅲ-40

症例 6-2（症例 6-1 の 1 年後の状態）

a：また涙袋を希望したので，同様の部位に今回は Esthélis® Basic（中架橋ヒアルロン酸）を 0.5 ml 両側に注入した．（図Ⅱ-48-a を再掲）

b：3 日後には腫れが目立った．

c：3 週後も腫れが目立ち，幅の広い涙袋になった．

態が図Ⅲ-39-b である．翌日には腫れがおさまり，右の涙袋がはっきりしたため，左下眼瞼にもコーケンアテロコラーゲンインプラント® 2%を若干注入して，6 週後には図Ⅲ-39-c のように左右差が目立たなくなった．

症例 6-2

症例 6-1 の翌年は図Ⅲ-40-a のようであった．同様の部位に今回は Esthélis® Basic（中架橋ヒアルロン酸，現在は Belotero® Balance）を 0.5 ml 両側に注入した．3 日後には腫れが目立ち，図Ⅲ-40-b のよ

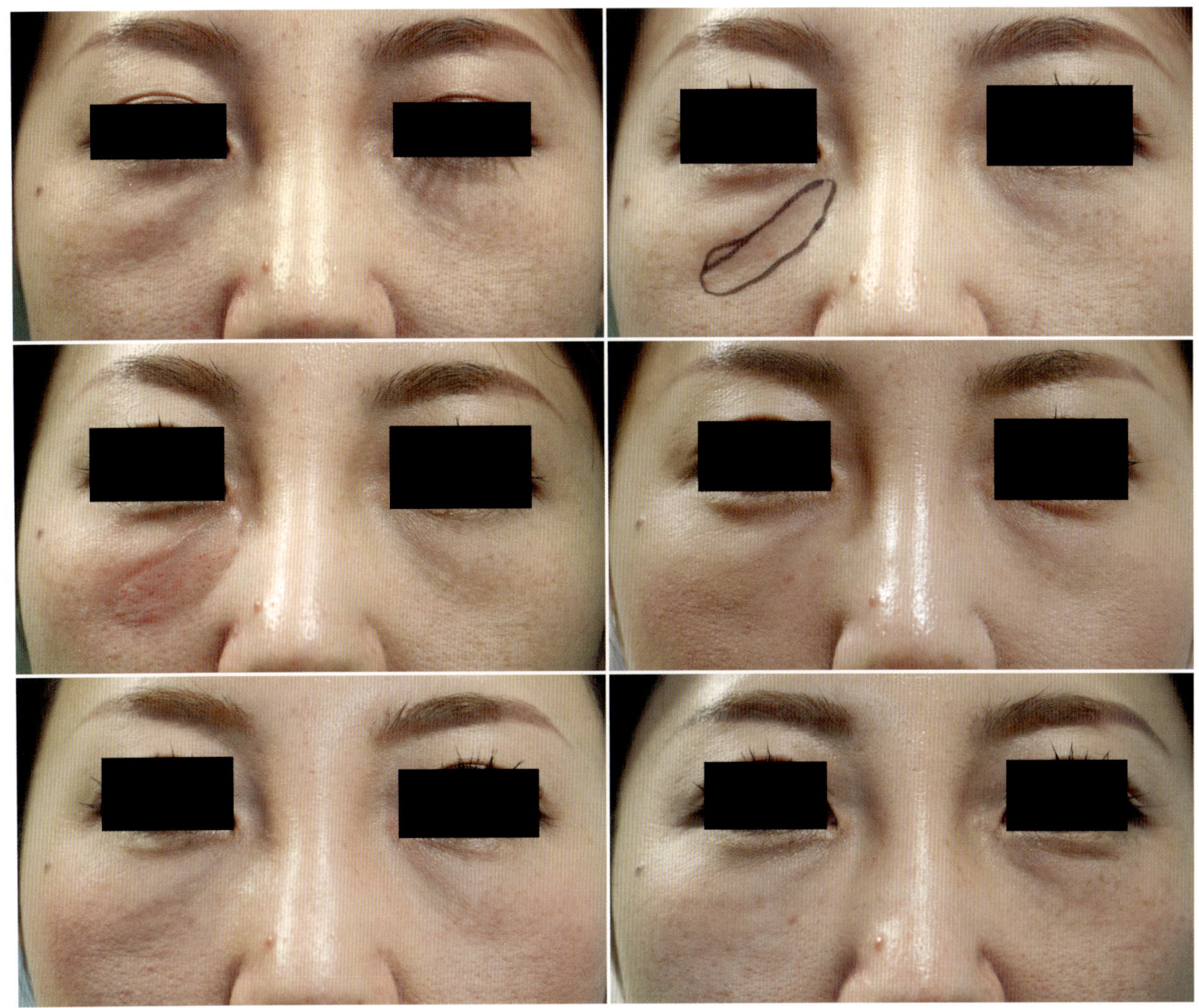

図 Ⅲ-41　症例 7：右下眼瞼陥凹

a：治療前
b：治療範囲に印をつけた.
c：コーケンアテロコラーゲンインプラント® 2%（ウシ由来コラーゲン）0.6 ml を 34 G で図Ⅲ-33 の①の深さに注入した．その直後である.
d：9 日後に陥凹が目立たなくなった.
e：さらに 4 か月後である．陥凹が少し見えるようになった．そのためその陥凹にジュビダームビスタ® ボリューマ XC 0.3 ml を図Ⅲ-33 の④の深さに 30 G 25 mm のカニューレで注入した.
f：その 3 か月後の状態である．陥凹は目立たなくなった.

うになった．3 週後も図Ⅲ-40-c のように幅の広い涙袋になった.

症例 7

右下眼瞼の陥凹が目立つ（図Ⅲ-41-a）．図Ⅲ-41-b のように注入部位に印をつけて，コーケンアテロコラーゲンインプラント® 2%（ウシ由来コラーゲン）0.6 ml を 34 G で図Ⅲ-33 の①の深さに注入した．図Ⅲ-41-c はその直後である．9 日後に図Ⅲ-41-d のように陥凹が目立たなくなった．さらに 4 か月後が図Ⅲ-41-e である．陥凹が少し見えるようになった．そのためその陥凹にジュビダーム® ビスタボリューマ XC（ヒアルロン酸）0.3 ml を図Ⅲ-33 の④の深さに 30 G 25 mm のカニューレで注入した．その 3 か月後が図Ⅲ-40-f である.

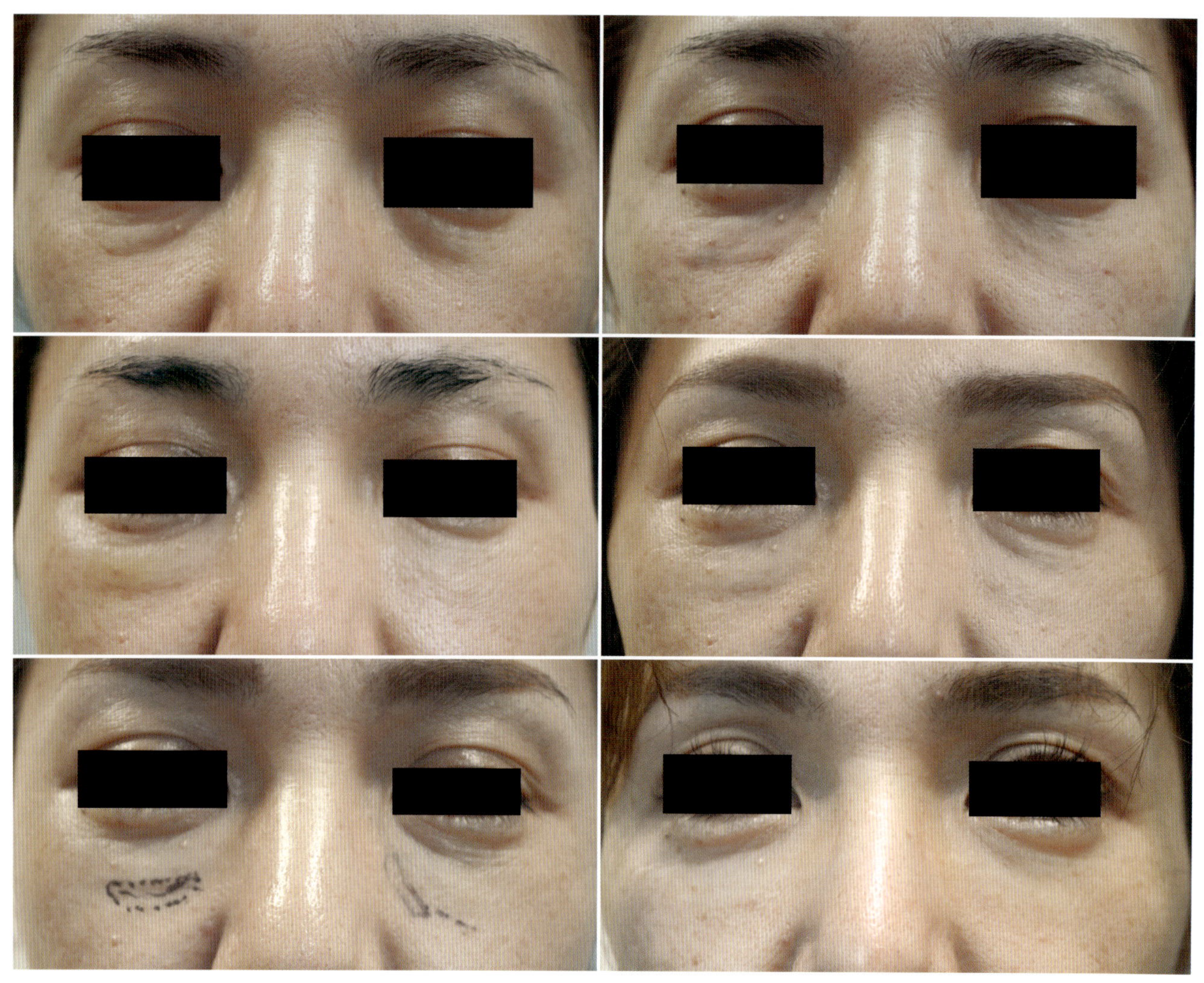

図 Ⅲ-42　症例 8：両側下眼瞼陥凹

a：治療前
b：施術は左右とも同様に行ったつもりであったが，直後の状態が示すようにまだ右の注入部位の尾側に陥凹が出現した．
c：1 週後，右側がまだ陥凹が目立つ．
d：1 か月後も陥凹が目立つ状態であった．
e：印をつけて，その部位にコーケンアテロコラーゲンインプラント® 3%（ウシ由来コラーゲン）を図Ⅲ-33 の①の深さに 34 G の針で注入した．
f：その 3 週後の状態である．陥凹は目立たなくなった．

a	b
c	d
e	f

症例 8

左右の下眼瞼陥凹が目立つ（図Ⅲ-42-a）．27 G 40 mm カニューレでジュビダームビスタ® ウルトラを，動画で示すように図Ⅲ-33 の④の深さに左右に 0.2 ml ずつ注入した▶動画17,18．▶動画17が右の陥凹で，▶動画18は左の陥凹である．

▶動画17

左右の下眼瞼陥凹が目立つ症例．右側の陥凹に 27G 40 mm カニューレでジュビダームビスタ®ウルトラを図Ⅲ-33 の④の深さに 0.2 ml 注入している．

▶動画18

左側の陥凹に 27G 40 mm カニューレでジュビダームビスタ® ウルトラを図Ⅲ-33 の④の深さに 0.2 ml 注入している．

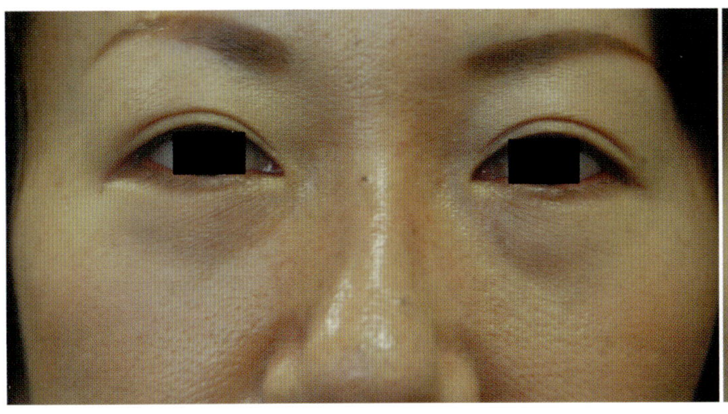

a．左右の下眼瞼の陥凹の治療を希望した．治療前 Radiesse®（ハイドロキシアパタイト）を図Ⅲ-33 の④の深さに 30 G 鋭針で 1 ml 注入し，2 週後に 0.8 ml 追加した．

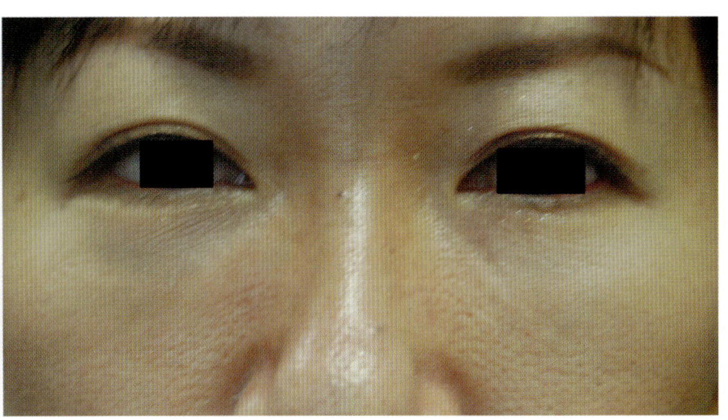

b．最終注入の 3 週後 陥凹は目立たなくなった．

図 Ⅲ-43　症例 9

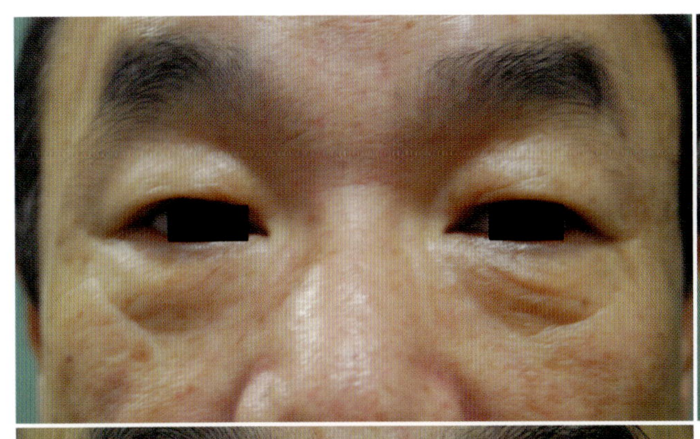

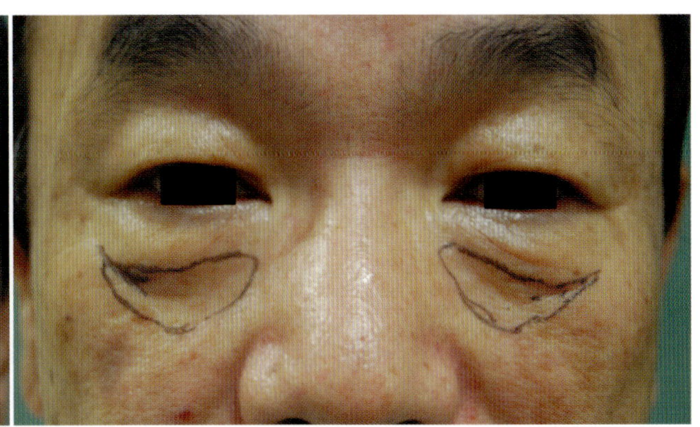

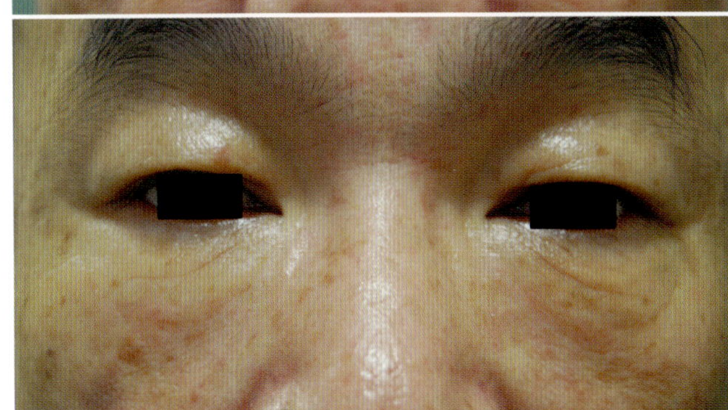

図 Ⅲ-44
症例 10

a：治療前．左右の下眼瞼の陥凹の治療を希望した．
b：印で囲んだ部分に，8 ml の採血管に 2 本血液を採取して遠心分離後の多血小板血漿（PRP）を 1 ml シリンジに移し，1 ml を図Ⅲ-33 の③および④の深さに注入した．b-FGF を 1 ml 中に 10 μg 含んだものを使用した．
c：1 か月後．特に合併症もなく陥凹は目立たなくなった．徐々に元の状態に戻っているが，4 年程度は効果が持続している．

施術は左右とも同様に行ったつもりであったが，直後の状態が図Ⅲ-42-b でその 1 週後が図Ⅲ-42-c であった．右側がまだ陥凹が目立つ．1 か月後も図Ⅲ-42-d の状態であったので，図Ⅲ-42-e のように印をつけて，その部位にコーケンアテロコラーゲンインプラント® 3%（ウシ由来コラーゲン）を図Ⅲ-33 の①の深さに 34 G の針で注入した．図Ⅲ-42-f はその 3 週後の状態である．陥凹は目立たなくなった．

症例 9

左右の下眼瞼の陥凹の治療を希望した（図Ⅲ-43-a）．Radiesse®（ハイドロキシアパタイト）を図Ⅲ-33 の④の深さに 30 G の鋭針で 1 ml 注入し，2 週後に 0.8 ml 追加した．その 3 週後が図Ⅲ-43-b の状態である．陥凹は目立たなくなった．

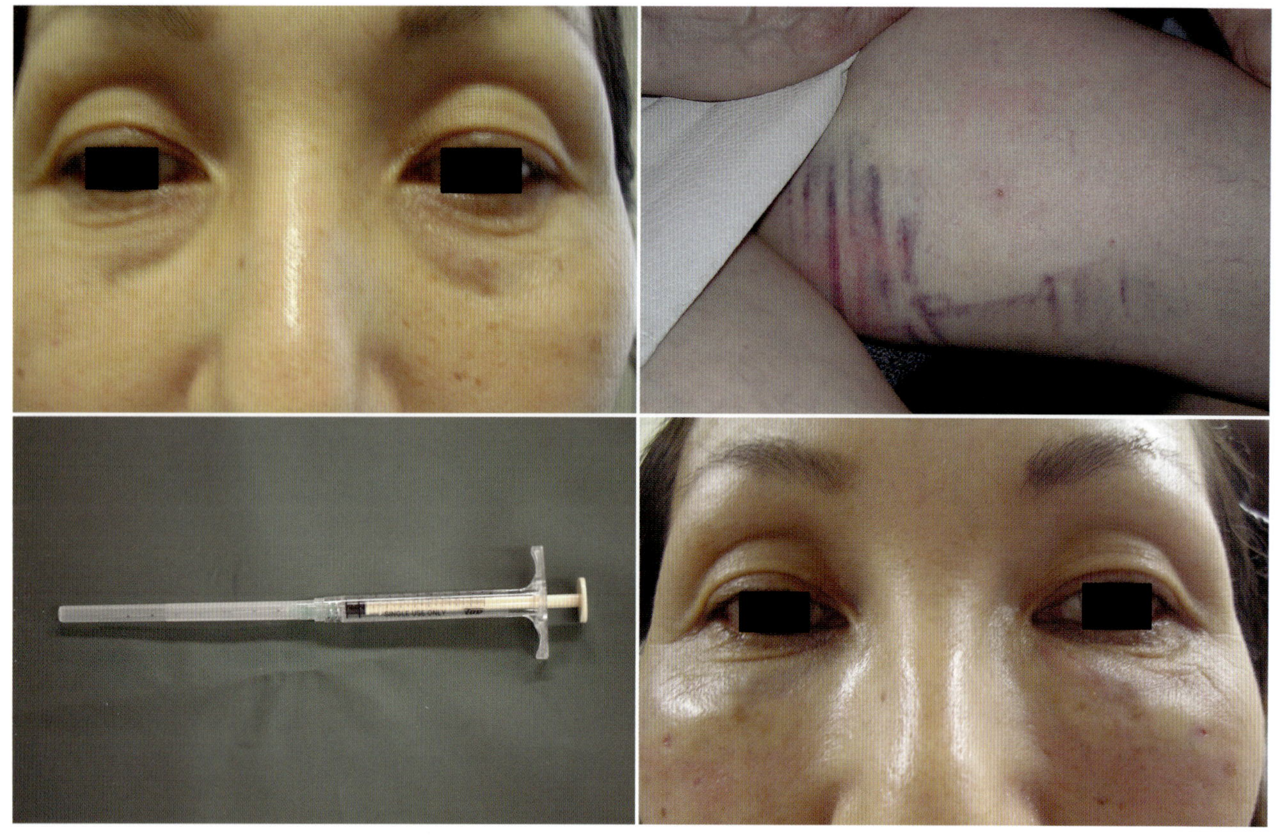

図 Ⅲ-45　症例 11

a｜b
c｜d

a：治療前．左右の下眼瞼の陥凹の治療を希望した．
b：左大腿部から脂肪を 16 G 程度の太い針で，20 m*l* サイズのシリンジに用手的に持続陰圧をかけて採取した．2 日後に採取部は内出血が見られた．
c：注入に使われたカニューレとシリンジ．シリンジは日本 TOP 社の 1 m*l* ロック付きシリンジ，カニューレは JBP NanoCannula 21 G 70 mm であった．
d：脂肪部分のみ 1 m*l* 程度のシリンジに移しかえて，両側に合計 3 m*l* の脂肪を注入した．直後の状態

症例 10

左右の下眼瞼の陥凹の治療を希望した(図Ⅲ-44-a)．図Ⅲ-44-b の部分に，8 m*l* の採血管に 2 本血液を採取して遠心分離後の多血小板血漿(PRP)を 1 m*l* シリンジに移し，1 m*l* を鋭針で図Ⅲ-33 の③および④の深さに注入した．b-FGF を 1 m*l* 中に 10 μg 含んだものを使用した．1 か月後は図Ⅲ-44-c のように特に合併症もなく陥凹は目立たなくなった．徐々に元の状態に戻っているが，4 年程度は効果が持続している．

症例 11

左右の下眼瞼の陥凹の治療を希望した(図Ⅲ-45-a)．左大腿部から脂肪を 16 G 程度の太い針で，20 m*l* サイズのシリンジに用手的に持続陰圧をかけて採取した．2 日後に採取部は内出血が見られた(図Ⅲ-45-b)．採取直後より吸引した脂肪をシリンジに入れたままで，10 分以上静置し液体成分と脂肪成分を分離させた．脂肪部分のみ 1 m*l* 程度のシリンジ(図Ⅲ-45-c)に移しかえて，両側に合計 3 m*l* の脂肪を注入した(図Ⅲ-45-d)．2 週後には内出血や針痕も消失して陥凹が目立たなくなった(図Ⅲ-45-e)．その時は脂肪採取部位の左大腿部も内出血が消失していた(図Ⅲ-45-f)．3 か月後も良好な形態を維持していた(図Ⅲ-45-g)．さらに 1 年後は，右側に少し脂肪の減少が見られるが，左側は良好であった(図Ⅲ-45-h)．

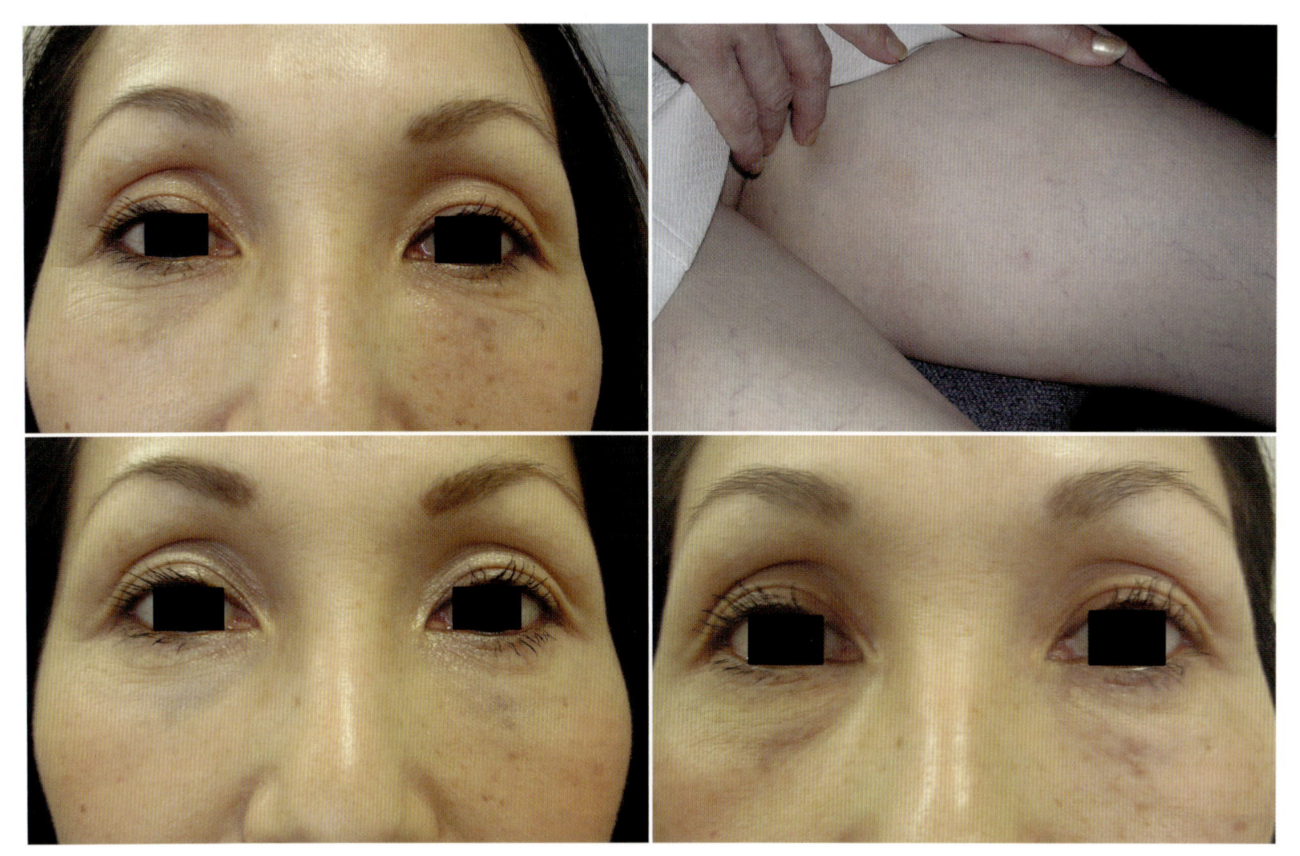

e | f
g | h

図 Ⅲ-45　症例 11 のつづき

e：2 週後．腫れ，内出血や針痕も消失して陥凹が目立たなくなった．
f：2 週後．脂肪採取部位の左大腿部も内出血が消失していた．
g：3 か月後．安定して良好な形態であった．
h：1 年後．右側が少し脂肪の減少が見られるが左側は良好であった．

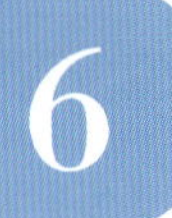

Ⅲ 部位・手技別実践テクニック

6 鼻根部

Key Point 両目の間の部分である．表情により皺が目立つ場合もあり，ボツリヌストキシン単独，あるいはコラーゲンやヒアルロン酸を併用して治療する場合も効果的なことがある．皮膚の厚さは目尻と同等であることが多い．

症例 1

図Ⅲ-47-a は鼻根部に何本も横に並んで見える皺がある．ここに Zyderm® Ⅰ(3.5%ウシ由来コラーゲン)を真皮浅層(図Ⅲ-46 の①の深さ)に 0.5 ml 注入して，図Ⅲ-47-b の結果を得た．皺はまだ少し浅く見えるが，目立ちにくくなった．

症例 2

皮膚がやや硬い患者にはヒアルロン酸を用いると良い結果を得ることがある．

図Ⅲ-48-a は鼻根部の皺である．それまで Zyderm® Ⅰ(3.5%ウシ由来コラーゲン)や Zyderm® Ⅱ(6.5%ウシ由来コラーゲン)などを用いていたが，

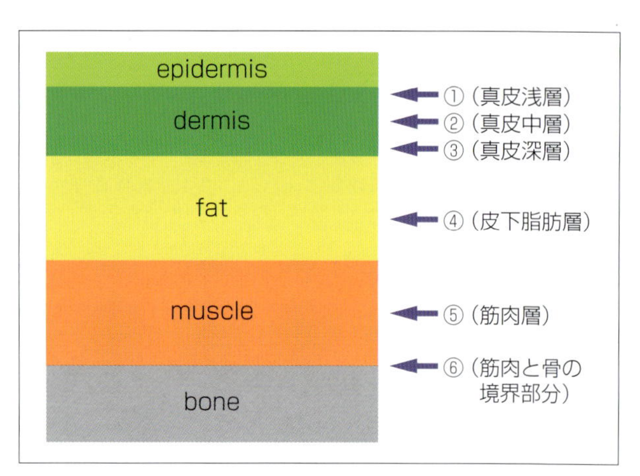

図Ⅲ-46　皮膚断面．注入の深さを示す．

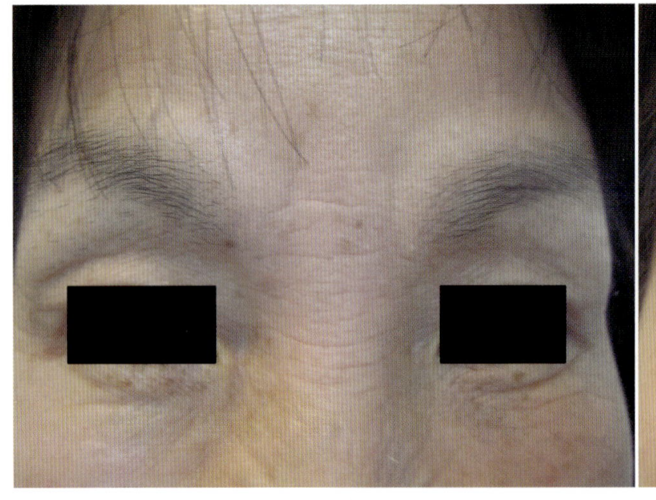

a．治療前
鼻根部に何本も横に並んで見える皺がある．

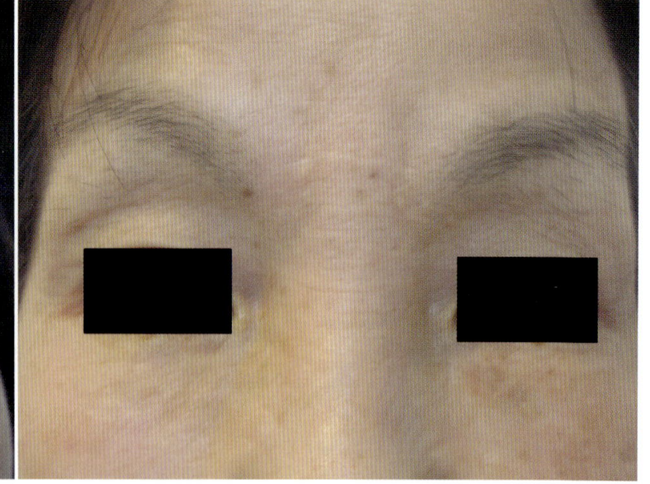

b．Zyderm® Ⅰ(3.5%ウシ由来コラーゲン)を真皮浅層(図Ⅲ-46 の①の深さ)に 0.5 ml 注入して 1 か月後．皺が目立ちにくくなった．

図Ⅲ-47　症例 1

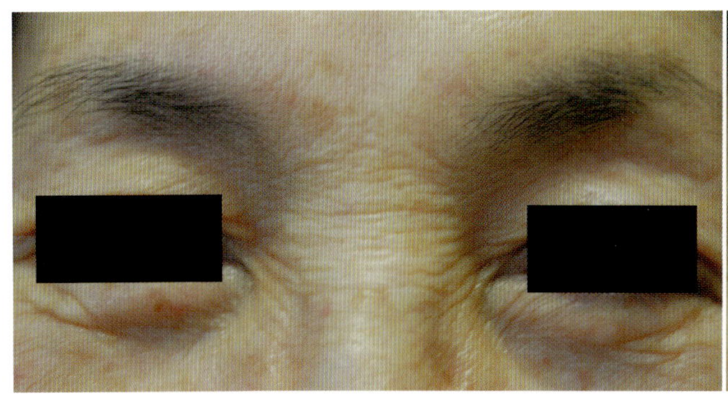

a．鼻根部の皺の治療前
それまで Zyderm® I や Zyderm® II（ウシ由来コラーゲン）で治療をしていた．

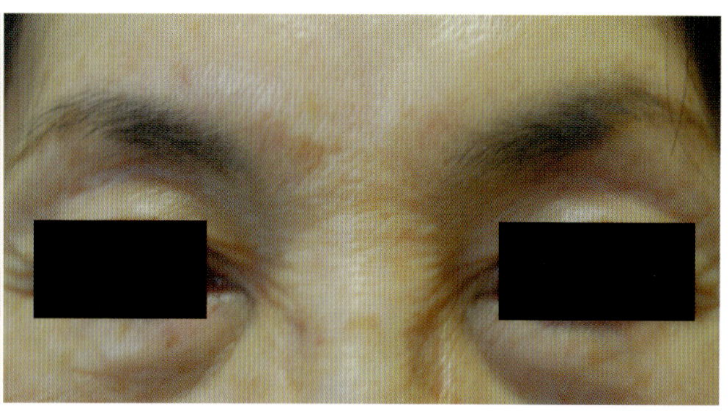

b．Esthélis® Basic（中架橋ヒアルロン酸）を真皮中層（図 III-46 の②の深さ）に 0.4 ml 注入して，1 か月後．皺は目立ちにくくなった．

図 III-48　症例 2

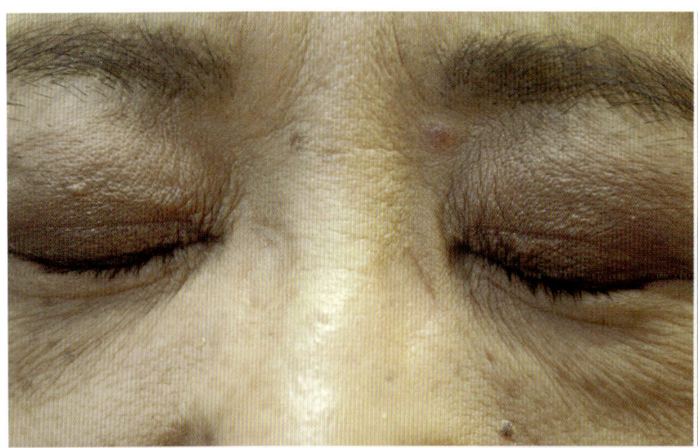

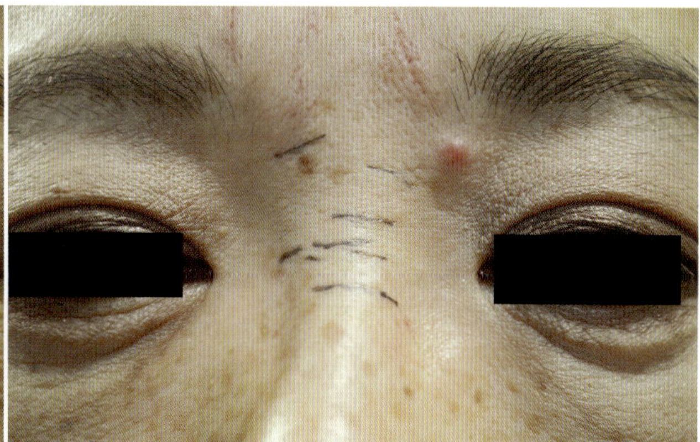

a|b
c|

図 III-49
症例 3
a：治療前．鼻根部に薄い皺が見える．
b：皺に印をつけた．
c：ウシ由来コラーゲンが陽性反応のため，3.5%ヒト由来コラーゲンの Humallagen® を真皮浅層（図 III-46 の①の深さ）に注入した．

やや効果が小さかった．そのためここに Esthélis® Basic（中架橋ヒアルロン酸）を真皮中層（図 III-46 の②の深さ）に 0.4 ml 注入し，図 III-48-b の結果を得た．

症例 3

鼻根部に薄い皺が見える（図 III-49-a）．表情によりできた皺である．図 III-49-b は皺の部分にペンで印をつけた状態である．ウシ由来コラーゲンが陽性反応を呈したため，Humallagen®（3.5%ヒト由来コラーゲン）を 34 G の JBP Nanoneedle にて真皮浅層（図 III-46 の①の深さ）に注入した．注入手技を動画で示す ▶動画19．注入直後が図 III-49-c である．

▶動画19

症例 3 に 34 G の JBP Nanoneedle で Humallagen® を印を付けた皺の部位に注入している．

上記注入と併用して，ボツリヌストキシンを同部位の皮下（図 III-46 の④）に注射するとさらに効果的でまた持続期間も数か月長くなる．

部位・手技別実践テクニック

7 隆　鼻

動画あり

Key Point　高架橋のヒアルロン酸やハイドロキシアパタイトなどが適する．皮下深部に注入して皮膚表面の凹凸を避ける必要がある．ヒアルロン酸を頻回使用すると鼻根部が太くなり，分解が必要になることもある．

症例 1

図Ⅲ-50-a，b は Restylane®（ヒアルロン酸）0.4 ml による隆鼻の治療前である．27 G カニューレで鼻根部に注入した．図Ⅲ-50-c，d が 2 週後の状態である．自然な隆起の鼻になっている．

症例 2

ヒアルロン酸を用いて頻回に治療を行うと鼻根部が膨らみ広く見えてくる．このような変化を防ぐためにはハイドロキシアパタイトを用いることがある．

図Ⅲ-51-a は隆鼻の治療前の正面像，図Ⅲ-51-b

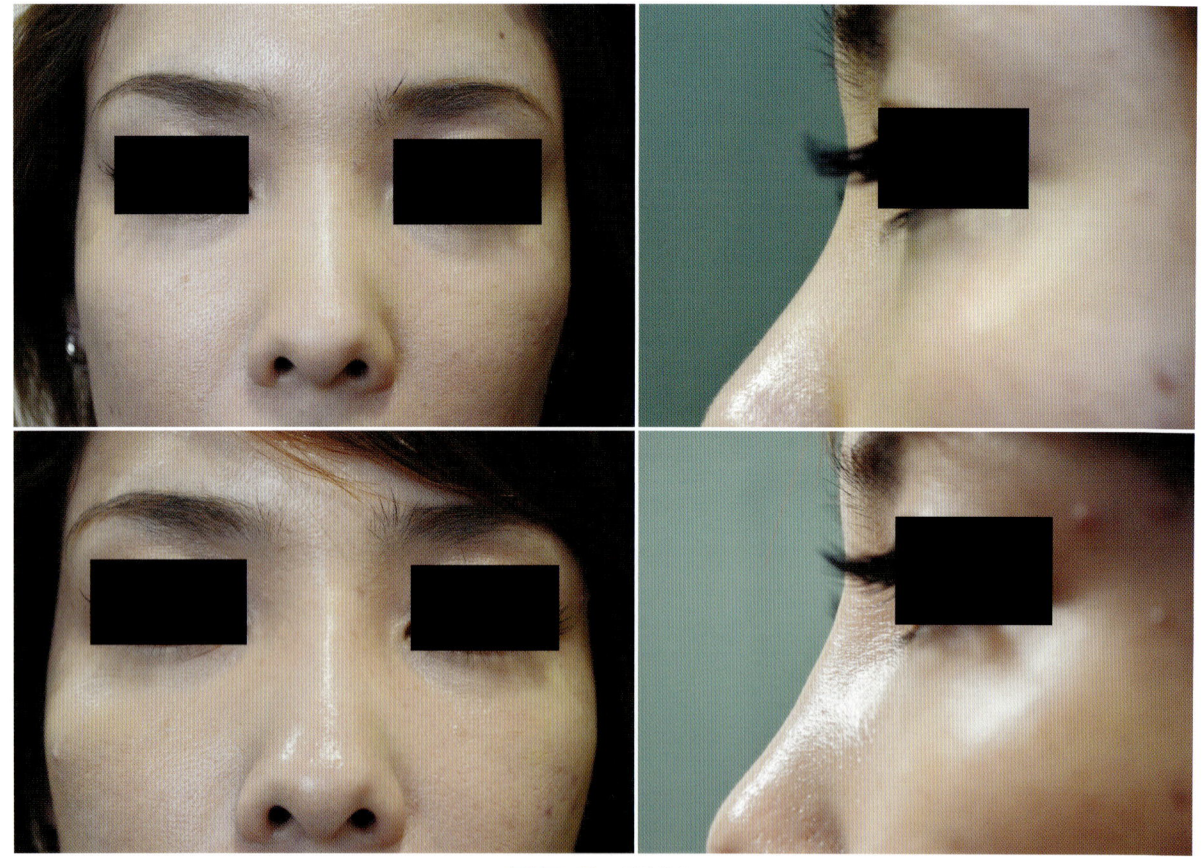

図 Ⅲ-50　症例 1

a，b：Restylane®（ヒアルロン酸）0.4 ml による隆鼻の治療前．27 G カニューレで鼻根部に注入した（a：正面像，b：側面像）．

c，d：2 週後．自然な隆起の鼻になっている（c：正面像，d：側面像）．

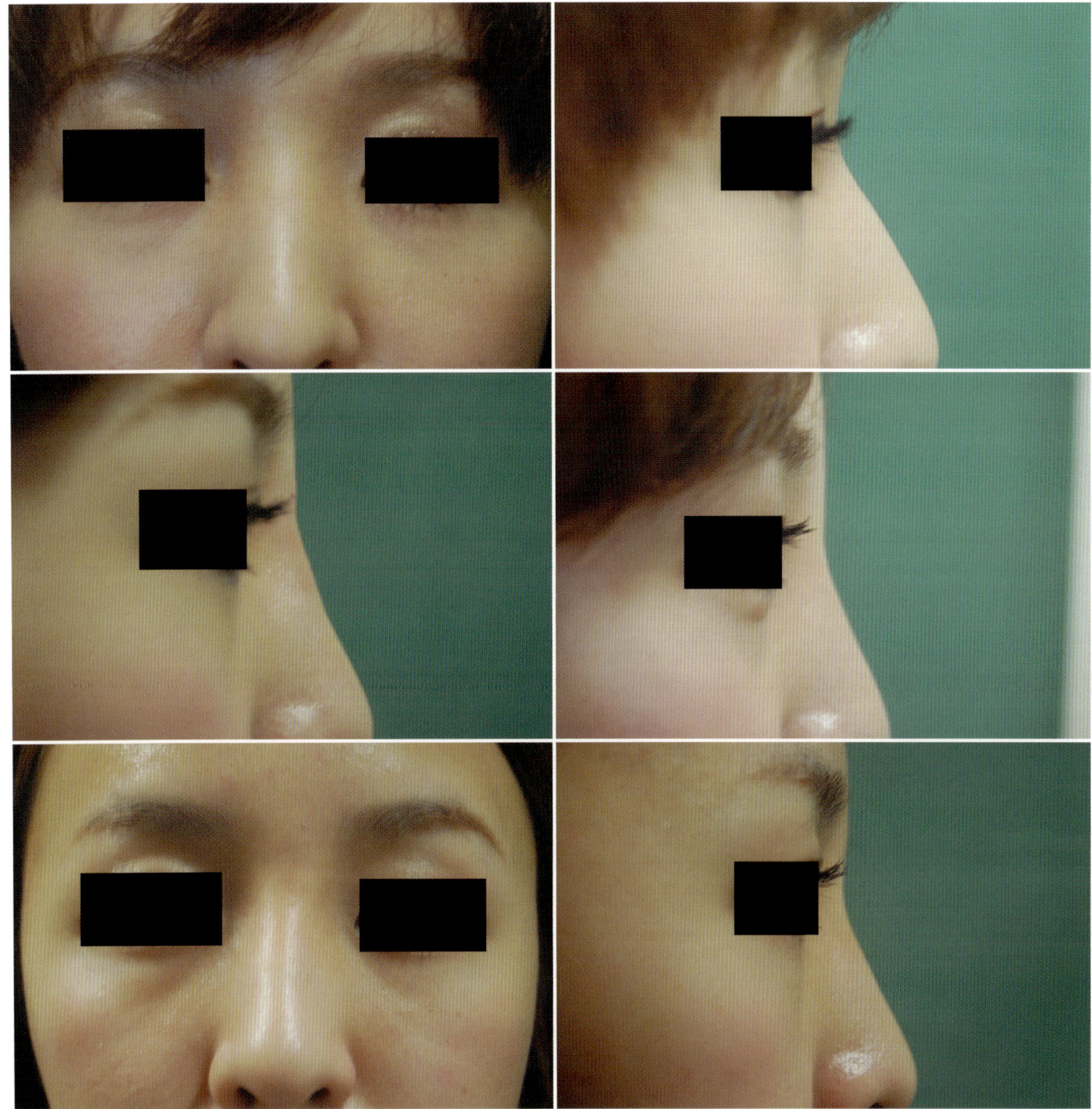

図 Ⅲ-51　症例 2
a：隆鼻の治療前の正面像．鼻根部の陥凹が目立つ．ヒアルロン酸を 0.2 m*l* 注入したが，効果が小さかったので，さらに 1 か月後に Radiesse®（ハイドロキシアパタイト）を 0.4 m*l* 追加注入した．
b：治療前の側面像
c：注入直後．側面像
d：5 日後
e：3 か月後の正面像．鼻根部は広がらずに高さを維持していた．
f：e の側面像

は右からの側面像である．鼻根部の陥凹が目立つ．ここにヒアルロン酸を0.2 m*l*注入したが，効果が小さかったので，さらに Radiesse®（ハイドロキシアパタイト）を 0.4 m*l* 追加注入した．図Ⅲ-51-c がその直後の状態で，図Ⅲ-51-d が 5 日後である．鼻根部の高さは直後よりやや低下したが，十分効果があった．さらに 3 か月後が図Ⅲ-51-e, f である．鼻根部は広がらずに高さを維持している．

症例 3

図Ⅲ-52-a は隆鼻の治療前である．鼻根部に Fortélis® Extra（ヒアルロン酸）を 1 m*l* 骨膜に近い部分

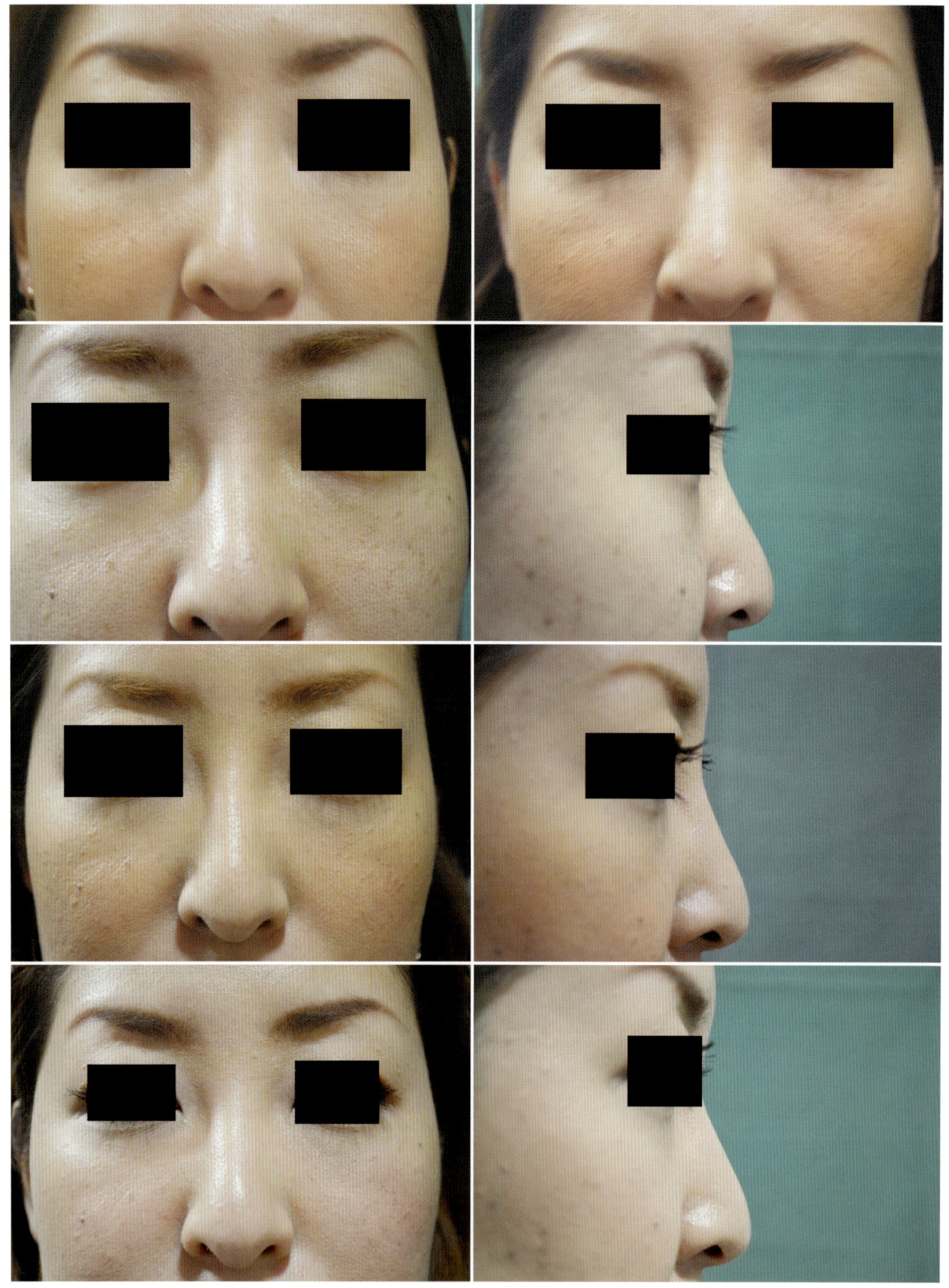

図 Ⅲ-52　症例 3

a：隆鼻の治療前．鼻根部に Fortélis® Extra(ヒアルロン酸)を 1 ml 骨膜に近い部分に注入した．
b：治療 1 か月後．鼻筋がはっきりした．
c，d：b の 9 か月後．まだ効果は消失していないが，やや減少していた．同部位に Ellansé™(ポリカプロラクトン)0.3 ml を 27 G 鋭針で注入した(c：正面像，d：側面像)．
e，f：c の 6 日後．特に合併症もなく，形態を保っている(e：正面像，f：側面像)．
g，h：c の 3 か月後．特に合併症もなく，形態を保っている(g：正面像，h：側面像)．

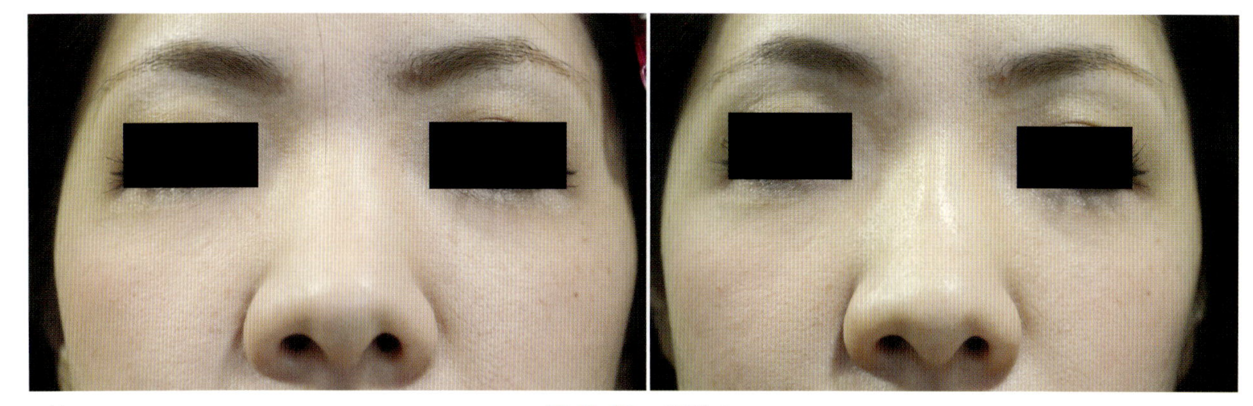

a|b

図 Ⅲ-53　症例 4

a：隆鼻の治療前．鼻根部にCLEVIEL PRIME（ヒアルロン酸）を0.15 ml 骨膜に近い部分に注入した．その注入時の動画を示す▶動画20．

b：6日後

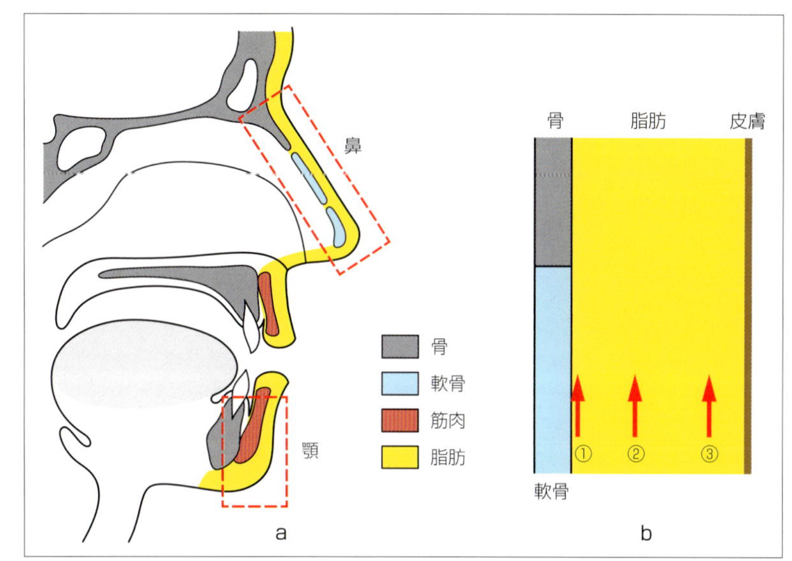

図 Ⅲ-54

a：顔の矢状断面

b：皮膚・骨の断面

に注入した．図Ⅲ-52-b が治療1か月後である．鼻筋がはっきりした．その後9か月後が図Ⅲ-52-c, d である．まだ効果は消失していないが，やや減少していた．同部位に Ellansé™（ポリカプロラクトン）0.3 ml を27 G 鋭針で注入した．6日後が図Ⅲ-52-e, f で，さらに3か月後が図Ⅲ-52-g, h である．特に合併症もなく，形態を保っている．

症例 4

図Ⅲ-53-a は鼻先から鼻根部に CLEVIEL PRIME（ヒアルロン酸）を0.15 ml 骨膜に近い部分に注入した．左手指でカニューレの先端の深さと位置を確認して押し進め，注入しながら膨らみを見て適量をコントロールした．この動画に示す▶動画20．

▶動画20

鼻先から少し上にパンチングニードルで穴をあけて，鼻根部に CLEVIEL PRIME（ヒアルロン酸）を0.15 ml 骨膜に近い部分に 27 G 40 mm カニューレで注入した．

図Ⅲ-53-b は6日後の状態である．

注入の場所は図Ⅲ-54-a で示すように，鼻軟骨と鼻骨上および皮膚の間である．図Ⅲ-54-b では番号の①，②，③のそれぞれの深さがあるが，①は一番骨や軟骨に近く②が中間で③は皮膚に近い部位である．通常②の深さであるが，自然さを重要視するなら①の深さで，凹凸を修正する時は③の皮膚に近い部位になる．

部位・手技別実践テクニック

8 頬

Key Point　頬の部位は皺や陥凹が対象となる．皮膚の厚さは額や眉間などと同等であることが多い．皺の場合は中～高濃度のコラーゲンや，中～高架橋のヒアルロン酸が適することが多い．陥凹に対しては皮下の深い部位に高架橋のヒアルロン酸や自己脂肪，PRP 注入療法，ハイドロキシアパタイトなどを用いる．経験のある施術者はポリ乳酸やポリカプロラクトンなども考えられる．

症例 1

頬の縦皺は一般的な老化による変化である．

図Ⅲ-56-a は鼻唇溝に平行に多数の細い皺が見えるが，ここに Zyderm® Ⅰ(3.5％ウシ由来コラーゲン)を片側 1 ml 程度真皮浅層(図Ⅲ-55 の①の深さ)に注入した．9 日後には皺が目立たなくなった(図Ⅲ-56-b)．このように頬の細かい皺に対しては 3.5％程度の濃度のコラーゲンを用いて良い結果が得られる．皮膚が硬めや皺が深い場合は，6.5％や中架橋のヒアルロン酸を用いると良いこともある．こ

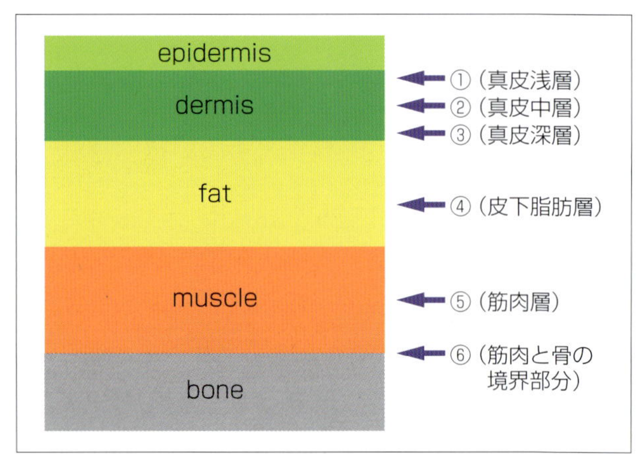

図Ⅲ-55　皮膚断面．注入の深さを示す．

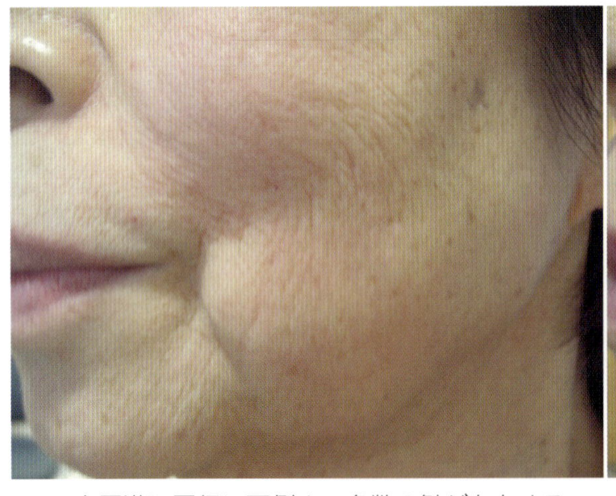

a．鼻唇溝に平行に耳側まで多数の皺が存在する．

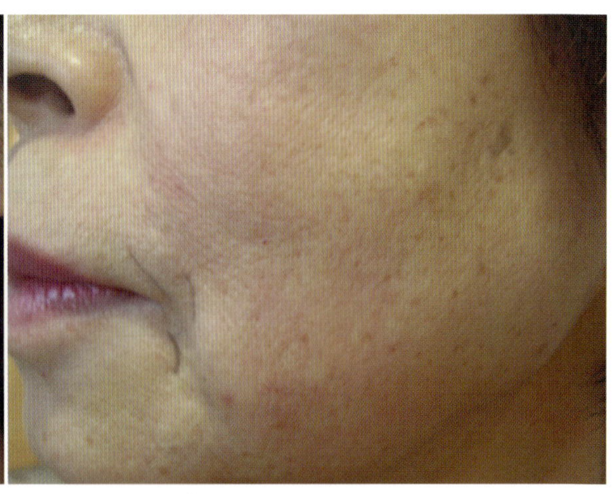

b．Zyderm® Ⅰ(3.5％ウシ由来コラーゲン)を片側 1 ml 程度真皮浅層(図Ⅲ-55 の①の深さ)に注入．9 日後には皺が目立たなくなった．

図Ⅲ-56　症例 1

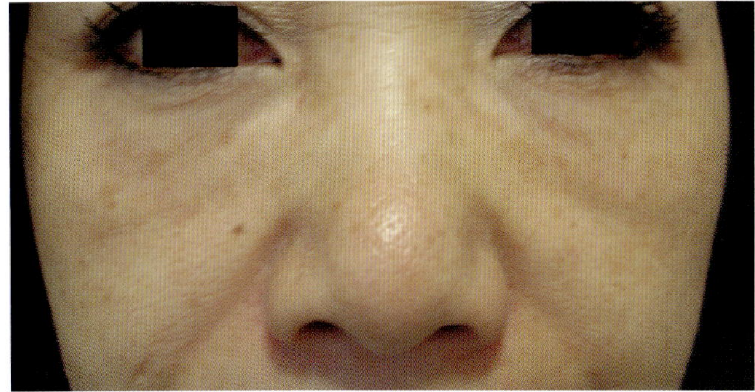

a．下眼瞼の陥凹とその下の頬の陥凹

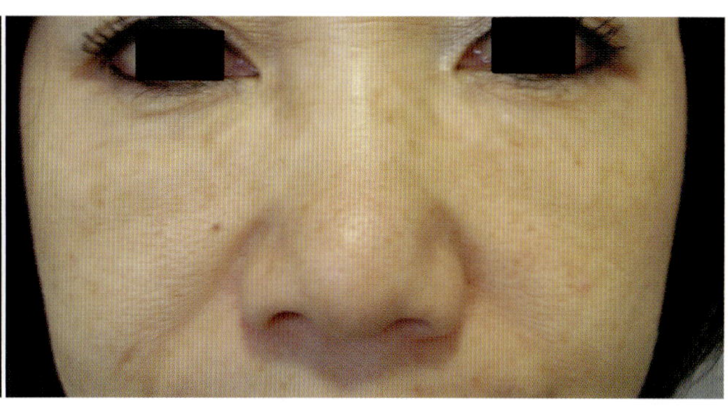

b．下眼瞼の陥凹にはコーケンアテロコラーゲンインプラント® 2％(ウシ由来コラーゲン)を用い，頬の陥凹には Zyderm® Ⅰ(3.5％ウシ由来コラーゲン)をそれぞれ両側 0.8 ml と 0.6 ml ずつ，図Ⅲ-55 の②の深さに注入し，10 日後には両方の改善を見た．

図Ⅲ-57　症例 2

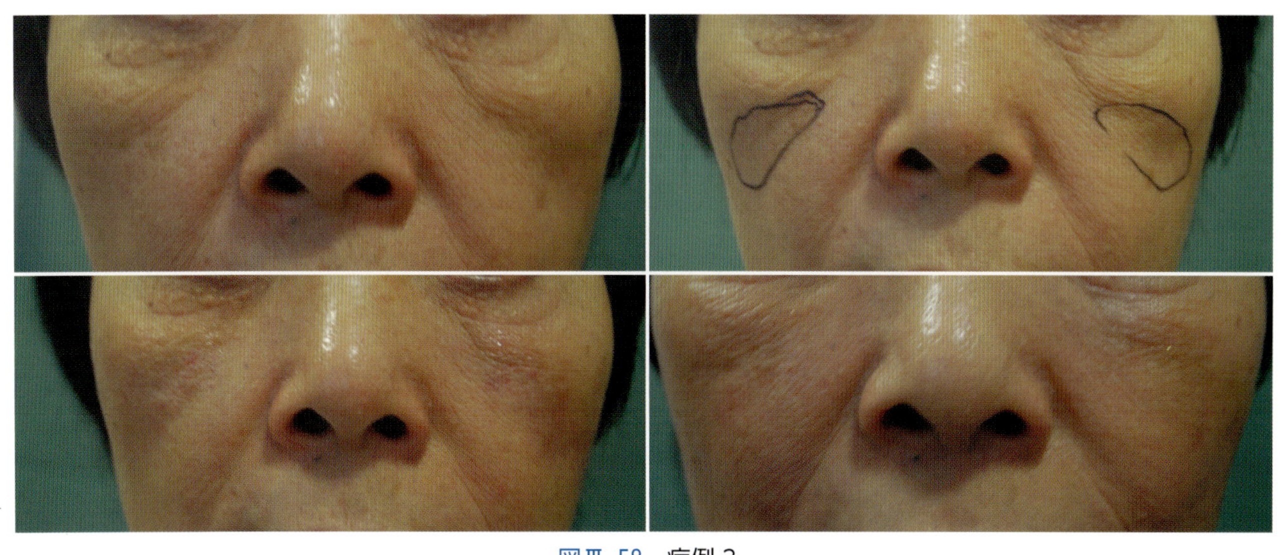

a|b
c|d

図Ⅲ-58　症例 3

a：頬骨の下の陥凹が深い場合の症例
b：注入部位に印をつけた．
c：25 G の針でカニューレの入り口に印をつけ注入領域外側 1 cm の部位に刺した．
　囲んだ印の内側に HYALURONICA® 1(中架橋ヒアルロン酸)を 27 G カニューレで
　両側に 0.8 ml 皮下(図Ⅲ-55 の④の深さ)に注入した．直後の状態
d：1 か月後は陥凹が改善した．

のような皺には動画で示すように注入する▶動画21．

▶動画21

右頬に CosmoDerm™2(ヒト由来コラーゲン)を 34 G の鋭針で注入している．

症例 2

図Ⅲ-57-a のように下眼瞼の陥凹とその下の頬の陥凹などもコラーゲンを用いて治療することが多い．下眼瞼の陥凹にはコーケンアテロコラーゲンインプラント® 2％(ウシ由来コラーゲン)を用い，頬の陥凹には Zyderm® Ⅰ(3.5％ウシ由来コラーゲン)をそれぞれ両側 0.8 ml と 0.6 ml ずつ，真皮中層(図Ⅲ-55 の②の深さ)に注入し，10 日後には図Ⅲ-57-b のように両方の改善を見た．

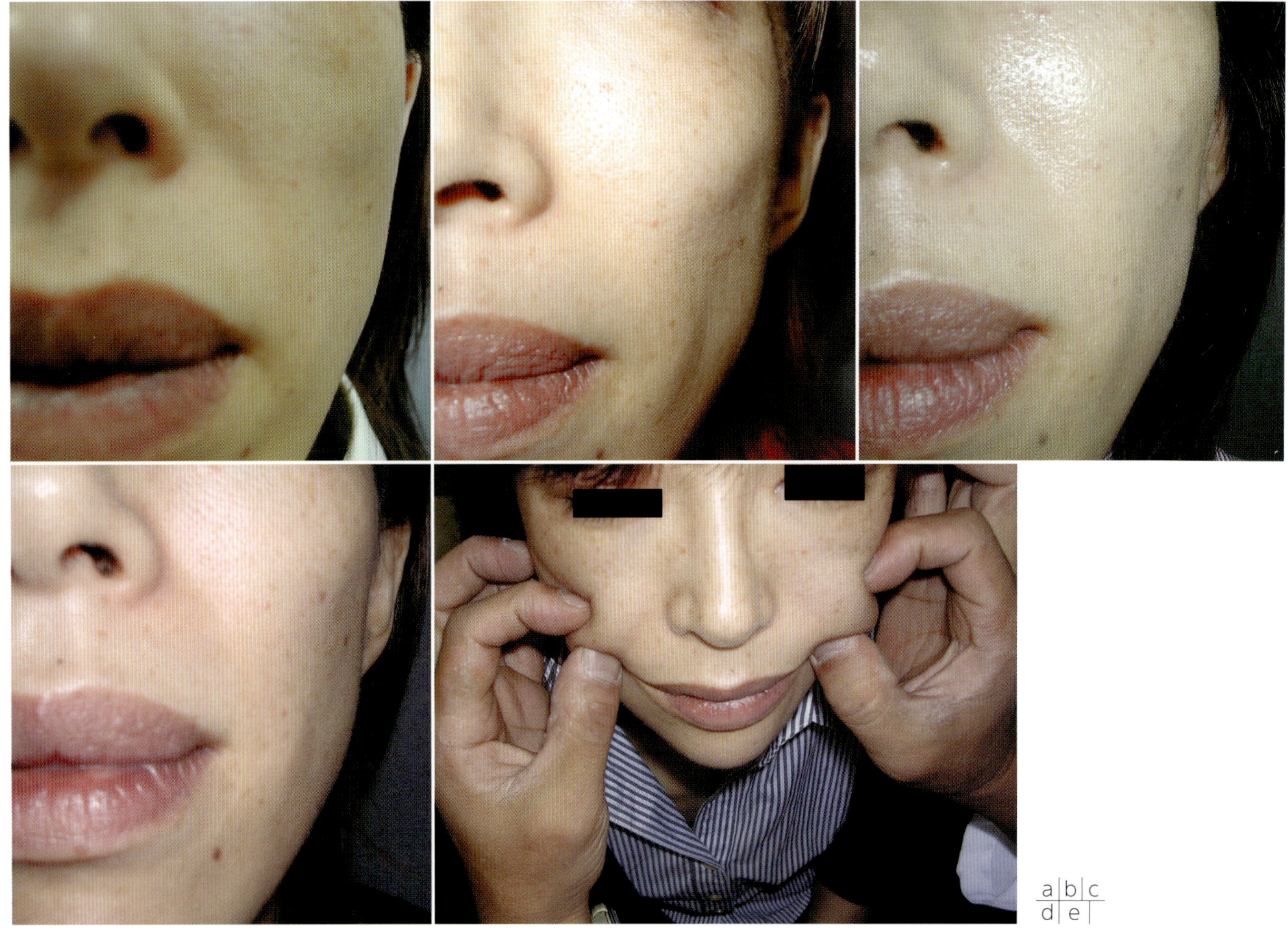

図Ⅲ-59　症例 4

a：左頬のみの陥凹の症例
b：陥凹部の皮下に NEW-FILL®(ポリ乳酸)を 5 ml に溶解したもののうち 2 ml を 3 週間隔で皮下(図Ⅲ-55 の④の深さ)に注入して 4 回治療した後である．まだ 2 か月半程度しか経過していないので，はっきりと効果が現れていない．
c：その後，さらに 2 回同様の注入を行い，治療開始から 4 か月の結果である．陥凹がやや目立たなくなった．
d：特に注入を追加せずに 1 か月後の状態である．
e：厚くなった頬の皮膚をつまんで確認している．左側が厚くなっているのが確認できた．

症例 3

図Ⅲ-58-a のように陥凹が深い場合はヒアルロン酸を用いると良いことがある．図Ⅲ-58-b のように注入部位に印をつけ，25 G の針でカニューレの入り口を印の外側 1 cm の部位に刺した．囲んだ印の内側に HYALURONICA® 1(中架橋ヒアルロン酸)を 27 G カニューレで両側に 0.8 ml 皮下(図Ⅲ-55 の④の深さ)に注入した(図Ⅲ-58-c)．1 か月後は陥凹が改善した(図Ⅲ-58-d)．

症例 4

左頬のみの陥凹があり，ここへの治療前が図Ⅲ-59-a である．陥凹部の皮下(図Ⅲ-55 の④の深さ)に NEW-FILL®(ポリ乳酸)を 5 ml に溶解したもののうち 2 ml を 3 週間隔で注入して 4 回治療した後が図Ⅲ-59-b である．まだ 2 か月半程度しか経過していないので，はっきりと効果が現れていない．その後，さらに 2 回同様の注入を行い，治療開始から 4 か月で図Ⅲ-59-c の結果となった．陥凹がやや目立たな

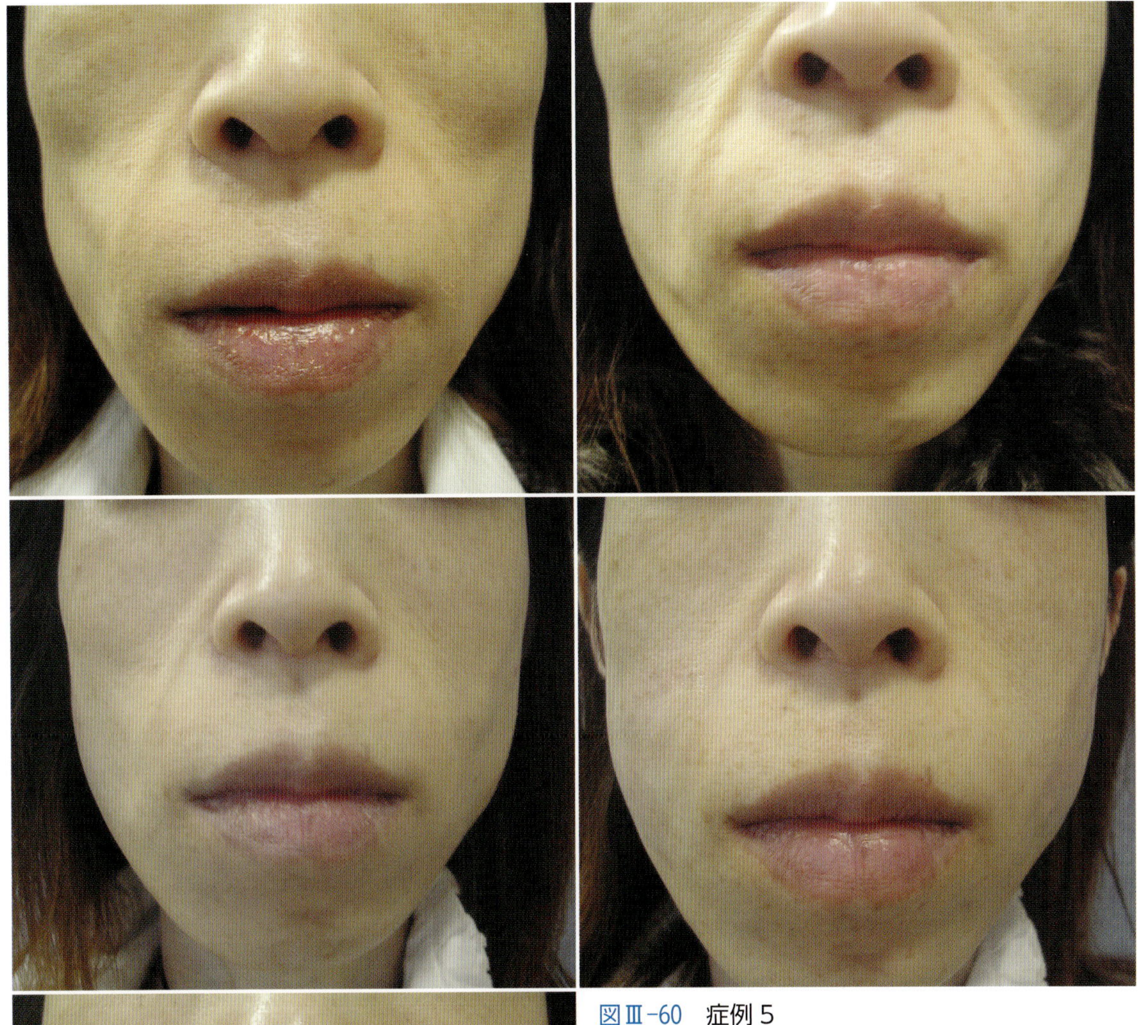

図Ⅲ-60　症例5
a：ポリ乳酸で治療しようとした頬の陥凹の症例である．治療前は頬の陥凹がかなり目立っていた．
b：この陥凹部の皮下（図Ⅲ-55の④の深さ）にNEW-FILL® を5 m*l* に溶解したものを合計10 m*l* 両側に半年おきに2回注入した．治療開始から1年後の状態．やや改善が見られるがまだ陥凹が目立つ．
c：bの後，Evolence™（3.5%ブタ由来コラーゲン）を合計2 m*l* 両側の陥凹部の皮下に注入した．3か月後の状態．陥凹が改善した．
d：さらにEvolence™を合計2 m*l* 両側の陥凹部の皮下に注入した．注入直後の状態である．
e：最終注入から1か月後で凹凸も目立たなくなり，良好な状態となった．

くなった．特に注入を追加せずに1か月後が図Ⅲ-59-dである．陥凹が膨らんできている．図Ⅲ-59-eは厚くなった頬の皮膚をつまんで確認している．左側が厚くなっているのが確認できた．

症例5

症例4と同様にポリ乳酸で治療しようとした頬の陥凹の症例が図Ⅲ-60-aである．治療前は頬の陥凹がかなり目立っていた．この陥凹部の皮下（図Ⅲ-55

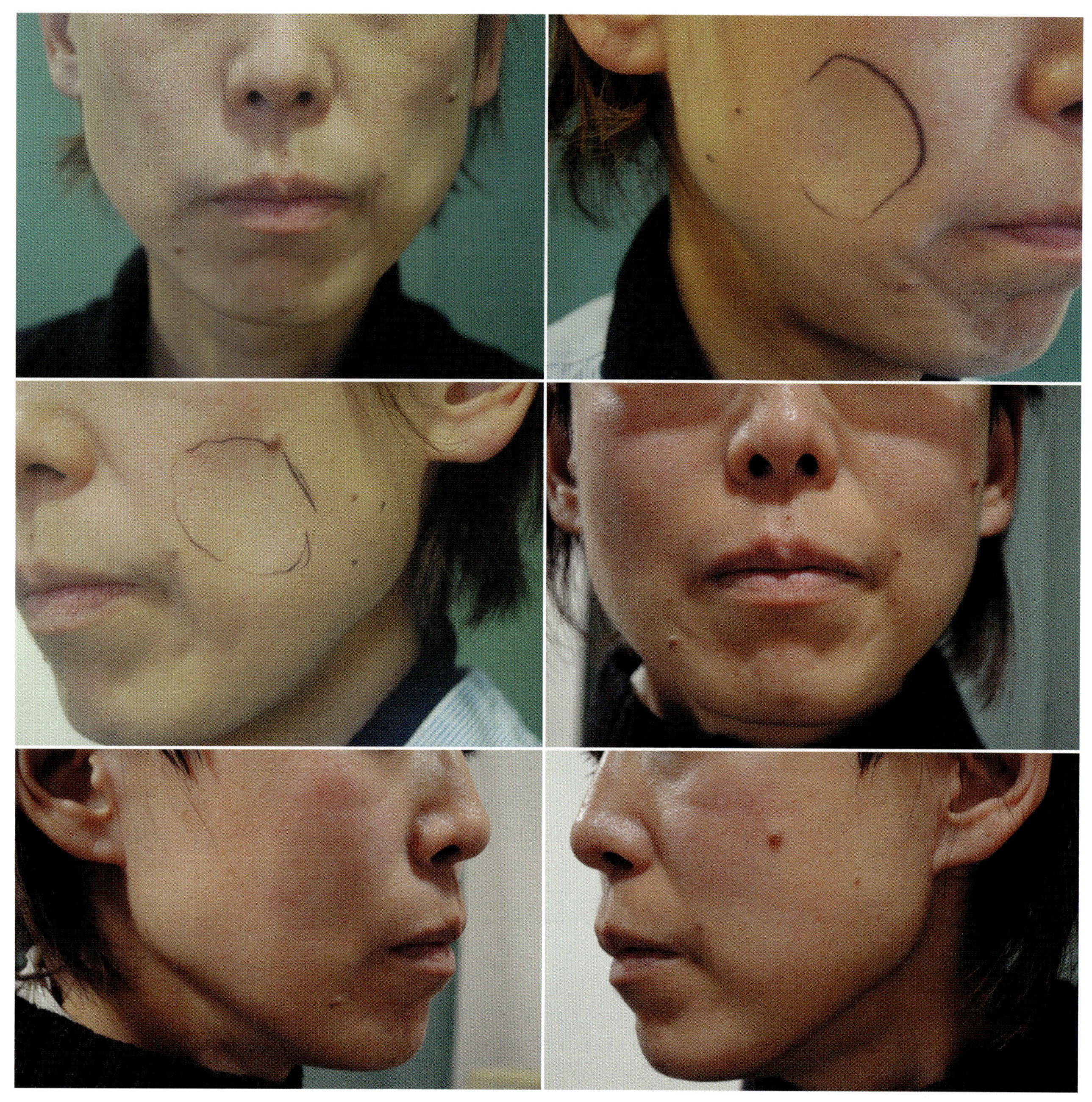

図Ⅲ-61　症例 6

a｜b
c｜d
e｜f

a：両側の頬の陥凹の症例で，脂肪注入前である．

b：脂肪注入前の右頬の予定部位

c：脂肪注入前の左頬の予定部位

d：臀部より脂肪を採取して両側に合計 4 ml の脂肪を b，c 図の印の部位の皮下（図Ⅲ-56 の④の深さ）に 18 G の鋭針で注入した．これを 4 か月間隔で 3 回行い，最終注入から 3 か月の状態である．注入部位の皮膚やその皮下の硬さは周囲と同じ程度で自然な感触であった．

e：右頬の治療後

f：左頬の治療後

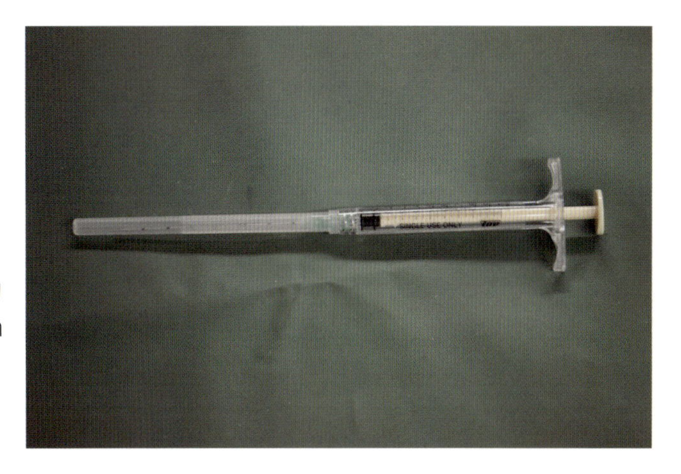

図Ⅲ-62
脂肪注入に使われるカニューレとシリンジ
日本 TOP 社の 1 ml ロック付きシリンジ．カニューレは JBP NanoCannula 21 G 70 mm である．
（図Ⅲ-45-c を再掲）

の④の深さ）に NEW-FILL®（ポリ乳酸）を 5 ml に溶解したものを合計 10 ml 両側に半年おきに 2 回注入した．図Ⅲ-60-b が治療開始から 1 年後である．やや改善が見られるが，まだ陥凹が目立つ．そこで Evolence™（3.5％ブタ由来コラーゲン）を合計 2 ml 両側の陥凹部の皮下に注入した．3 か月後は陥凹が改善したが（図Ⅲ-60-c），さらに Evolence™を合計 2 ml 両側の陥凹部の皮下に注入した．注入直後の状態が図Ⅲ-60-d である．図Ⅲ-60-e はその 1 か月後で凹凸も目立たなくなり，良好な状態となった．

症例 6

頬の陥凹を治療する最も自然な材料としては自己脂肪である．いったん生着すると本来の頬の軟らかさを感じて違和感はない．ただし，あまり多くを注入すると中心部が壊死を起こすことがあるので，少量ずつ 1 か所に注入し，何回か施行することが理想的である．

図Ⅲ-61-a は両側の頬の陥凹の症例で，脂肪注入前である．臀部より脂肪を採取して両側に合計 4 ml の脂肪を図Ⅲ-61-b，c の印の部位の皮下（図Ⅲ-55 の④の深さ）に 18 G の鋭針で注入した．これを 4 か月間隔で3回行い最終注入から3か月の状態が図Ⅲ-61-d～f である．注入部位の皮膚やその皮下の硬さは周囲と同じ程度で自然な感触であった．最近ではカニューレの内径が太くなった製品が販売されているので，21 G カニューレを用いて脂肪注入することが多くなった（図Ⅲ-62）．

部位・手技別実践テクニック

9 鼻唇溝

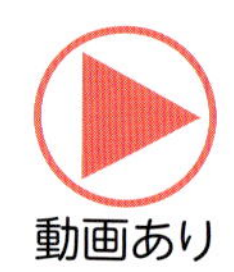

Key Point　皮膚が比較的厚い部位である．中～高濃度のコラーゲンや中～高架橋のヒアルロン酸が適することが多い．高架橋のヒアルロン酸で青い筋状に線が見えることがある体質の患者には，低架橋のヒアルロン酸を用いるほうが良いこともある．はっきりした筋状の皺には真皮の浅～中層に注入する（図Ⅲ-63 の①，②の深さ）．なだらかな皿状の陥凹には皮下組織に高架橋のヒアルロン酸やハイドロキシアパタイト，ポリ乳酸，ポリカプロラクトンなどを用いる（図Ⅲ-63 の④の深さ）．

症例 1

図Ⅲ-64-a は鼻唇溝の治療前である．ここの真皮浅～中層（図Ⅲ-63 の①，②の深さ）に Zyderm® Ⅱ（6.5％ウシ由来コラーゲン）を 0.6 ml 注入した．すぐに効果が見られ，1 か月後の図Ⅲ-64-b の状態となった．治療部位は自然な感触で色調は周囲と同じであった．凹凸も見られなかった．ほとんどの鼻唇溝の治療ではこの程度の皺が多く，それに対してはコラーゲンが効果的で自然な状態を得ることができる．実際の注入を別症例の動画で示す 動画22．

動画22
右鼻唇溝にアテロコラーゲンインプラント® 6.5％を 34 G JBP Nanoneedle を用いて図Ⅲ-63 の①の深さに注入している．

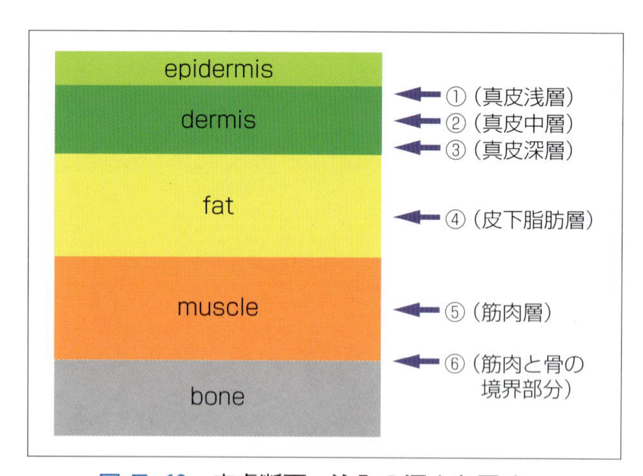

図Ⅲ-63　皮膚断面．注入の深さを示す．
真皮浅層（①）は主にコラーゲンなどを鋭針で注入する．細い針の方が針痕少なく仕上がりがきれいである．
真皮深層（③）は高濃度のコラーゲンや低架橋・中架橋ヒアルロン酸を注入する部位である．
皮下（④）は，高架橋のヒアルロン酸やハイドロキシアパタイト，ポリ乳酸，ポリカプロラクトンなどを注入する深さである．

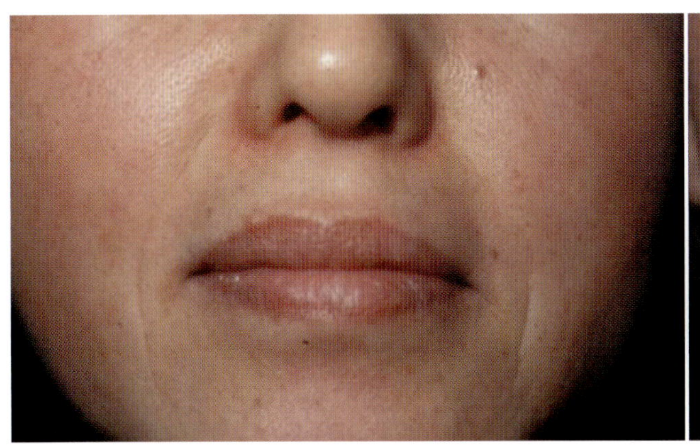

a．鼻唇溝の治療前

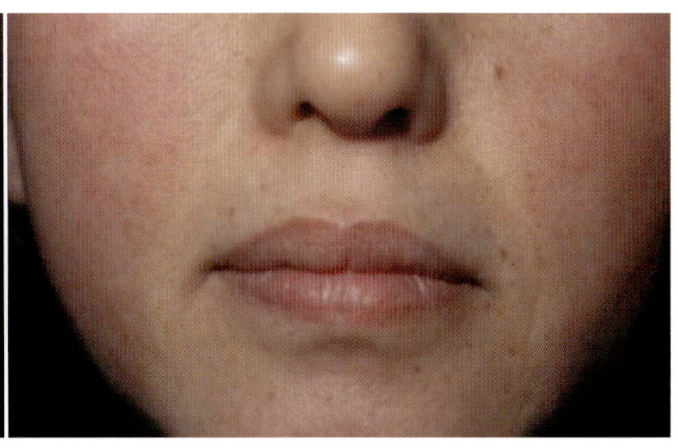

b．真皮の浅〜中層（図Ⅲ-63の①，②の深さ）に Zyderm® Ⅱ（6.5％ウシ由来コラーゲン）を0.6 ml 注入した．1か月後の状態

図 Ⅲ-64　症例1

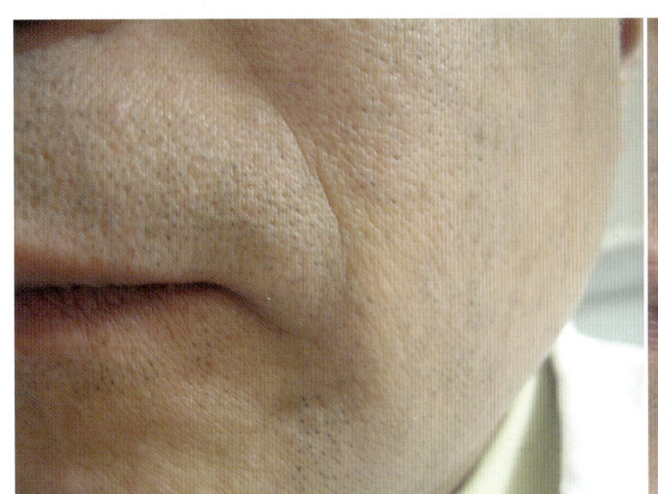

a．左の鼻唇溝の目立つ皺
比較的皮膚が厚く硬かった．

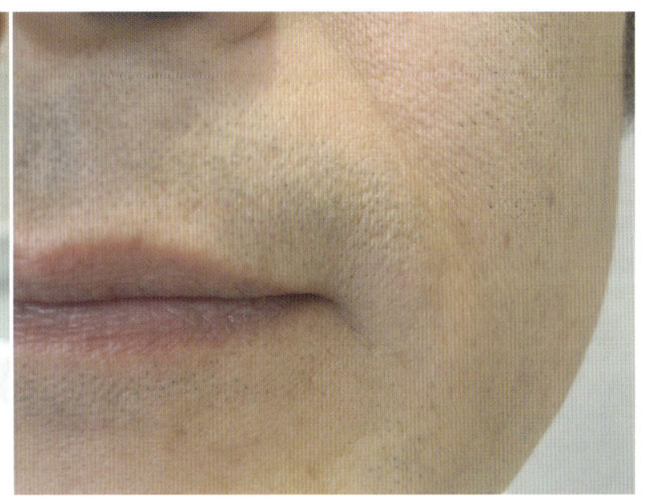

b．3か月後
Esthélis® Basic（中架橋ヒアルロン酸）0.2 mlを真皮中層（図Ⅲ-63の②の深さ）に注入した．皺が目立たなくなって，その状態が持続していた．

図 Ⅲ-65　症例2（著者）

ウシ由来コラーゲンの皮内テストが陽性の場合や，皮内テストを施行していないが早く治療をしたい場合はヒアルロン酸を用いることがある．

症例2

図Ⅲ-65-aは50歳代男性の左の鼻唇溝の目立つ皺である．比較的皮膚が厚く硬かった．ここにEsthélis® Basic（中架橋ヒアルロン酸）0.2 mlを真皮中層（図Ⅲ-63の②の深さ）に注入した．2日ほどで針痕も消失して皺が目立たなくなって，3か月後もその状態が持続していた（図Ⅲ-65-b）．

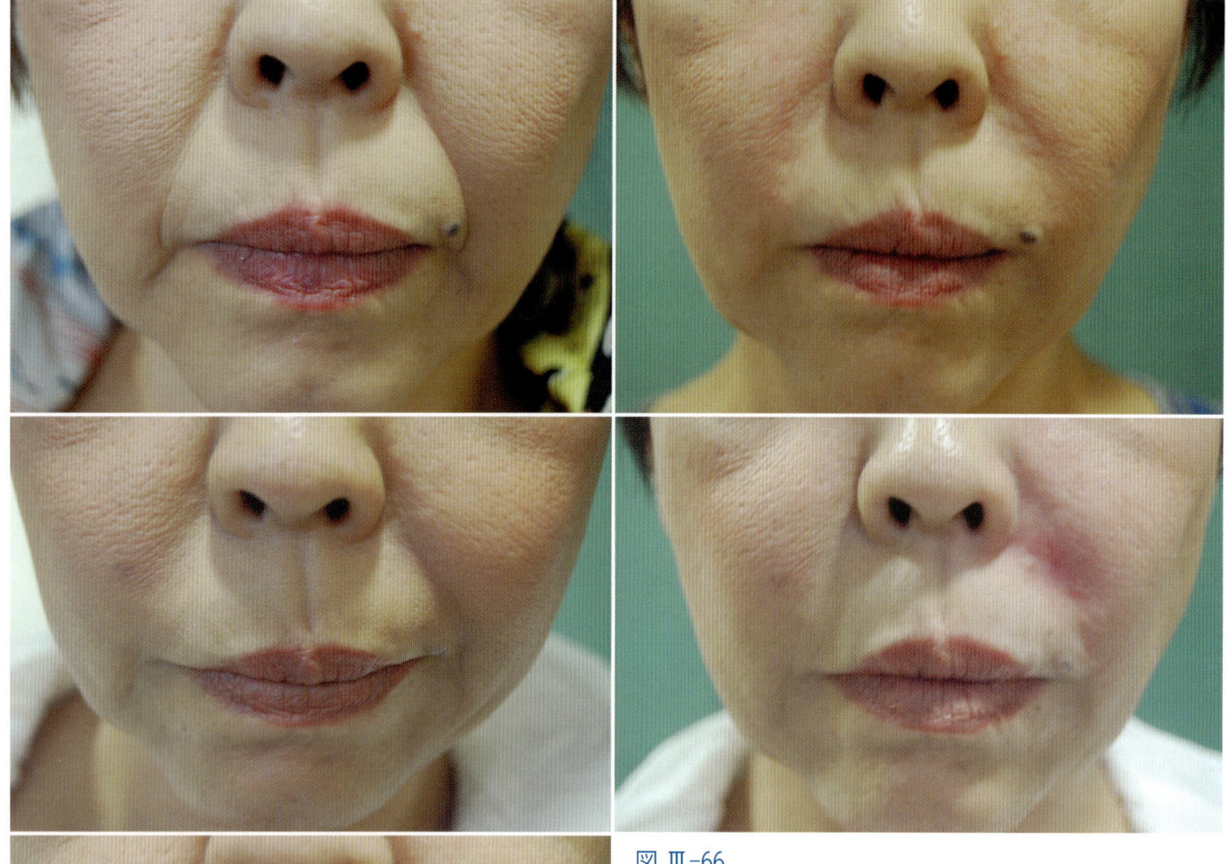

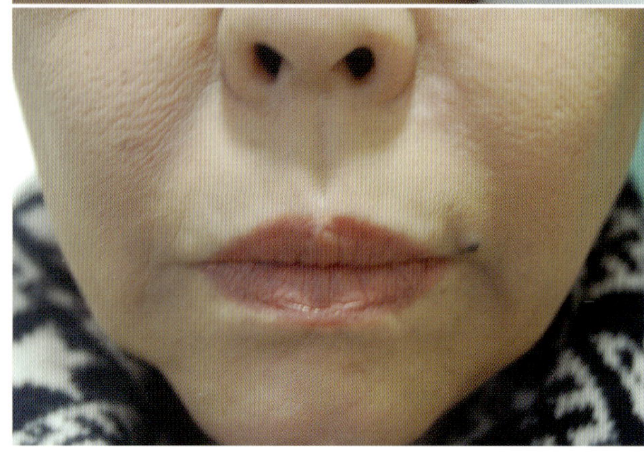

a|b
c|d
e

図 Ⅲ-66
症例 3
a：鼻唇溝が深く頬のたるみも合併している．
b：HYALURONICA® 1(中架橋ヒアルロン酸)および HYALURONICA® 2(高架橋ヒアルロン酸)をそれぞれ1 mlずつ真皮中層(図Ⅲ-63の②の深さ)へ注入した．1か月半後の状態
c：1年4か月経過して左側がまた元の深さに戻った．
d：左鼻唇溝に Radiesse®(ハイドロキシアパタイト)を1 ml皮下に注入した．直後の状態
e：2週後には左鼻唇溝が浅くなった．

症例 3

鼻唇溝がさらに深く頬のたるみも合併しているような図Ⅲ-66-aの症例にHYALURONICA® 1(中架橋ヒアルロン酸)およびHYALURONICA® 2(高架橋ヒアルロン酸)をそれぞれ1 mlずつ真皮中層(図Ⅲ-63の②の深さ)に注入した．1か月半後の状態が図Ⅲ-66-bである．しかし，1年4か月経過して左側がまた元の深さに戻った(図Ⅲ-66-c)．その左鼻唇溝にRadiesse®(ハイドロキシアパタイト)を1 ml皮下に注入した(図Ⅲ-66-d)．その注入の深さは図Ⅲ-63の④の深さである．皮下にカニューレを用いて注入する方法を動画で示す▶動画23．2週後には良好な結果を得た(図Ⅲ-66-e)．

▶動画23

右鼻唇溝にHydryal 4%をJBP NanoCannula 27G 50 mmを用いて，図Ⅲ-63の④の深さに注入している．左手指で深さを確認しながら注入の圧力を加えている．

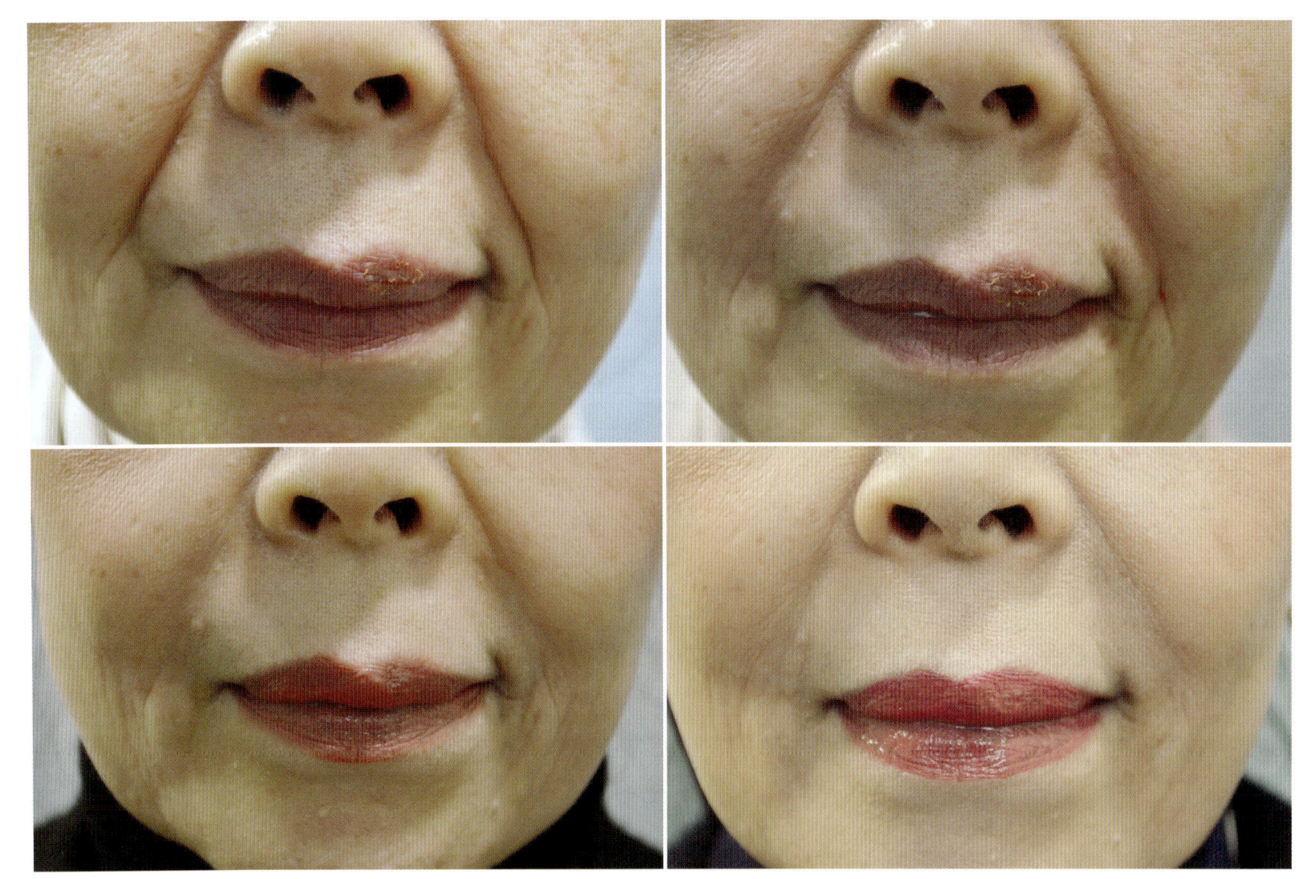

a|b
c|d

図 Ⅲ-67　症例 4

a：50 歳代女性の鼻唇溝の治療前

b：JBP NanoLink Fille™ fine を右鼻唇溝に 0.8 ml，左に JBP NanoLink Fille™ deep を 0.6 ml，図Ⅲ-63 の③の深さに注入した．その直後の状態

c：11 日後．直後より鼻唇溝が浅くなっている．

d：さらに 3 か月後．化粧をしているが，鼻唇溝の深さは気にならなくなった．

症例 4

鼻唇溝が両側とも非常に深い 50 歳代の女性である（図Ⅲ-67-a）．ここに JBP NanoLink Fille™ fine（中架橋ヒアルロン酸）を右鼻唇溝に 0.8 ml と JBP NanoLink Fille™ deep（高架橋ヒアルロン酸）を左に 0.6 ml，図Ⅲ-63 の③の深さに注入した．直後の状態が図Ⅲ-67-b で，11 日後が図Ⅲ-67-c である．直後よりやや膨らみを増し，鼻唇溝が浅くなっている．それから 3 か月後も図Ⅲ-67-d のように効果を保っていた．1 年後もまだ効果を持続していた．このように架橋が適正なヒアルロン酸を真皮の中～深層に注入すると凹凸も見えず，効果が良好なことがある．

Ⅲ 部位・手技別実践テクニック

10 口 唇

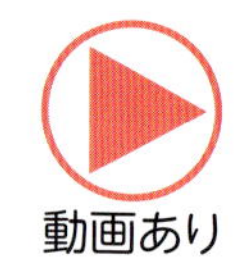

Key Point　上下口唇の粘膜以外の部分に放射状に見られる皺には，低〜中濃度のコラーゲンや低架橋ヒアルロン酸を，真皮層に注入する方法が用いられる．また，喫煙線と呼ばれるように口輪筋の動きで皺が目立つ場合はこの動きに対して控えめな量のボツリヌストキシンを用いると効果がある．赤唇と白唇の境界部分は通常盛り上がりのある形態をしているが，この部分に高濃度のコラーゲンや中〜高架橋のヒアルロン酸を注入することにより，口唇縁の折れ曲がりを防ぎ，唇の形をはっきりさせる効果がある．患者の好みもあるが，ふっくらした口唇を希望する場合は赤唇部分に中〜高架橋のヒアルロン酸を注入して膨隆させる．

症例 1

図Ⅲ-69-a は上口唇に縦に多数の皺が見える．ここに Zyderm® Ⅰ(3.5%ウシ由来コラーゲン)を 0.6 ml と，やや深めの皺に Zyderm® Ⅱ(6.5%)を 0.1 ml 注入し(図Ⅲ-68 の①の深さに Zyderm® Ⅰ，図Ⅲ-69 の③の深さに Zyderm® Ⅱ)，口唇縁には Zyplast®(3.5%ウシ由来架橋コラーゲン)0.2 ml を図Ⅲ-68 の④の深さに注入した．2週後には上口唇の皺は目立たなくなった(図Ⅲ-69-b)．

口唇の皺ではないが，唇をふっくらさせるために注入することもある．

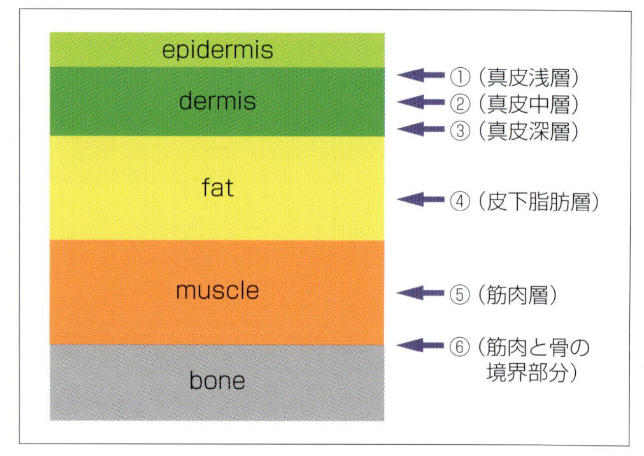

図Ⅲ-68　皮膚断面．注入の深さを示す．

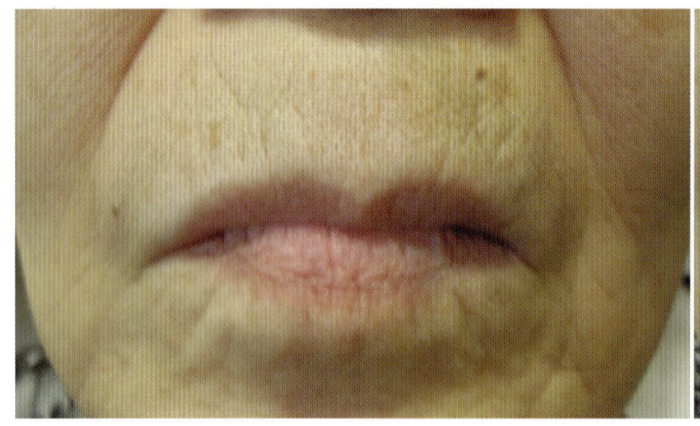

a．上口唇の皺の治療前

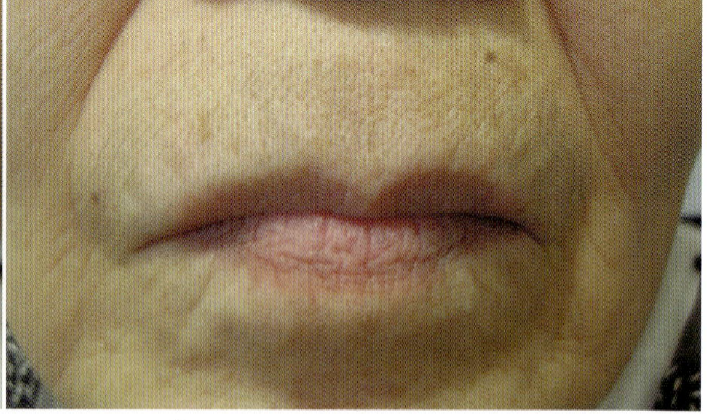

b．Zyderm® Ⅰ(3.5%ウシ由来コラーゲン)を図Ⅲ-68 の①の深さに 0.6 ml と，やや深めの皺に Zyderm® Ⅱ(6.5%)を図Ⅲ-68 の③の深さに 0.1 ml 注入し，口唇縁には Zyplast®(3.5%ウシ由来架橋コラーゲン)を図Ⅲ-68 の④の深さに 0.2 ml を注入した．2週後には上口唇の皺は目立たなくなった．

図Ⅲ-69　症例 1

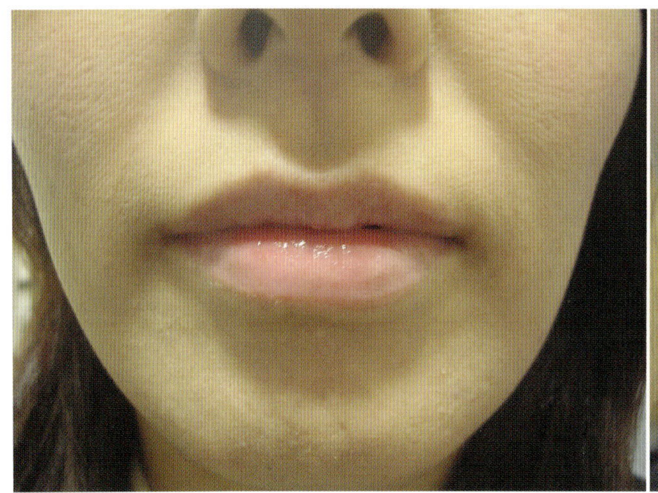

a．上下の口唇が薄いので，もっと厚みを持たせたいと希望した．

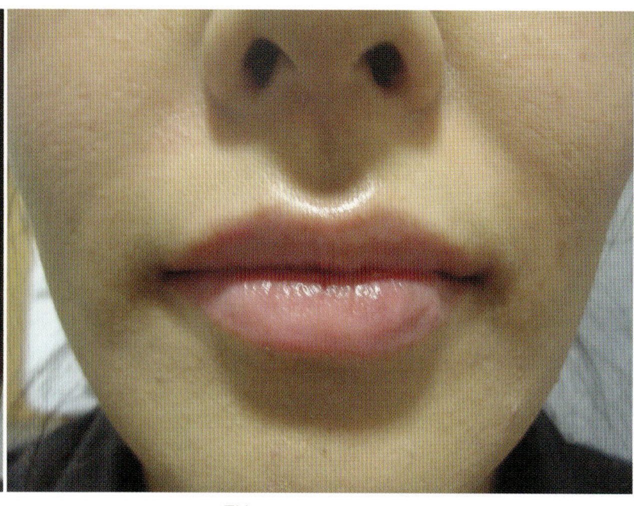

b．CosmoPlast™(3.5%ヒト由来架橋コラーゲン)0.8 *ml*を口唇縁の図Ⅲ-68の④の深さに注入し，赤唇部にはJuvéderm® 30HV(ヒアルロン酸)を1 *ml*同じ深さに注入した．2か月後には上下の口唇が厚みを持ち，希望に近くなった．

図 Ⅲ-70　症例 2

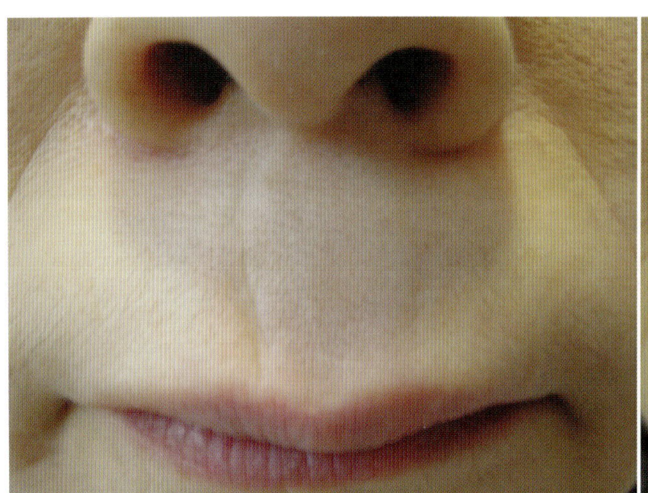

a．小児期の外傷による上口唇の瘢痕陥凹

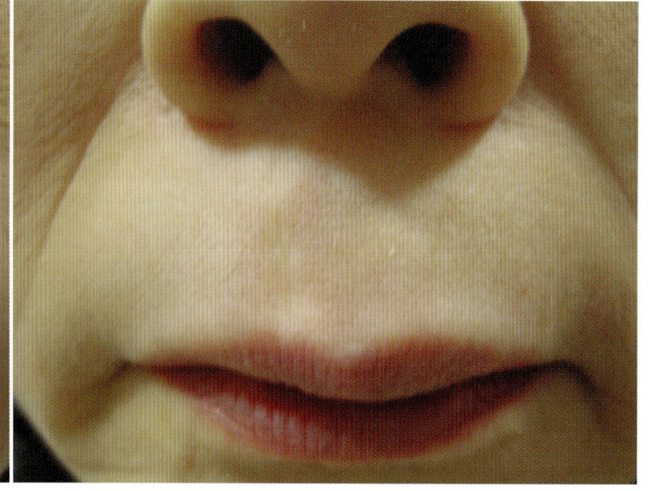

b．CosmoDerm™ 1(3.5%ヒト由来コラーゲン)を0.15 *ml*真皮浅層(図Ⅲ-68の①の深さ)に注入した．10日後には陥凹が目立ちにくくなった．

図 Ⅲ-71　症例 3

症例 2

図Ⅲ-70-aは上下の口唇が薄いのでもっと厚みを持たせたいと希望した．CosmoPlast™(3.5%ヒト由来架橋コラーゲン)0.8 *ml*を口唇縁に注入し，さらに赤唇部にJuvéderm® 30HV(ヒアルロン酸)を1 *ml*注入し，2か月後には上下の口唇が厚みを持ち，希望に近くなった(図Ⅲ-70-b)．このときの注入の深さは図Ⅲ-68の④の深さに行った．

症例 3

口唇部の傷跡も注入で瘢痕の陥凹を修復できる．

図Ⅲ-71-aは古い外傷により上口唇に縦の傷跡ができた症例である．ウシ由来コラーゲンのテストは陽性を示したため，ここにCosmoDerm™ 1(3.5%ヒト由来コラーゲン)を0.15 *ml*真皮浅層に注入した．深さは図Ⅲ-68の①の印の部位である．10日後には陥凹が目立ちにくくなった(図Ⅲ-71-b)．

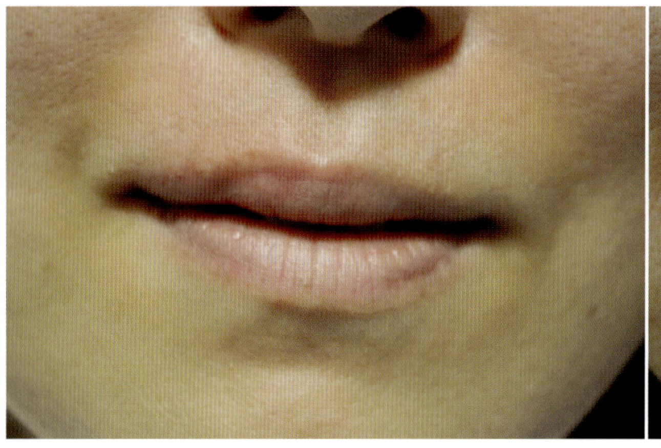

a．上口唇のボリュームを増やす患者の治療前

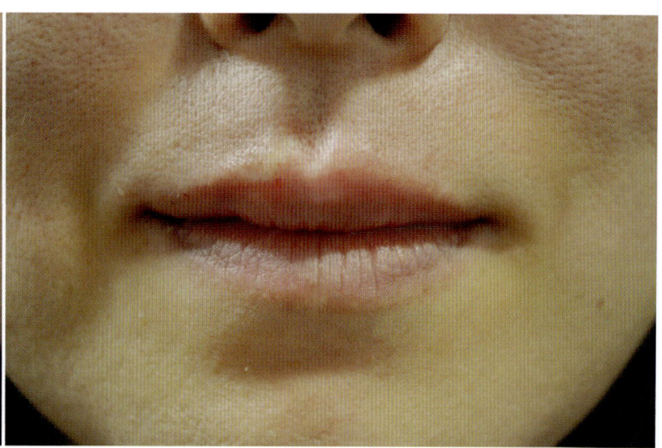

b．JBP NanoLink Fille™ fine と同等品のヒアルロン酸を赤唇縁の図Ⅲ-68 の④の深さに注入した直後

図 Ⅲ-72　症例 4

症例 4

図Ⅲ-72-a は口唇の薄い症例である．上口唇のボリュームを増やすため，JBP NanoLink Fille™ fine と同等品のヒアルロン酸を動画のように 34 G の針で注入した▶動画24．深さは図Ⅲ-68 の④の印の部位である．直後が図Ⅲ-72-b の通りである．針痕は見えず，ボリュームが増えている．日数が経過するとやや減少して自然な感じに見える．

▶動画24

上口唇のボリュームを増やすため，JBP Nano-Link Fille™ fine と同等品のヒアルロン酸を赤唇縁に 34 G の針で注入している．

症例 5-1

図Ⅲ-73-a は口唇を尖らせた時に見える皺の症例である．Humallagen®（3.5％ヒト由来コラーゲン）を 34 G の針で動画のように注入した▶動画25．深さは図Ⅲ-68 の③の印の部位である．直後が図Ⅲ-73-b の状態である．

▶動画25

縦皺に Humallagen® を 34G の針で注入している．

症例 5-2

同じ症例で上下口唇の薄いのが気になっていたので，上口唇（▶動画26）と下口唇（▶動画27）の赤唇縁にジュビダームビスタ® ウルトラを 34 G の針で注入した（図Ⅲ-74-a）．深さは図Ⅲ-68 の④の印の部位である．直後の結果が図Ⅲ-74-b である．もし赤唇部分も膨らませたいときは同じ材料と針で深さを図Ⅲ-68 の⑤の印の部位に注入する．

▶動画26

上赤唇縁にジュビダームビスタ® ウルトラを 34G の針で注入している．

▶動画27

下赤唇縁にジュビダームビスタ® ウルトラを 34G の針で注入している．

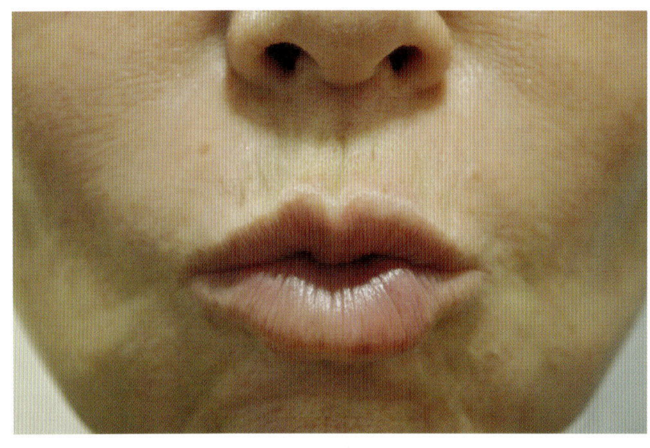

a．口唇を尖らせると縦皺が見える．この皺に Humallagen®(3.5%ヒト由来コラーゲン)を34 Gの針で注入した．深さは図Ⅲ-68 の②である．

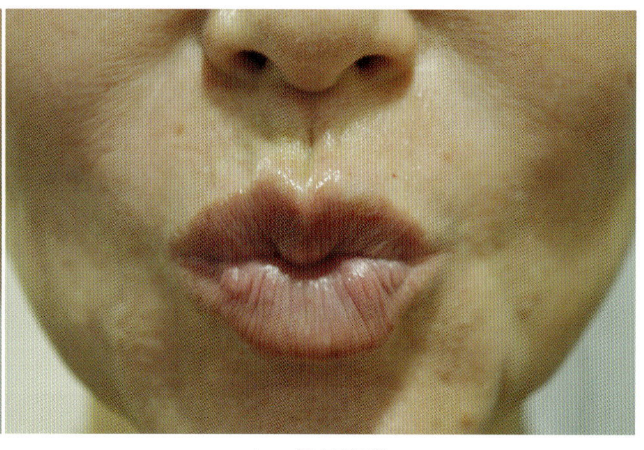

b．治療直後

図 Ⅲ-73　症例 5-1

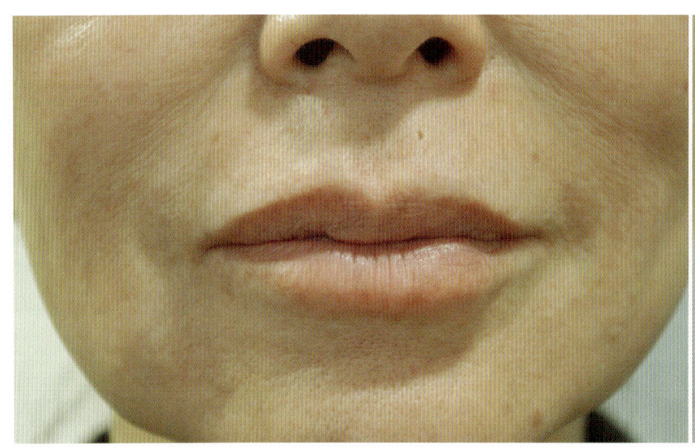

a．上下口唇の薄いのが気になっていたので，ジュビダームビスタ® ウルトラを 34 G の針で注入した．深さは図Ⅲ-68 の④である．

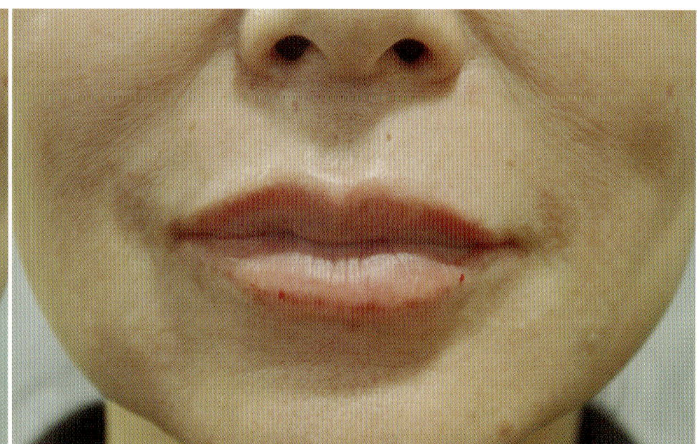

b．治療直後の状態

図 Ⅲ-74　症例 5-2

Ⅲ 部位・手技別実践テクニック

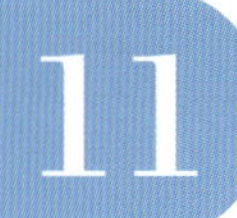

11 口 角

Key Point マリオネットラインと呼ばれる．鼻唇溝より少し皮膚が薄い．中～高濃度のコラーゲンや中～高架橋のヒアルロン酸が適することが多い．高架橋のヒアルロン酸で青い筋状に線が見えることがある体質の患者には，中架橋のヒアルロン酸を用いるほうが良いこともある．はっきりした筋状の皺には真皮の浅～中層に注入する．なだらかな皿状の陥凹には皮下組織に高架橋のヒアルロン酸やハイドロキシアパタイト，ポリ乳酸，ポリカプロラクトン，PRP 注入療法などを用いることができる．

症例 1

図Ⅲ-76-a は口角の皺の治療前である．ここに Zyderm® Ⅱ(6.5%ウシ由来コラーゲン)を1.5 ml注入した．注入の深さは図Ⅲ-75の①の深さであった．同時に鼻唇溝や上口唇の皺も治療した．図Ⅲ-76-b は治療11日後である．口角のはっきりした皺が目立たなくなった．

症例 2

図Ⅲ-77-a は口角を Zyplast®(3.5%ウシ由来架橋コラーゲン)で治療してきた患者であるが，当院で

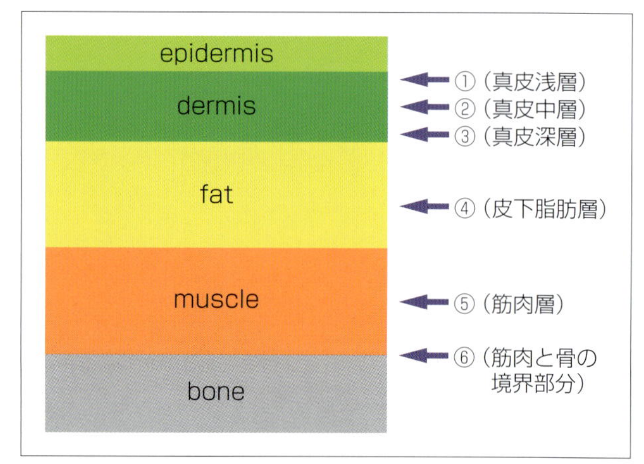

図 Ⅲ-75　皮膚断面．注入の深さを示す．

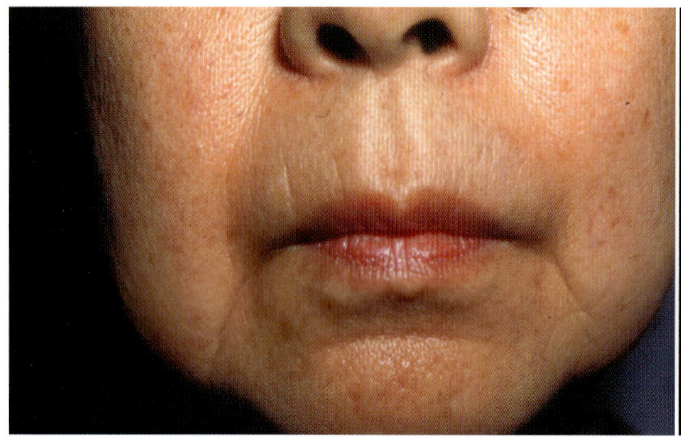

a．口角の皺の治療前
ここに Zyderm® Ⅱ(6.5%ウシ由来コラーゲン)を図Ⅲ-75 の①の深さに 1.5 ml 注入した．同時に鼻唇溝や上口唇の皺も治療した．

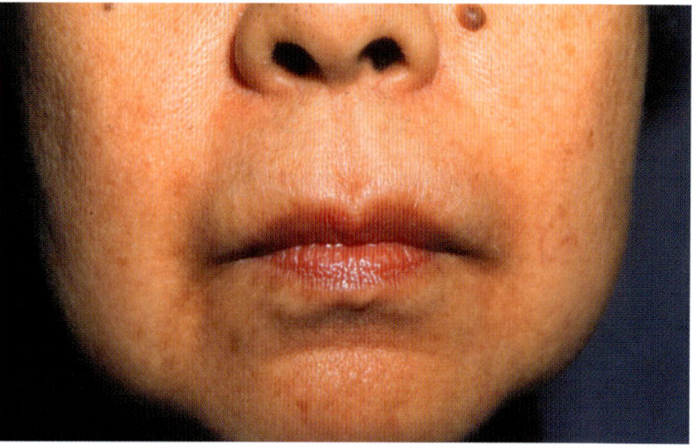

b．治療 11 日後
口角のはっきりした皺が目立たなくなった．

図 Ⅲ-76　症例 1

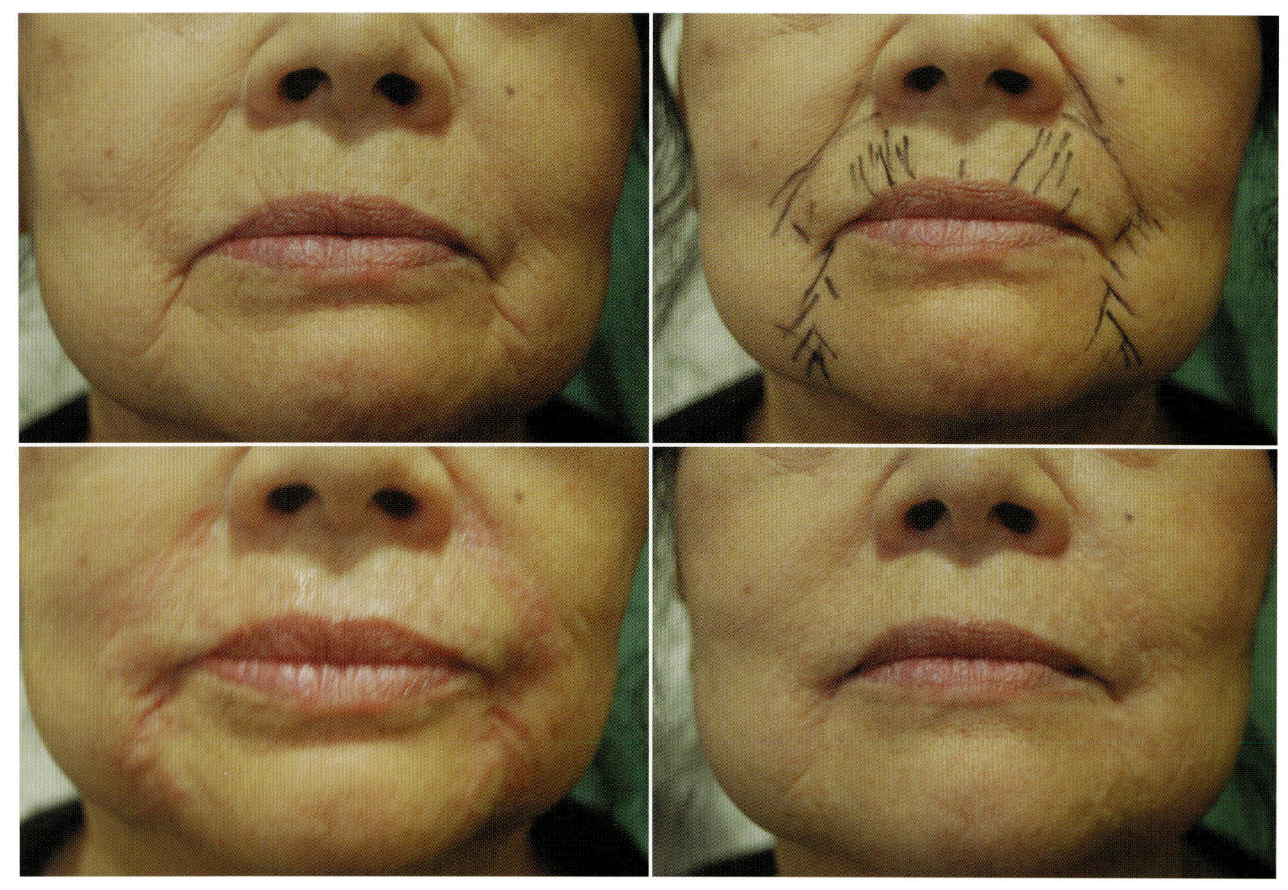

a|b
c|d

図 Ⅲ-77　症例 2

a：口角の皺の治療前
b：治療希望箇所に印をつけた．鼻唇溝や上口唇も治療予定部位であった．
c：口角に HYALURONICA® 1(中架橋ヒアルロン酸)を 0.7 ml 注入した直後
d：治療 1 か月後．口角の皺は目立たなくなった．

治療を開始してから 9 年間毎年注入をして効果が弱く，また持続期間も短くなってきたので，ヒアルロン酸に変更した．図Ⅲ-77-b は治療希望箇所に印をつけたものである．注入の深さは図Ⅲ-75 の③で，図Ⅲ-77-c が口角に HYALURONICA® 1(中架橋ヒアルロン酸)を 0.7 ml 注入した直後である．図Ⅲ-77-d は治療 1 か月後の状態である．

症例 3

図Ⅲ-78-a は鼻唇溝や口角をヒアルロン酸で治療してきた患者である．左口角がまだ目立っていたのでここに，Radiesse®(ハイドロキシアパタイト)0.4 ml を用いて皮下に注入した．注入の深さは図Ⅲ-75 の④である．図Ⅲ-78-b が注入直後の状態で，図Ⅲ-78-c が 1 週後の状態である．不自然さもなく良好な結果を得た．

症例 4

図Ⅲ-79-a は口角の陥凹がある症例である．口角に印をつけて動画のように 34 G の針でコーケンアテロコラーゲンインプラント® 3%(ウシ由来コラーゲン)を図Ⅲ-75 の①〜③の深さに注入した▶動画28．図Ⅲ-79-b が注入直後で図Ⅲ-79-c が 2 週後の状態である．口角の深さが浅くなった．

▶動画28

右口角に 34G の針でコーケンアテロコラーゲンインプラント® 3% を注入している．

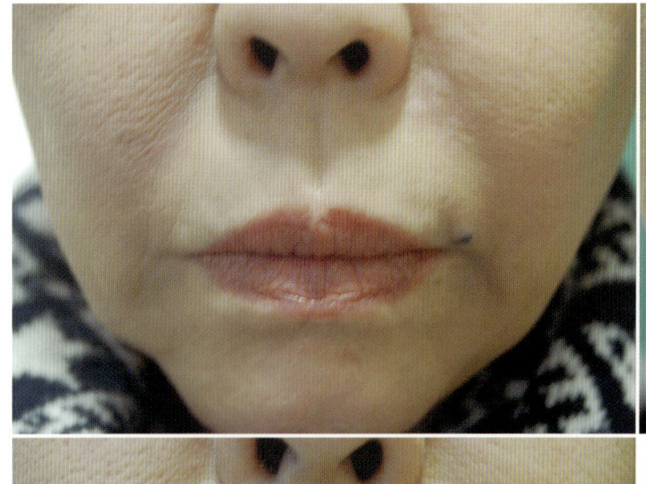
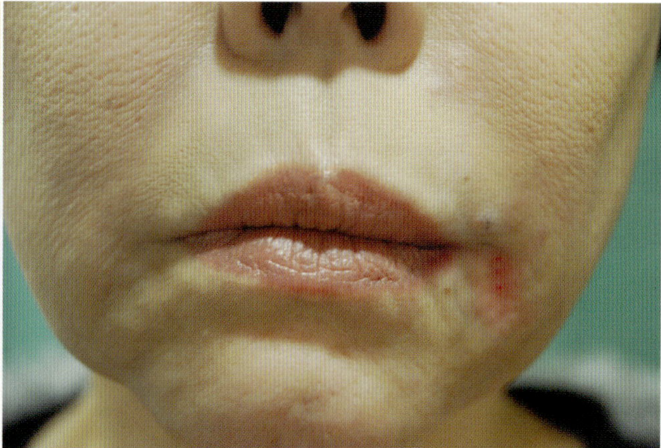
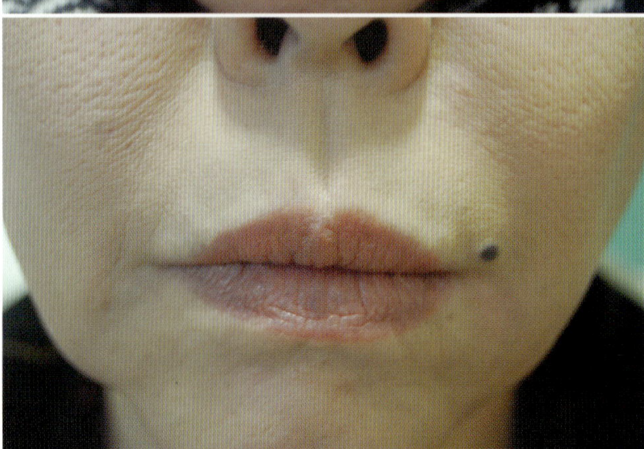

a|b
c

図 Ⅲ-78
症例 3
a：鼻唇溝や口角をヒアルロン酸で治療したが，左口角がまだ目立っていた．
b：左口角に Radiesse®(ハイドロキシアパタイト) 0.4 ml を皮下(図Ⅲ-75 の④の深さ)に注入した注入直後
c：1 週後．不自然さもなく良好な結果を得た．

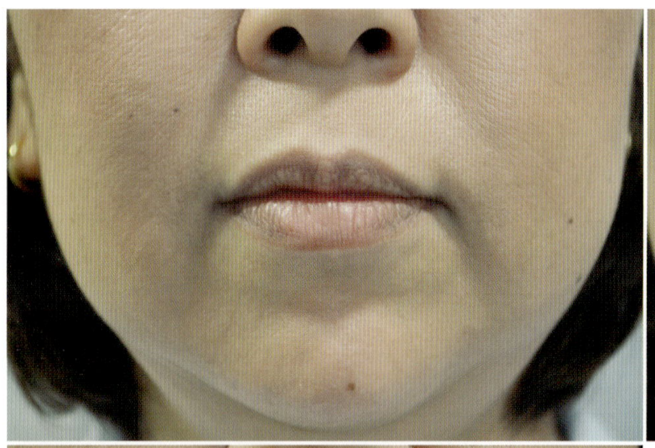
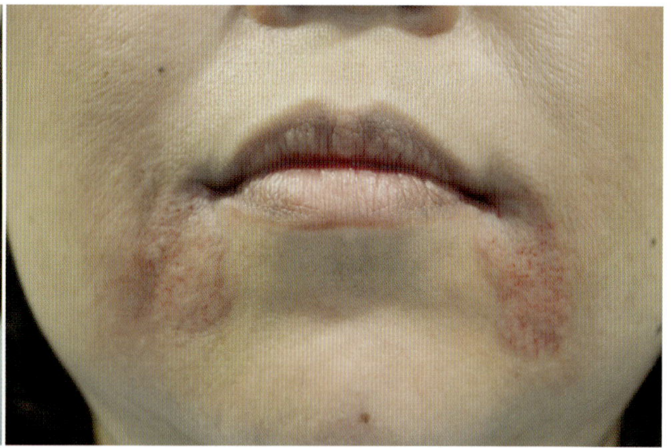
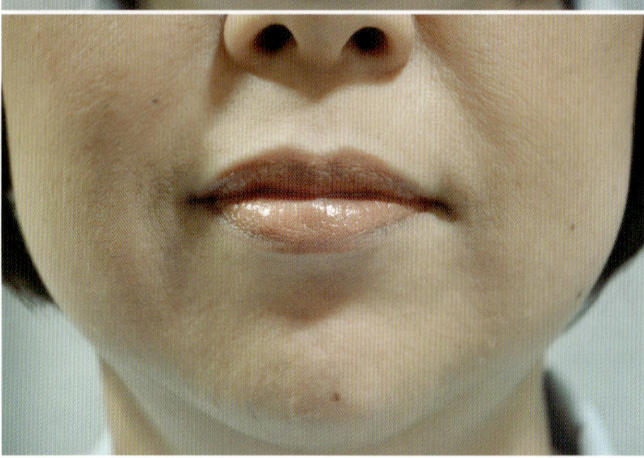

a|b
c

図 Ⅲ-79
症例 4
a：口角陥凹の治療前
b：コーケンアテロコラーゲンインプラント® 3%(ウシ由来コラーゲン)を図Ⅲ-75の①〜③の深さに注入した．
c：その 2 週後の状態．口角陥凹は改善している．

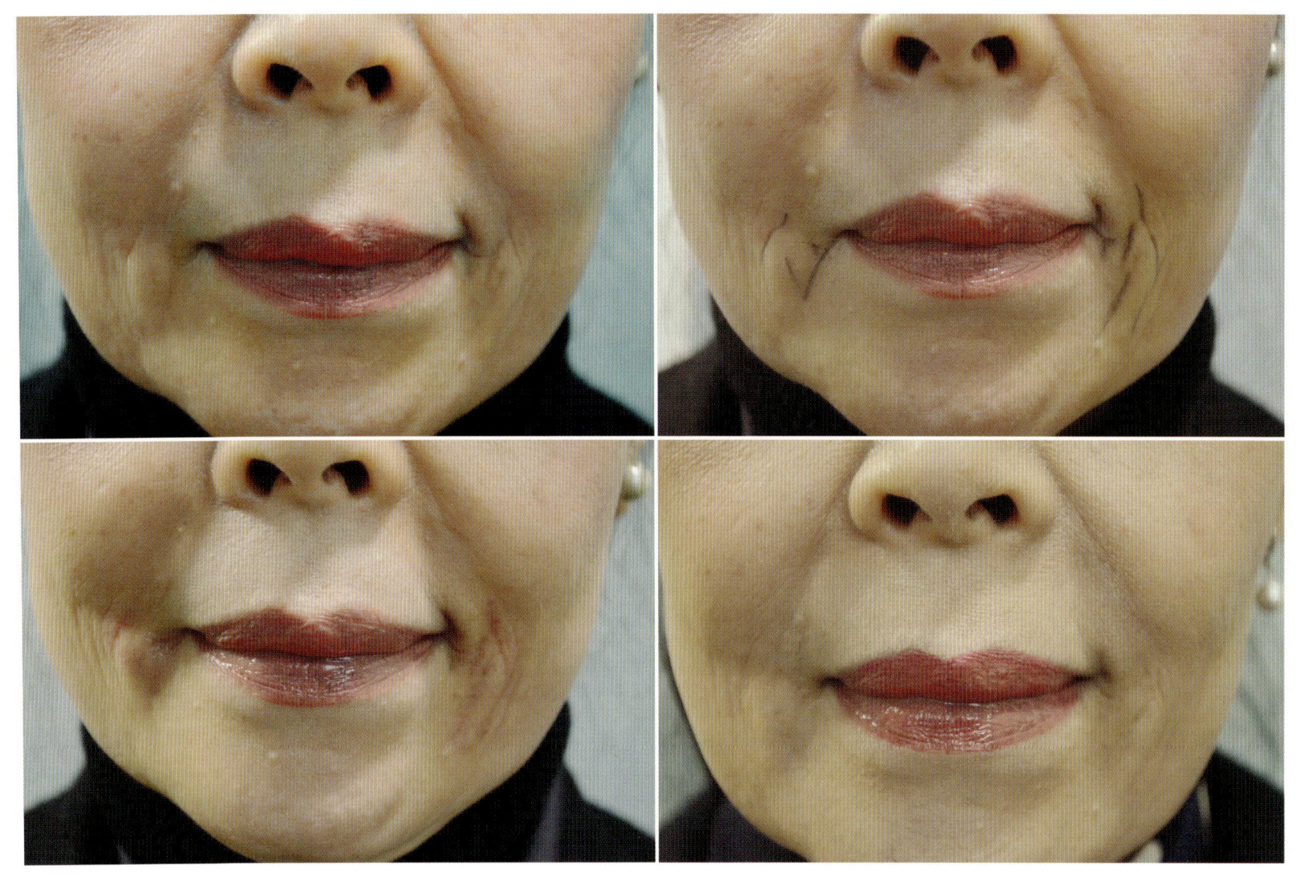

a|b
c|d

図 Ⅲ-80 症例 5

a：鼻唇溝と口角にカニューレを用いてヒアルロン酸を図Ⅲ-75 の④の深さに注入したが，まだ目立つ皺が存在した．
b：残っている皺に印をつけた．
c：34 G の針で JBP NanoLink Fille^{TM}fine を真皮深層（図Ⅲ-75 の③の深さ）に注入した直後
d：その 3 か月後の状態．皺は改善している．

症例 5

図Ⅲ-80-a は鼻唇溝と口角にカニューレを用いてヒアルロン酸を皮下の図Ⅲ-75 の④の部位に注入した▶動画29．一部の鼻唇溝と口角の皺が目立つ．図Ⅲ-80-b は治療部位に印をつけた状態．34 G の針で JBP NanoLink Fille^{TM}fine を図Ⅲ-75 の③の深さに注入した．図Ⅲ-80-c はその治療直後で，図Ⅲ-80-d が治療 3 か月後である．皺は目立たなくなった．

▶動画29

右口角にパンチングニードルで穴をあけてから 30 G 25 mm カニューレでジュビダームビスタ® ウルトラを注入している．

Ⅲ 部位・手技別実践テクニック

12 顎

Key Point　下顎の皺はあまり目立たない部位なので，治療希望は少ない．中濃度のコラーゲンが適する．高濃度のものを使用すると膨らみや白さが目立ち，自然さが失われる．顎の治療としては注入剤により隆起させて輪郭を整える場合や，顎を強調して首との境界部分の膨らみを目立たなくすることにも効果がある．図Ⅲ-81 に顎の矢状断面を示す．

症例 1

図Ⅲ-83-a は顎から頬にかけての皺の治療前である．ここに Zyderm® Ⅱ(6.5％ウシ由来コラーゲン) 1.5 ml を皺の真皮の深さに注入した．深さは図Ⅲ-82 の③の深さである．図Ⅲ-83-b はそれから２週後であるが，顎にあった皺は改善している．

症例 2

隆顎の症例が図Ⅲ-84-a である．治療前は顎の隆起が少ない．ここに Juvéderm® ULTRA PLUS(ヒアルロン酸)を 0.5 ml 鋭針で皮下に注入した．深さは図Ⅲ-82 の④の深さである．一部をはっきりと凸にしなくても良いときは図Ⅲ-82 の⑤の深さが自然である．２か月後が図Ⅲ-84-b である．隆起がはっきりしている．

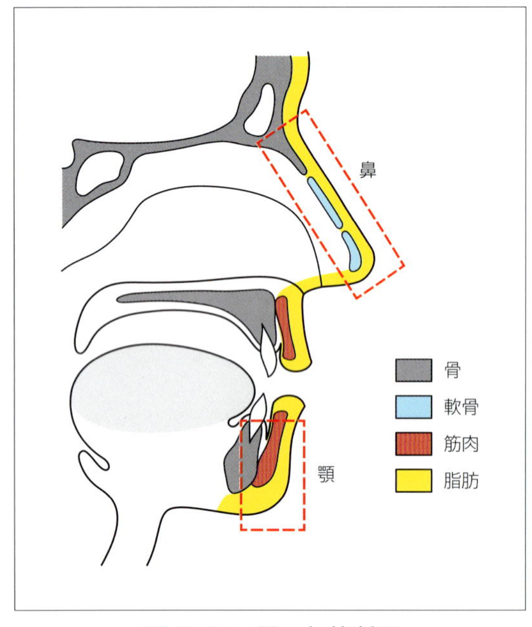

図 Ⅲ-81　顎の矢状断面
(鼻も掲載されている)
(図Ⅲ-54-a を再掲)

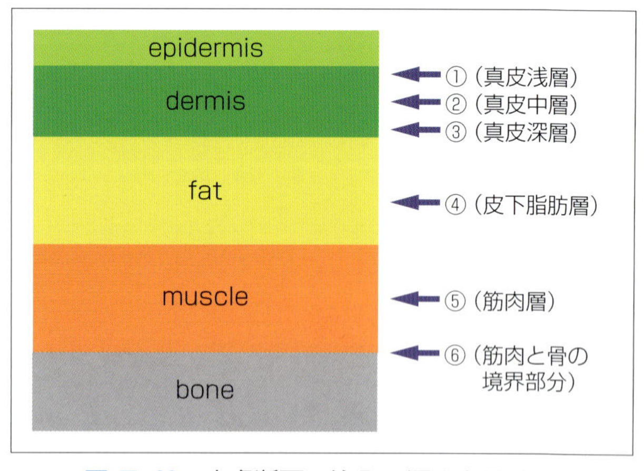

図 Ⅲ-82　皮膚断面．注入の深さを示す．
③：皺の注入の際に真皮に注入する深さ
④：顎にヒアルロン酸などを注入する深さ．形をはっきりさせたい時の深さ
⑤：顎にヒアルロン酸などを注入する深さ．なだらかに注入する時の深さ

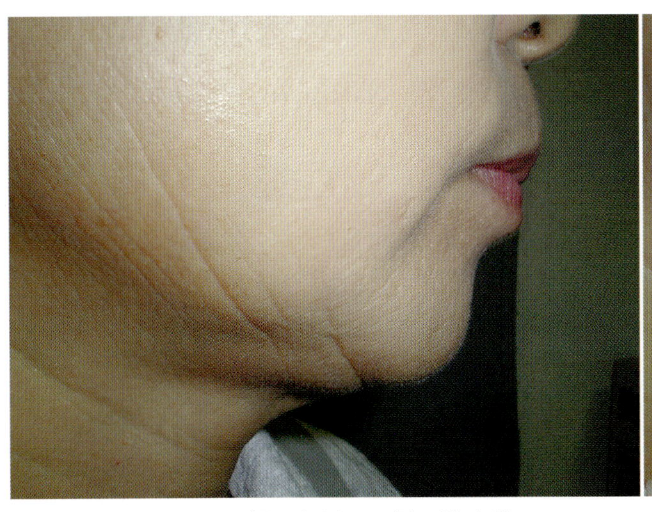

a. 顎から頬にかけての皺の治療前
Zyderm® Ⅱ(6.5%ウシ由来コラーゲン)を図Ⅲ-82の③の深さに1.5 ml注入した.

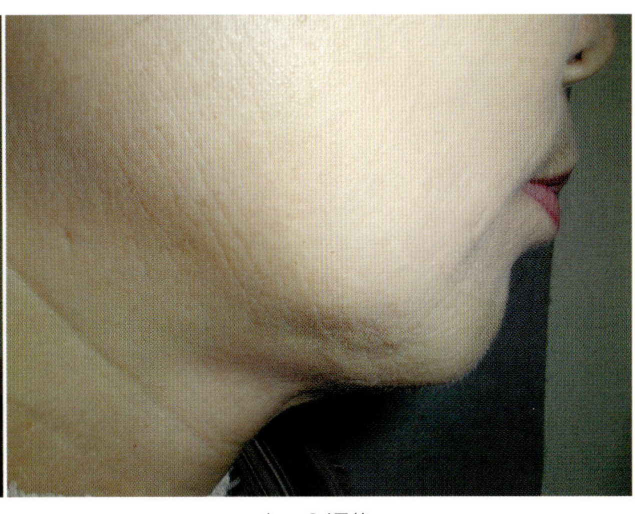

b. 2週後
顎にあった皺は改善している.

図 Ⅲ-83 症例 1

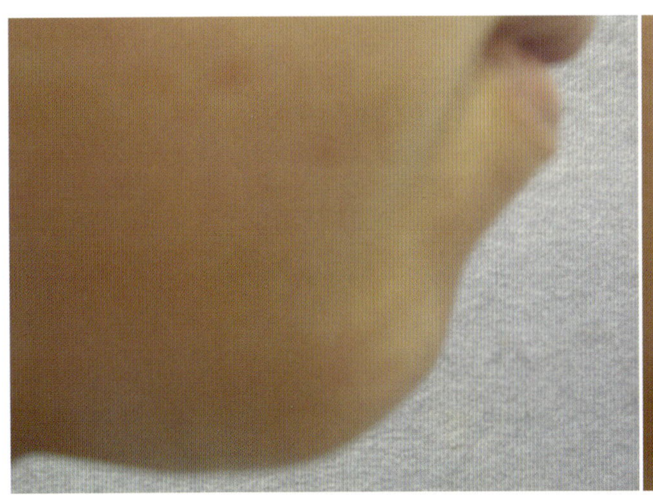

a. 治療前は顎の隆起が少ない
Juvéderm® ULTRA PLUS(ヒアルロン酸)を0.5 ml皮下(図Ⅲ-82の④の深さ)に注入した.

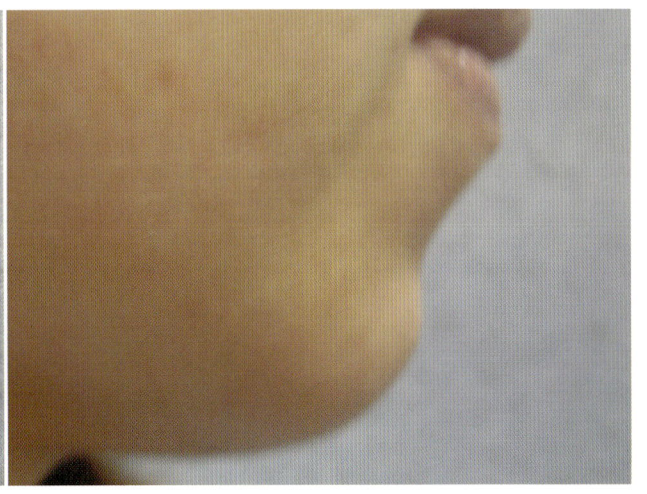

b. 2か月後
隆起がはっきりした.

図 Ⅲ-84 症例 2

症例 3

カニューレを用いて注入する場合を動画で示す ▶動画30. 注入剤は Restylane® を用いた.

図Ⅲ-85-a は治療前の状態で, 図Ⅲ-85-b が注入予定の部位である. 図Ⅲ-85-c が図Ⅲ-82 の④の深さに注入した直後の状態である.

▶動画30

30 Gのパンチングニードルで穴をあけ, 30 G 25 mmのカニューレでRestylane®を注入している.

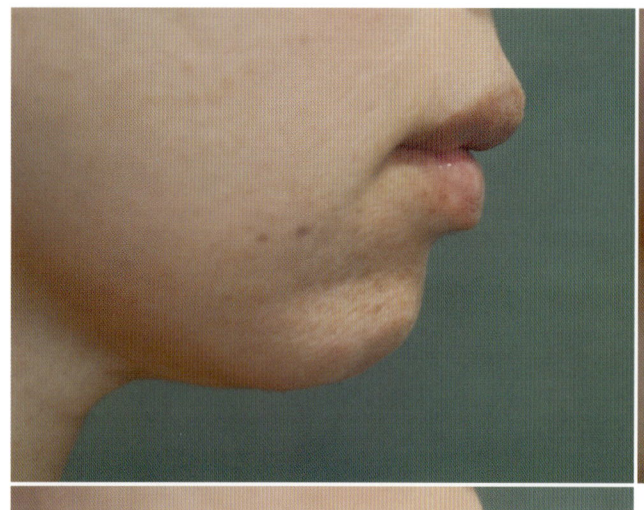

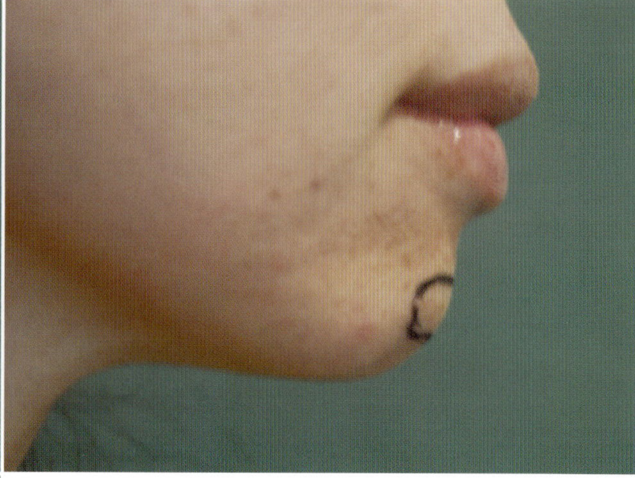

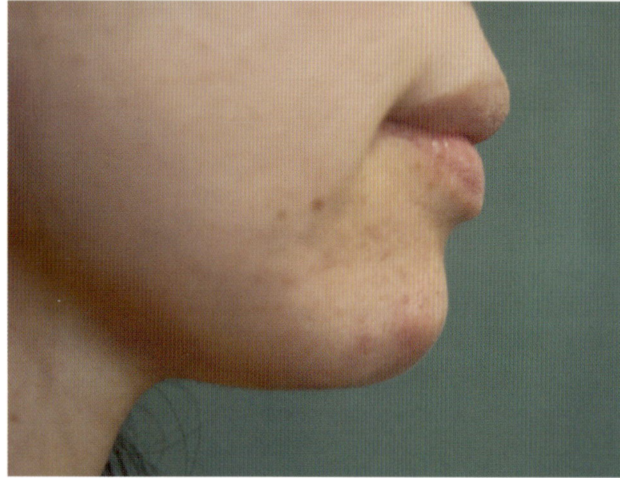

a|b
c|

図 Ⅲ-85
症例 3
a：顎へのカニューレで注入の治療前
b：注入部位に印をつけた.
c：図Ⅲ-82 の④の深さに注入した直後の状態

Ⅲ 部位・手技別実践テクニック

13 首

Key Point 治療に難渋する部位である．低濃度コラーゲンでも白い筋が目立つことがある．低架橋のヒアルロン酸を用いれば，良好な結果を得られるが，治療回数が多くまたヒアルロン酸が多量に必要なため，症例は多くない．注入する深さは図Ⅲ-86 の③の深さである．

症例 1

首の皺が目立っていた．図Ⅲ-87-a は首左側の治療前である．Esthélis® Soft（低架橋ヒアルロン酸，現在は Belotero® Soft）を左側の皺の溝に沿って 1.5 m*l* を真皮浅層（図Ⅲ-86 の①の深さ）に注入した．図Ⅲ-87-b が直後の状態である．翌日はミミズ腫れ状態であった（図Ⅲ-87-c）．13 日後は随分腫れは目立たなくなったが（図Ⅲ-87-d），注入部位の近辺にまだ溝が見えていたので，さらに 1 週おきに Esthélis® Soft を 0.3 m*l* ずつ 4 回追加した．図Ⅲ-87-e が最終追加から 16 日後の状態である．腫れもおさまり，皺が目立たなくなった．図Ⅲ-87-f は追加せずに最終追加から 5 か月の状態である．わずかに皺が目立ってきた．

症例 2

図Ⅲ-88-a で示すように首にある 2 本の皺のうち，頭側の 1 本の皺を症例 1 と同様にヒアルロン酸の Belotero® Soft を 34 G JBP Nanoneedle で注入した．図Ⅲ-88-b が注入部位の印である．注入している時の動画を提示する▶動画31．図Ⅲ-88-c はその治療直後．図Ⅲ-88-d が 6 日後で，図Ⅲ-88-e は 16 日後である．治療した皺のみ目立たなくなっている．

▶動画31

症例 2 の実際の注入方法．Belotero® Soft を 34 G JBP Nanoneedle で注入した．

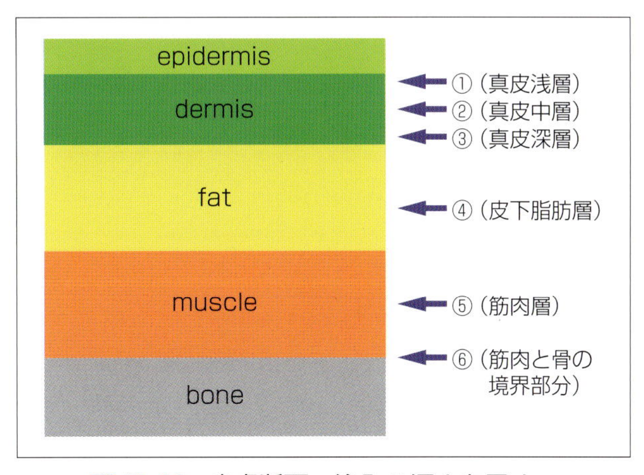

図Ⅲ-86　皮膚断面．注入の深さを示す．

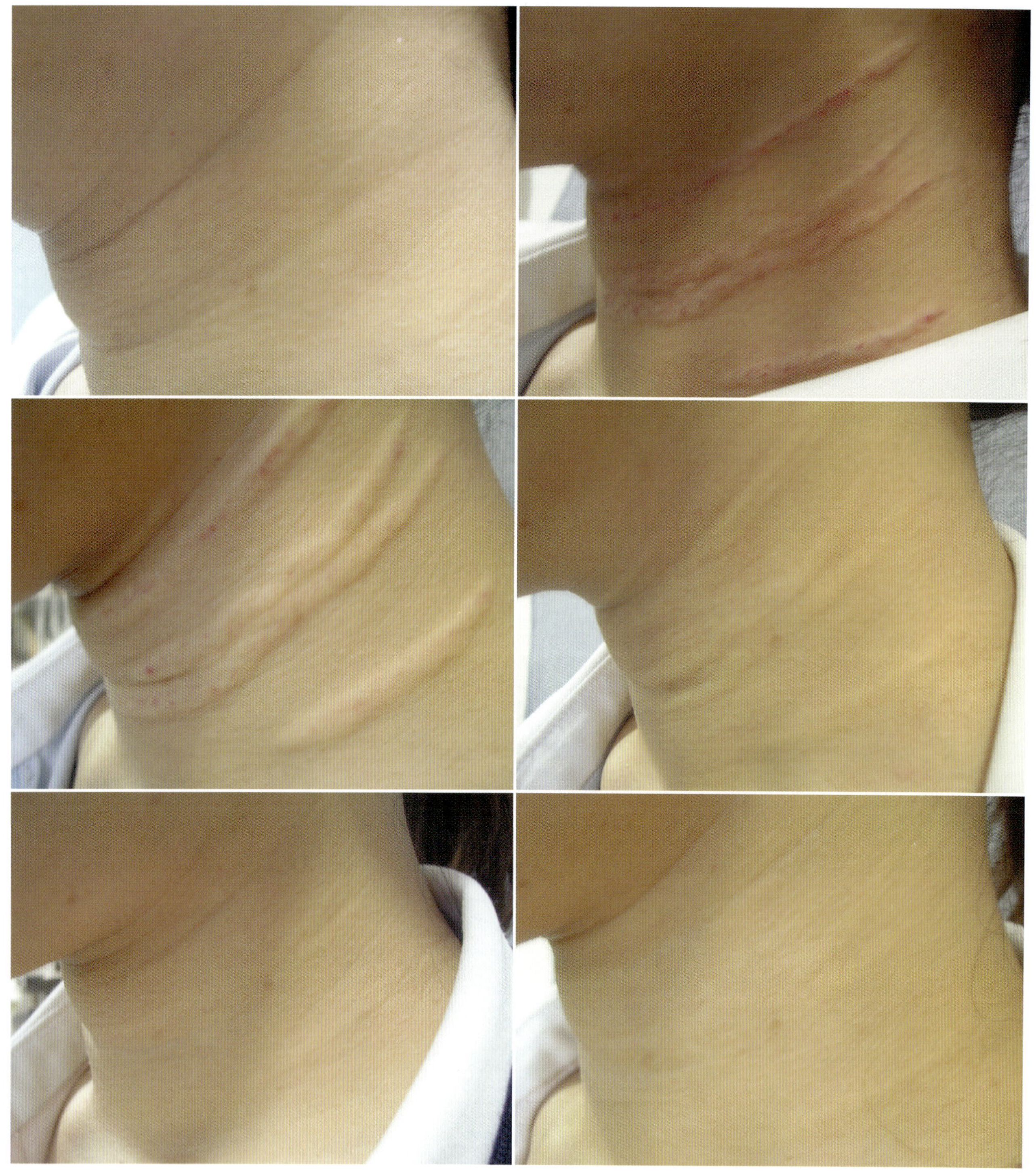

図 Ⅲ-87　症例 1

a：左側の首の皺の治療前
b：Esthélis® Soft（ヒアルロン酸）を左側の皺の溝に沿って 1.5 ml を真皮浅層（図-Ⅲ86 の①の深さ）に注入直後
c：翌日．注入部位の腫れが目立つ．
d：13 日後．ほぼ腫れがおさまってきた．
e：最終追加から 16 日後．首の皺は目立たなくなった．
f：最終追加から 5 か月．わずかに皺が目立ってきた．

a	b
c	d
e	f

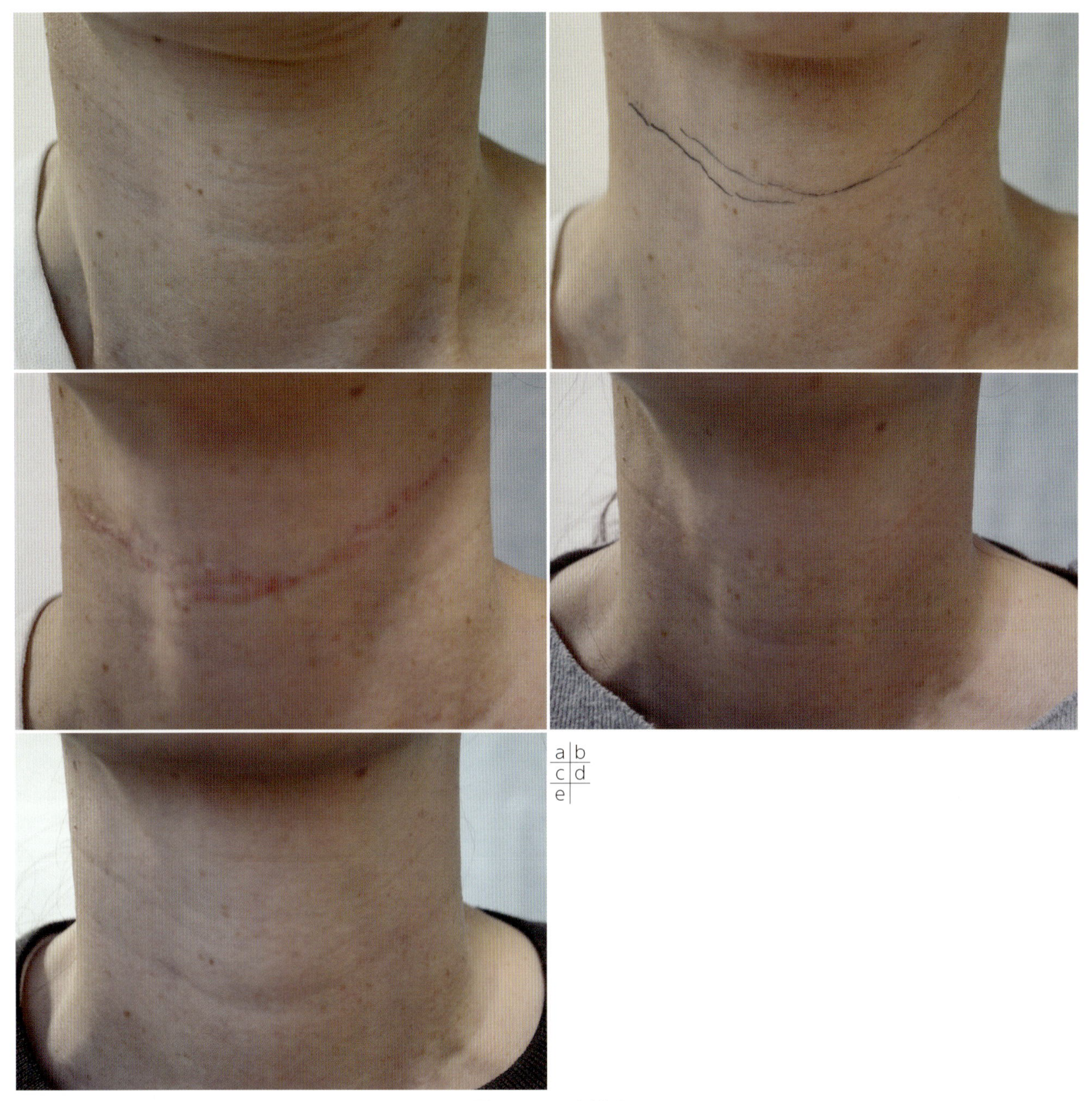

図 Ⅲ-88　症例 2

a：治療前．首に横皺が 2 本わかる．
b：頭側の皺のみに印をつけた．
c：注入直後．赤い針痕が見える．
d：6 日後．ほとんど針痕は見えない．
e：16 日後．治療した横皺のみが目立たなくなった．

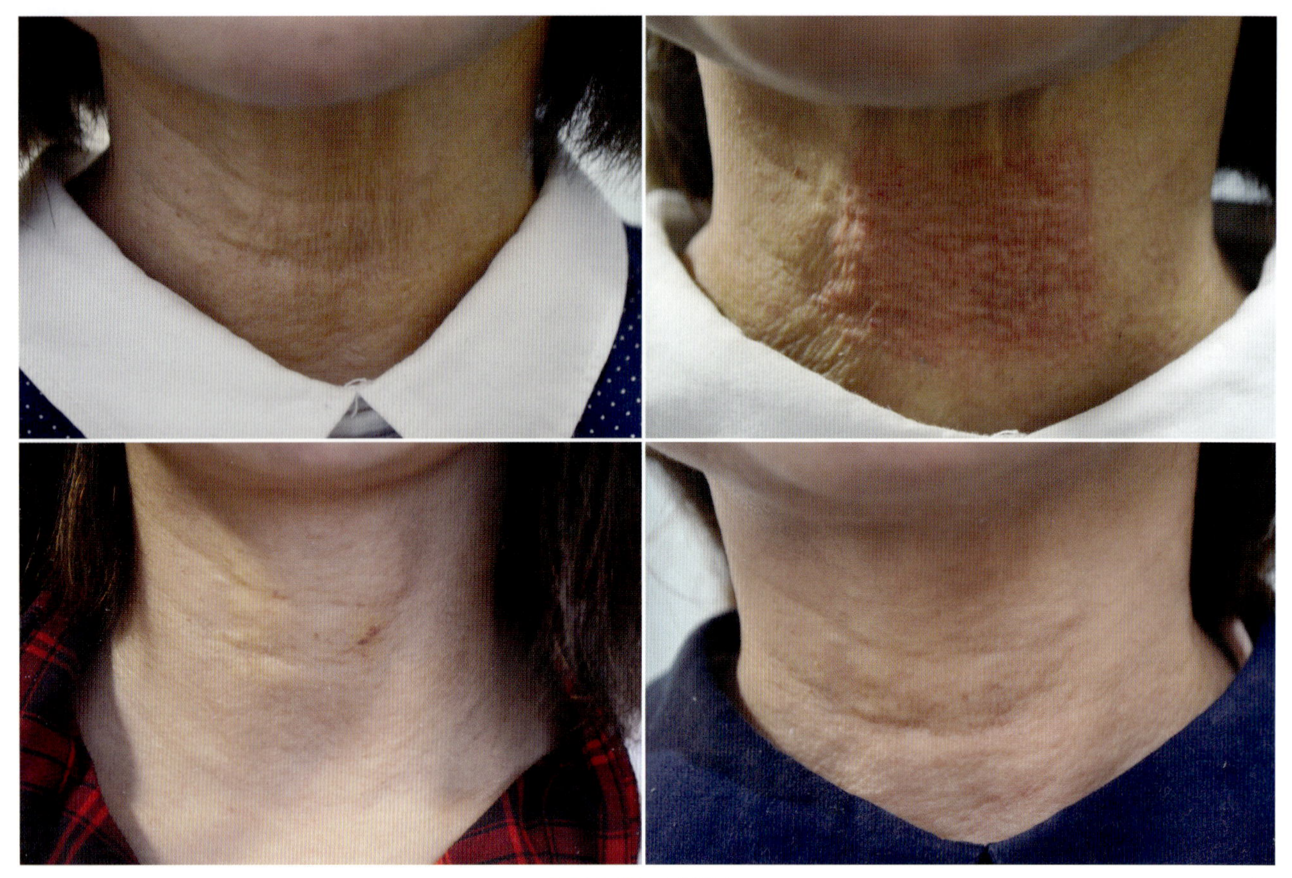

図 Ⅲ-89　症例 3

a：治療前．縦に細かい多数の皺が見える．
b：治療直後．注入部位が赤く目立っている．
c：4 日後．わずかに針痕が見える．
d：10 日後．縦の皺は目立たなくなった．

a|b
c|d

症例 3

首に縦にできる細かい皺．治療前が図 Ⅲ-89-a である．症例 1, 2 と同様に Belotero® Soft を用いて動画のように治療した▶動画32．図 Ⅲ-89-b が治療直後，4 日後が図 Ⅲ-89-c で，10 日後に図 Ⅲ-89-d のように皺が目立たなくなった．

▶動画32

症例 3 の実際の注入方法．Belotero® Soft を 34 G JBP Nanoneedle で皺のある範囲全体に注入した．

Ⅲ 部位・手技別実践テクニック

14 手背部

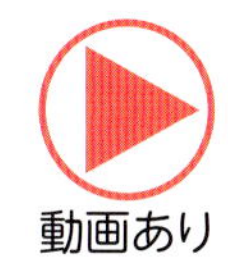
動画あり

Key Point 手背部は高齢になると血管が浮き出て見えることが多い．カニューレで皮下にヒアルロン酸を注入して，血管周囲の結合組織を膨らませて血管を目立たなくする．

症例 1

手背部の血管がはっきり見えていた(図Ⅲ-91-a)．右手背部に ELRAVIE® DEEP LINE(高架橋ヒアルロン酸)1 m*l* を 25 G 50 mm カニューレで 1 か所，23 G のパンチングニードルで穴をあけてから，印の位置(図Ⅲ-91-b)に注入した．注入の深さは図Ⅲ-90 の④の印の部位である．直後が図Ⅲ-91-c の通りである．あまり効果がないように見えるが，3 週後の図Ⅲ-91-d のように血管の浮き出ていたのが，目立たなくなった．1 年後を図Ⅲ-91-e に示す．まだ効果が続行していた．この症例は橈側からの刺入であるが，他の症例の動画では尺側からの刺入で注入している動画33．

動画33

右手背部に 26 G のパンチングニードルで穴をあけた後で，ジュビダームビスタ® ウルトラ XC 1 m*l* を 27 G 50 mm カニューレで注入している．

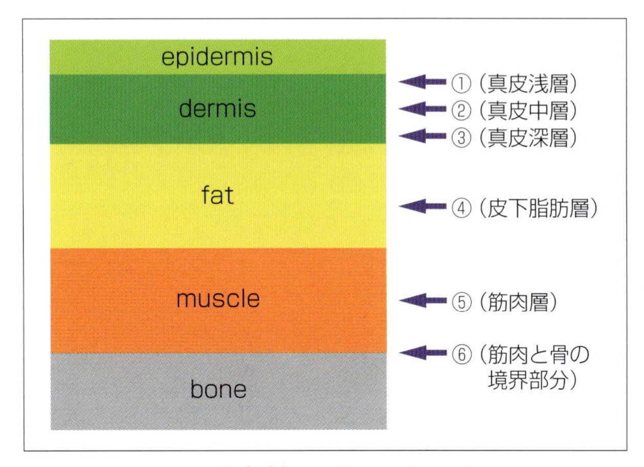

図 Ⅲ-90 皮膚断面．注入の深さを示す．

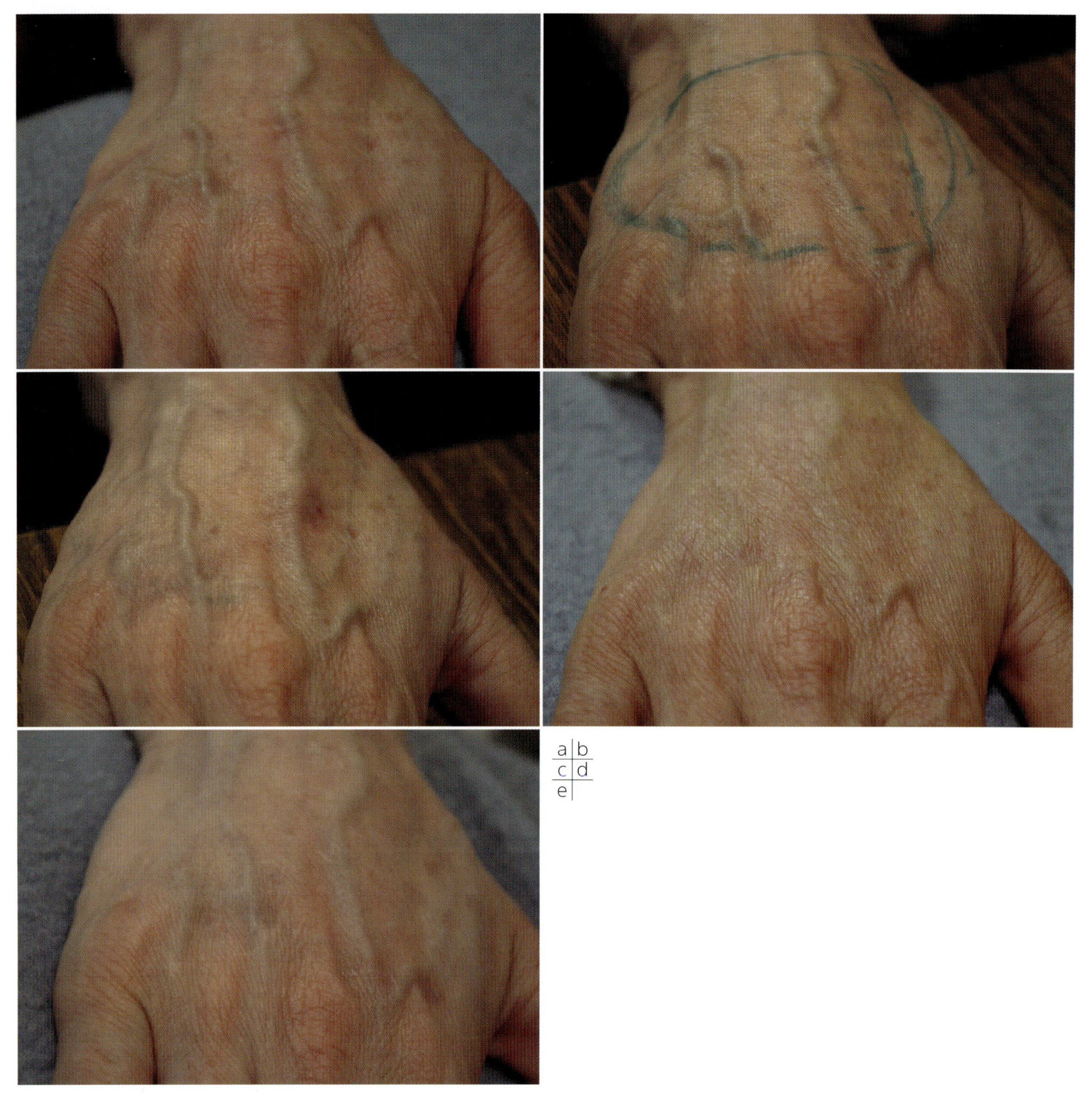

図 Ⅲ-91　**症例 1**

a：右手背部に血管が浮き出て見える.
b：注入範囲に印をつけた．注入の深さは図Ⅲ-91 の④である.
c：注入直後の状態．あまり効果があるように見えない.
d：注入 3 週後．血管が見えにくくなった.
e：注入から 1 年経過．まだ効果が続行していた.

Ⅲ 部位・手技別実践テクニック

15 傷跡陥凹

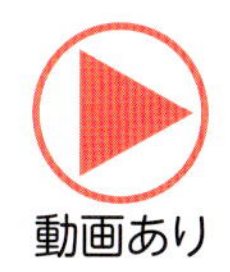

Key Point 顔面の部位や陥凹の形態により使用する製剤が異なる．周囲の皮膚の厚さや硬さに応じて選択する．原則として低濃度・低架橋で持続期間が短いものをまず選択して，その反応を見ながら濃度や架橋の程度を上げていく．

症例 1

額に 2 cm 長程度の瘢痕陥凹の治療前である（図Ⅲ-93-a）．最初に CosmoDerm™ 1（3.5％ヒト由来コラーゲン）0.1 ml を瘢痕浅層に注入して，1 週後にさらに CosmoDerm™ 2（6.5％ヒト由来コラーゲン）0.05 ml を瘢痕浅層に追加注入した．最終治療から 3 週後が図Ⅲ-93-b の状態である．陥凹は目立たなくなった．注入は図Ⅲ-92 の①の深さに行った．

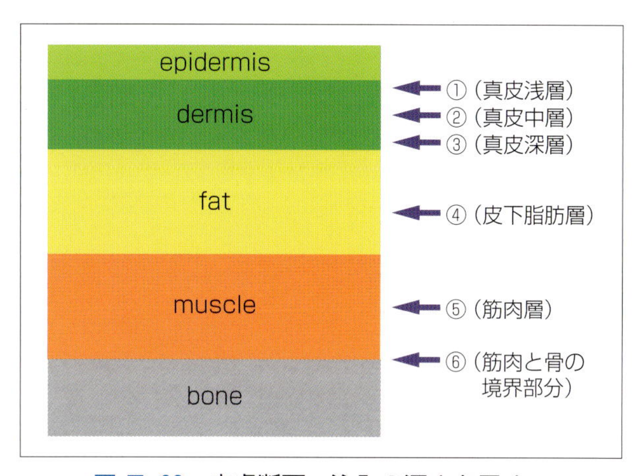

図 Ⅲ-92 皮膚断面．注入の深さを示す．

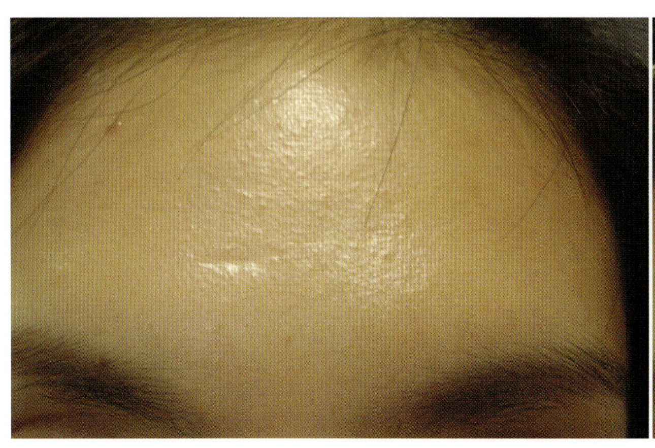

a. 額に 2 cm 長程度の瘢痕陥凹の治療前
最初に CosmoDerm™ 1（3.5％ヒト由来コラーゲン）0.1 ml を瘢痕浅層（図Ⅲ-92 の①の深さ）に注入して，1 週後さらに CosmoDerm™ 2（6.5％ヒト由来コラーゲン）0.05 ml を瘢痕浅層に追加注入した．

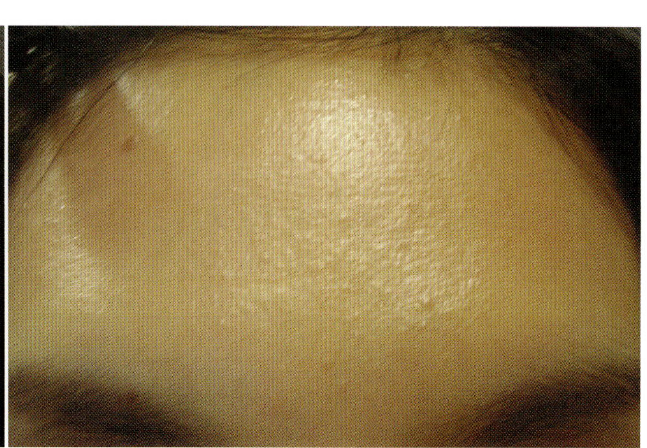

b. 最終治療から 3 週後
陥凹は目立たなくなった．

図 Ⅲ-93 症例 1

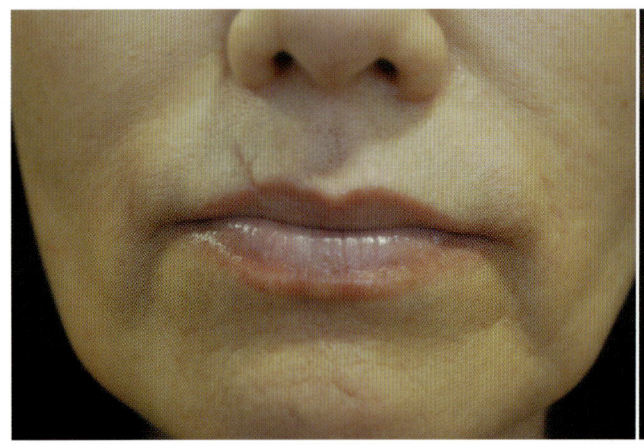

a．上口唇右側に 1 cm 程度の長さの瘢痕陥凹治療前 CosmoDerm™ 2を0.1 ml瘢痕浅層(図Ⅲ-92の①～③の深さ)に注入した．

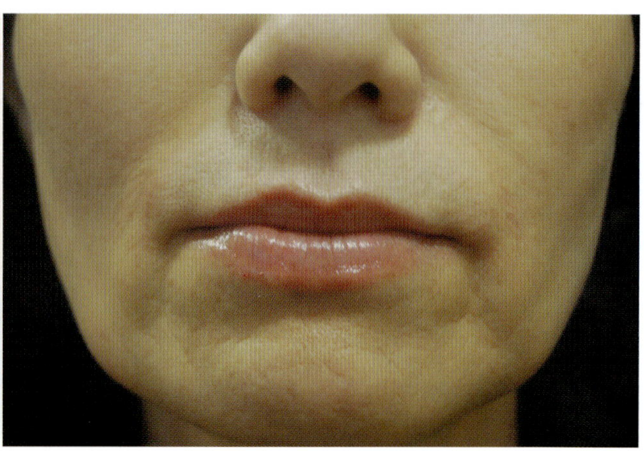

b．3 週後
陥凹は目立たなくなった．

図 Ⅲ-94　症例 2

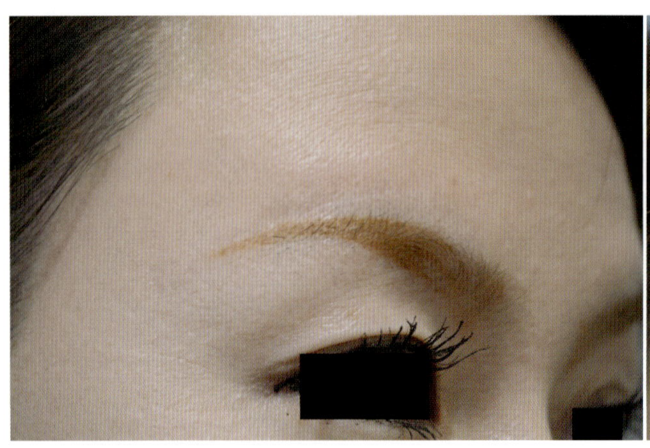

a．右眉外側直上の瘢痕陥凹．コーケンアテロコラーゲンインプラント® 6.5％(ウシ由来コラーゲン)を図Ⅲ-92 の③の深さに注入した．

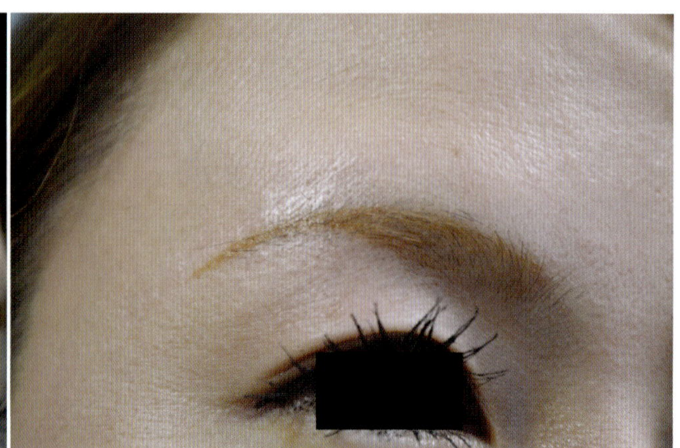

b．4 週後には陥凹は目立たなくなった．

図 Ⅲ-95　症例 3

症例 2

上口唇右側に 1 cm 程度の長さの瘢痕陥凹があった(図Ⅲ-94-a)．症例 1 と同様に CosmoDerm™ 2 (6.5％ヒト由来コラーゲン)を 0.1 ml 瘢痕浅層(図Ⅲ-93 の①～③の深さ)に注入し，3 週後には目立たなくなった(図Ⅲ-94-b)．

症例 3

右眉外側直上の瘢痕陥凹である．治療前は図Ⅲ-95-aのようにわずかに陥凹が見える．ここにコーケンアテロコラーゲンインプラント® 6.5％(ウシ由来コラーゲン)を図Ⅲ-92 の③の深さに注入した．実際の注入を動画で示す▶動画34．4 週後には図Ⅲ-95-b のように陥凹は目立たなくなった．

▶動画34

34 G JBP Nanoneedle の注入針で注入している．

症例 4

右頬のニキビ痕陥凹の男性(図Ⅲ-96-a)．陥凹部分に Esthélis® Basic(中架橋ヒアルロン酸)を0.1 ml，図Ⅲ-92 の③の深さに注入した．1か月程度で陥凹は浅くなった(図Ⅲ-96-b)．

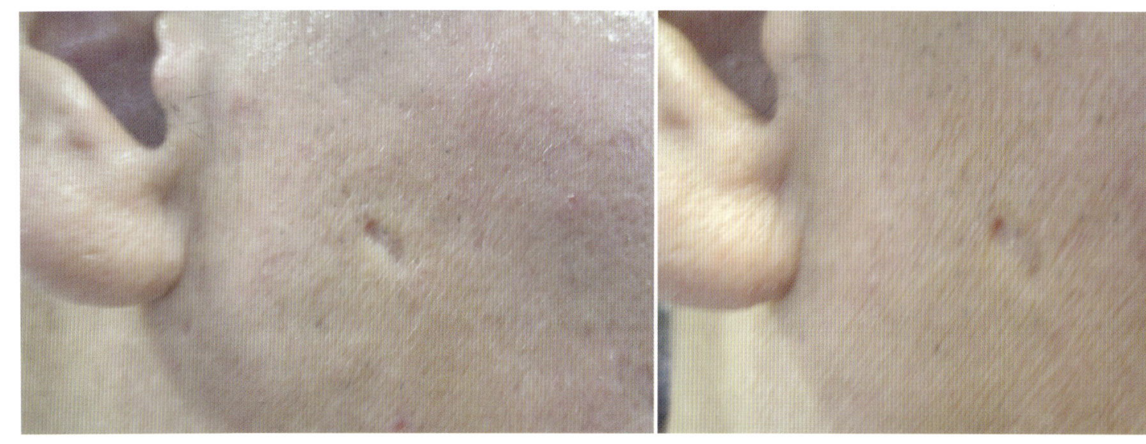

a. 右頬のニキビ痕陥凹の治療前
Esthélis® Basic（中架橋ヒアルロン酸）を 0.1 ml，図Ⅲ-92 の③の深さに注入した．

b. 1か月程度で陥凹は浅くなった．

図 Ⅲ-96　症例4

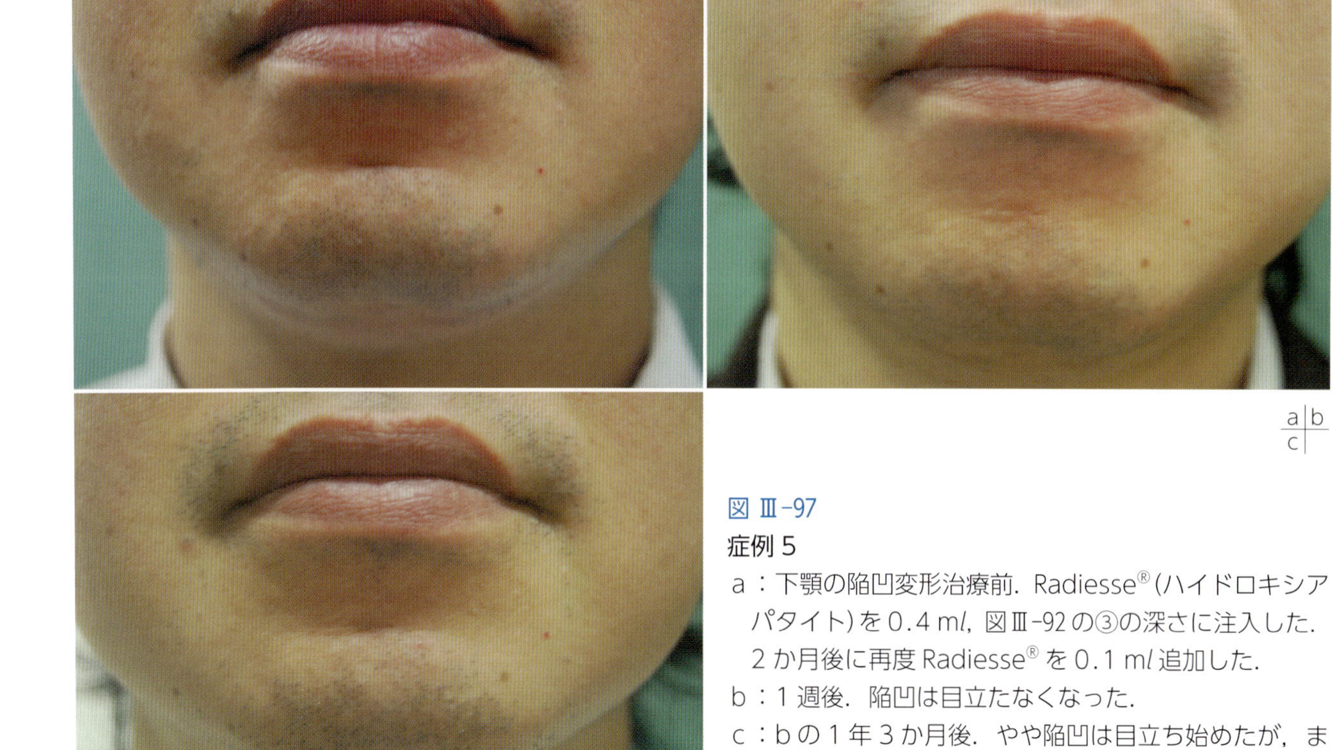

図 Ⅲ-97
症例5
a：下顎の陥凹変形治療前．Radiesse®（ハイドロキシアパタイト）を 0.4 ml，図Ⅲ-92 の③の深さに注入した．2か月後に再度 Radiesse® を 0.1 ml 追加した．
b：1週後．陥凹は目立たなくなった．
c：b の1年3か月後．やや陥凹は目立ち始めたが，まだ効果が持続していた．

症例5

下顎の陥凹変形である．特に外傷の既往はないようであったが，横方向に2 cm 程度の長さで深い陥凹が目立っていた（図Ⅲ-97-a）．この陥凹部分に Radiesse®（ハイドロキシアパタイト）を 0.4 ml，図Ⅲ-92 の③の深さに注入した．2か月後に再度 Radiesse® を 0.1 ml 追加して，1週後に良好な結果を得た（図Ⅲ-97-b）．その後1年3か月経過して図Ⅲ-97-c のようにやや陥凹は目立ち始めたが，まだ効果が持続していた．

部位・手技別実践テクニック

16 多汗症

Key Point　腋などの多汗症が適応になる．ボツリヌストキシンが選択される．持続効果は半年～1年程度であるが，あまり多量にボツリヌストキシンを用いると，中和抗体が産生され次の治療効果が小さくなったり，効果がなくなることがある．ボツリヌストキシンの必要量は片側15～30単位程度が多いが症状により増減させる．範囲が広いので，希釈して用いている．著者は顔面に用いる時は5 mlで100単位を溶解しているが，多汗症には15～20 mlで100単位を希釈している．

注入の深さを図Ⅲ-98に示す．本来図Ⅲ-98の③の深さに注入して汗腺の作用を弱くする目的であるが，①や④の深さにボツリヌストキシンが入ってしまうことがある．深いと手の多汗症の場合は手指の筋肉の動きを制限してしまうので，浅く注入したほうが安全である．用手的に30 G以下の細い針を使用して真皮にボツリヌストキシンを数mm程度の間隔で注射する．また器械を用いて均一に注射することもある．用手的注射でない場合に用いる器械はDerma Shine®（韓国；Huons製）（図Ⅲ-99，▶動画35）注入針のイメージは図Ⅲ-100に示すように5本の針が真皮に同時に刺さるようになっている．またEnerjet™（イスラエル；PerfAction Technologies製）（図Ⅲ-101，▶動画36）も使用しているが，これは高圧の圧力で注入物を図Ⅲ-102のように真皮に注入する．注射効率が高く，短時間での治療が可能である．ボツリヌストキシンは神経と筋肉の接合部に作用するため，汗腺からの分泌を起こす筋肉付近に注入する．深すぎると深部の運動をするための筋肉にも作用してしまう．

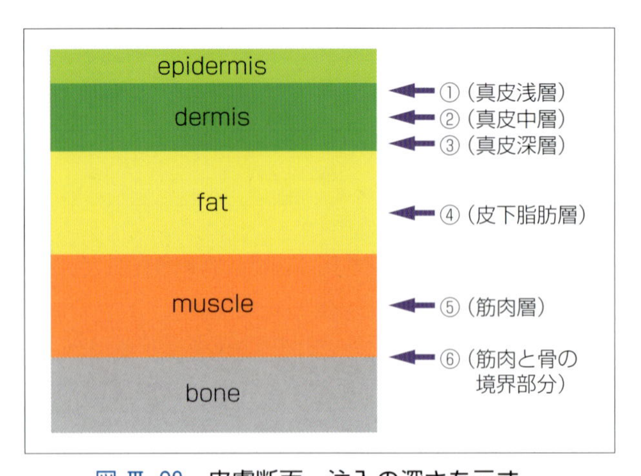

図Ⅲ-98　皮膚断面．注入の深さを示す．

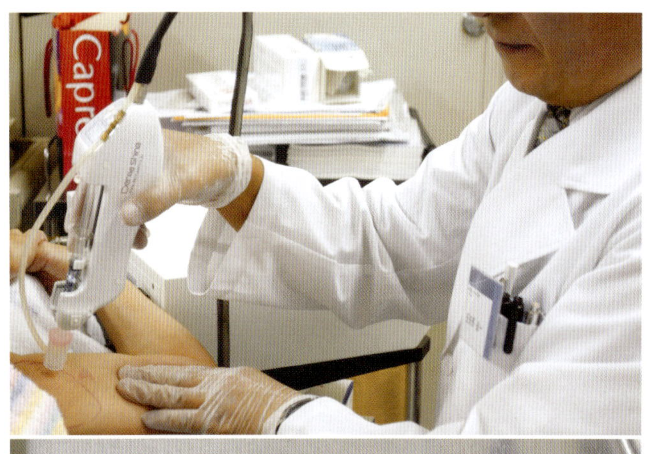

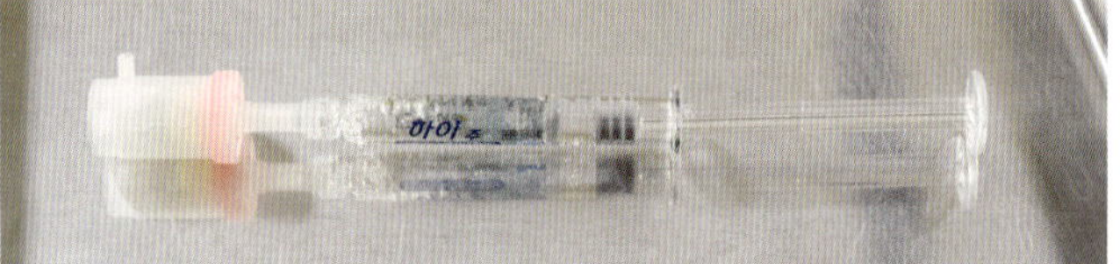

a
b

図 Ⅲ-99　Derma Shine®(韓国；Huons 製) ▶動画35

a：Derma Shine® の本体．吸引陰圧を皮膚注射面にかけて注射する．

b：Derma Shine®の注射針とシリンジ．31 G の針 5 本が装着されていて，吸引圧がかかるときに同時に薬剤を注射できる．

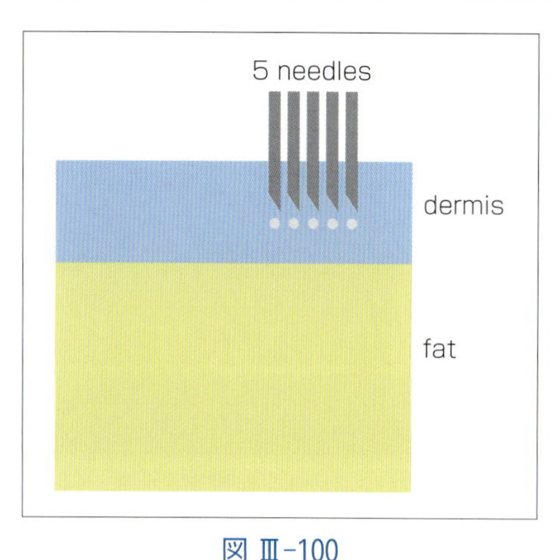

図 Ⅲ-100

Derma Shine® が真皮に刺入される様子を示す．

▶動画35

Derma Shine® を用いて左腋にボツリヌストキシンを注入している．
(動画 47 と同一)

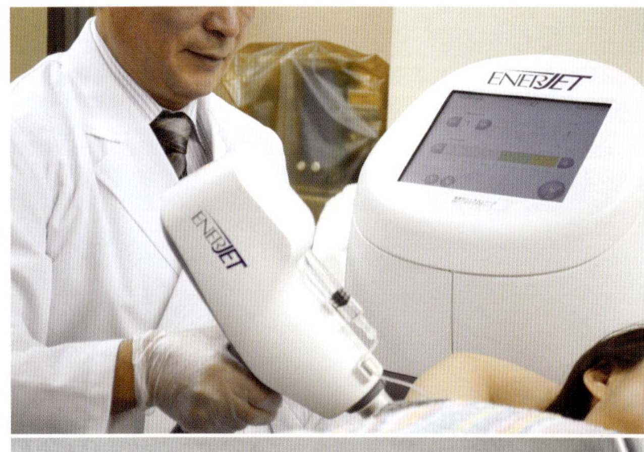

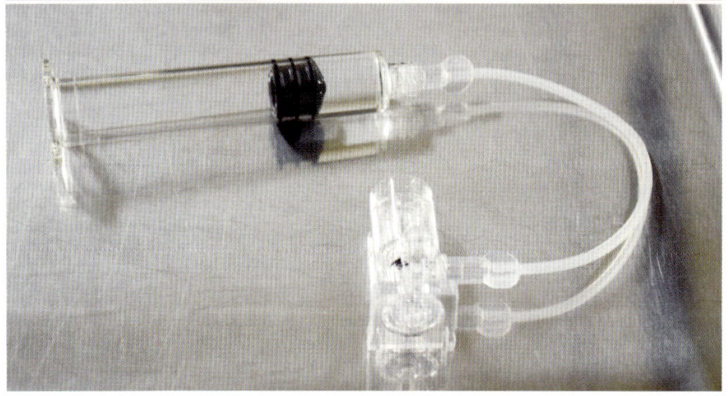

a
b

図 Ⅲ-101　Enerjet™(イスラエル；PerfAction Technologies 製) ▶動画36

a：Enerjet™の本体．高圧の噴射で薬剤を皮膚に噴射する．真皮層や皮下組織に薬剤が到達する．

b：Enerjet™の先端の構造．接続された専用のシリンジに薬剤をつめて使用する．

material
dermashine tip
epidermis dermis
fat

図 Ⅲ-102

Enerjet™が真皮や皮下脂肪層に拡散して注入される様子を示す．

▶動画36

Enerjet™ を用いて右腋にボツリヌストキシンを注入している．
(動画 48 と同一)

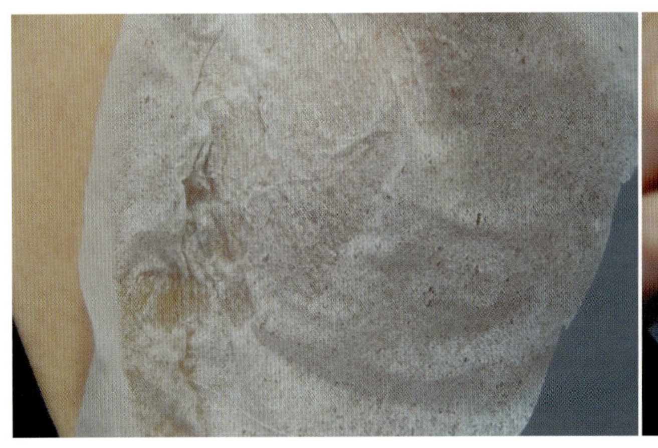

a．左脇多汗症の治療前
ティッシュペーパーが簡単に張りつく程度の汗が出ていた．

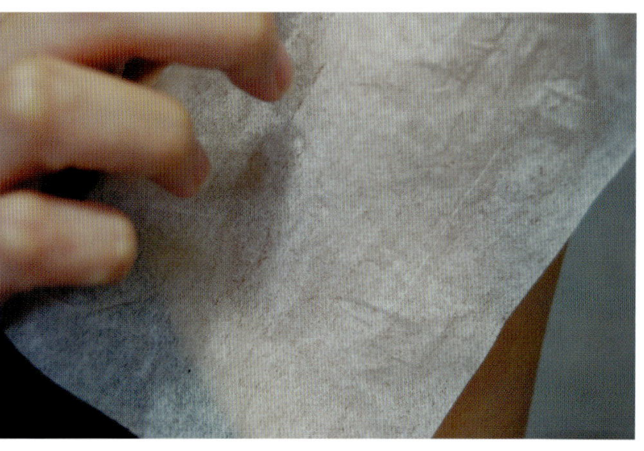

b．Neuronox®（ボツリヌストキシン）を左側に
15単位注射して9日後，汗の出方が減少した．

図Ⅲ-103　症例1

症例1：26歳

左脇の多汗症の治療前（図Ⅲ-103-a）である．ティッシュペーパーが簡単に張りつく程度の汗が出ていた．治療時期は7月であった．汗が出ている範囲を確認して1 m*l* 5単位程度を含んだ，Neuronox®（ボツリヌストキシン）を3 m*l* 皮内に注射した．60か所程度に分けて注射した．3日程度で効果が発現し，9日後にはティッシュペーパーが左脇に張りつかなくなった（図Ⅲ-103-b）．

症例2：15歳

治療月は10月であって，室温が20℃程度でも精神的緊張のためか両方の手掌に汗が浮いて見えていた（図Ⅲ-104-a）．手首近辺の正中・尺骨・橈骨神経をリドカインでブロック麻酔した．ブロックなしでは疼痛が激しい．手掌全体にDysport® 500単位（ボツリヌストキシン）を1 m*l* に20単位（ボトックス®換算で5単位程度）含む程度に希釈して片側5 m*l* ずつ数十か所に注射した（図Ⅲ-104-b）．1か月後には手掌が乾燥していた（図Ⅲ-104-c）．1年後また手掌の多汗症が再発した（図Ⅲ-104-d）．患部を同様の方法で治療した（図Ⅲ-104-e）．

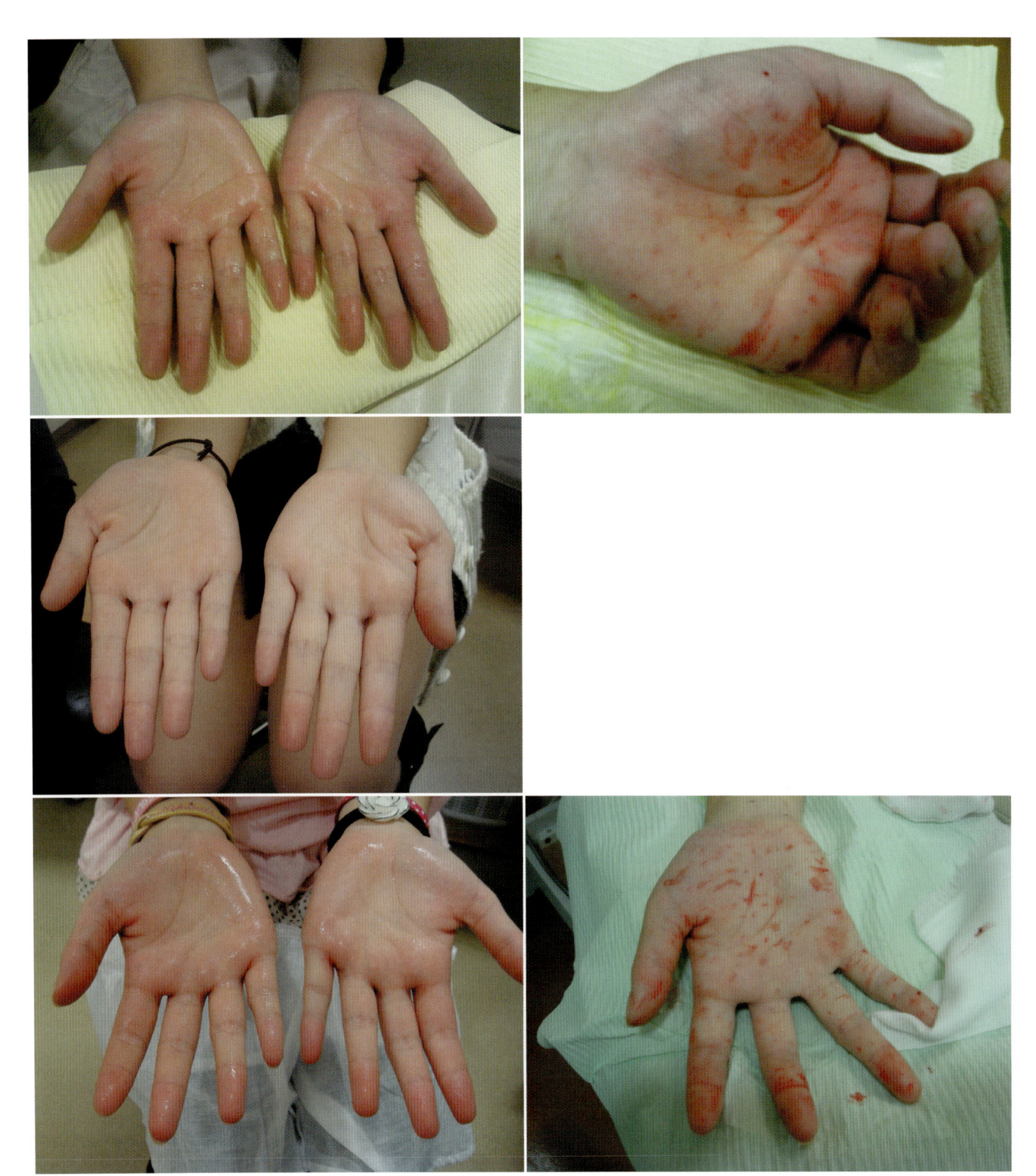

a|b
c
d|e

図 Ⅲ-104　症例 2

a：手掌多汗症の治療前．両方の手掌に汗が浮いて見えていた．
b：手掌全体に Dysport®（ボツリヌストキシン）を 150 単位ずつ左右に注射した直後の左手掌
c：治療 1 か月後．手掌が乾燥していた．
d：初回治療の 1 年後．また両方の手掌に汗が浮いて見えていた．
e：b と同様に注射直後の右手掌

部位・手技別実践テクニック

17 筋肉縮小

Key Point

主に咬筋によるエラの突出や，下腿三頭筋（ヒラメ筋や腓腹筋）などの動きを制限して，廃用性筋萎縮を起こさせることにより筋肉の縮小を促す．動きが完全に戻る前に数回の治療が必要なことが多い．注入に用いるボツリヌストキシンの希釈方法を動画で示す▶動画37, 38．また注入する深さは皮下組織の厚さにより違ってくるが，皮膚断面図Ⅲ-105で⑤の筋肉層へ注入する．

▶動画37

ボトックスビスタ®注用50単位を1％リドカイン0.5 mlと生理食塩水2 mlで溶解して2.5 mlにしている．

（動画1と同一）

▶動画38

Neuronox®100単位を2.5 mlに溶解している．筋肉縮小には2倍の濃度で希釈することが多い．

症例1

咬筋の発達により下顎角とその上方に突出が見られる（図Ⅲ-106-a）．ここに両側で20単位程度のボトックス®（ボツリヌストキシン）を，咬んで一番固くなり隆起する部位に1 cm程度の間隔で，数か所注射した．実際の注入方法を動画で示す▶動画39．3～5か月おきに同様の治療を行い，4回経過した後の初回治療から1年2か月後の状態が図Ⅲ-106-bである．エラの突出が減少した．

▶動画39

1 ml 20単位のボツリヌストキシンを片側の3か所に注入している．33 G 13 mmの鋭針で筋肉層へ注入している．

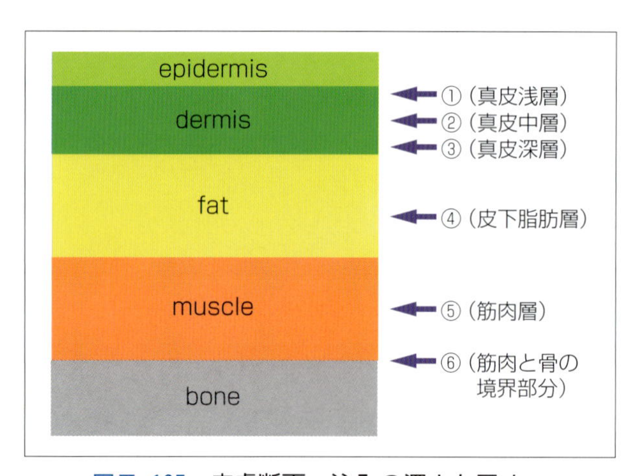

図Ⅲ-105　皮膚断面．注入の深さを示す．

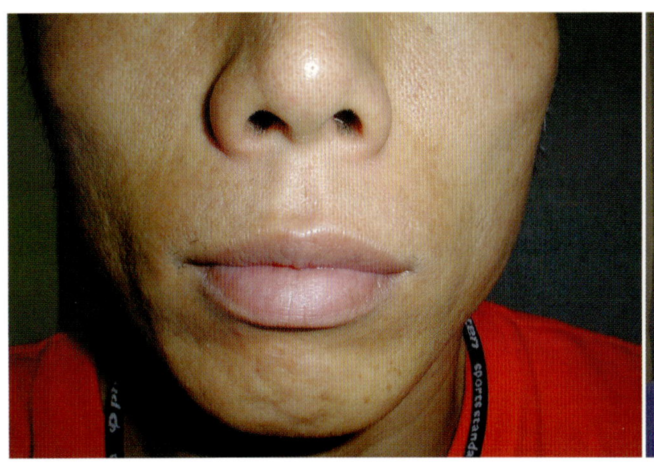

a．咬筋の縮小治療前

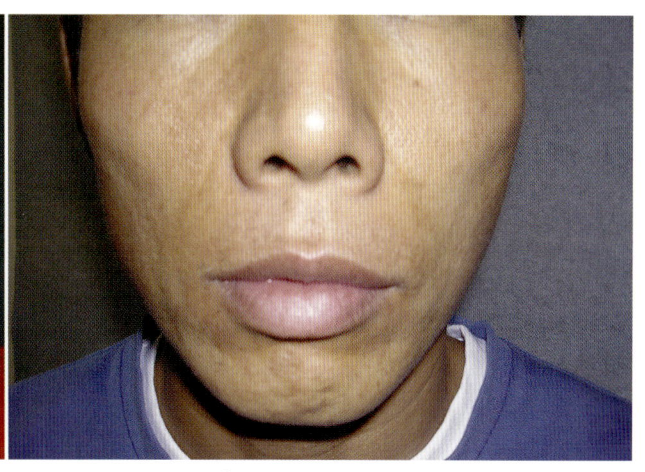

b．ボトックス®（ボツリヌストキシン）20 単位を4 回注射して，初回治療から 1 年 2 か月後の状態．エラの出っ張りが減少した．

図Ⅲ-106　症例 1

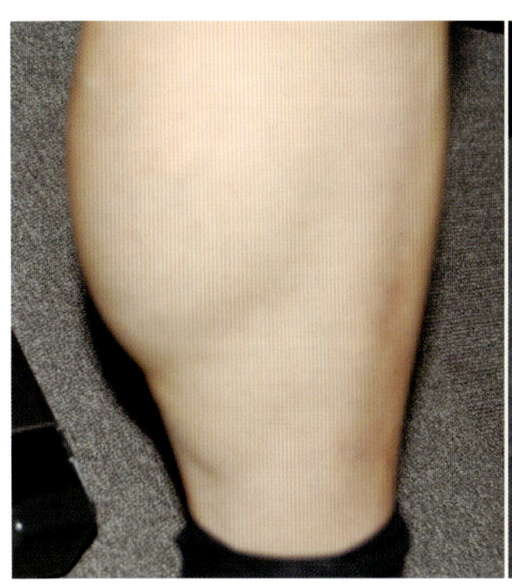

a．治療前
下腿最大径が治療前は 32 cm

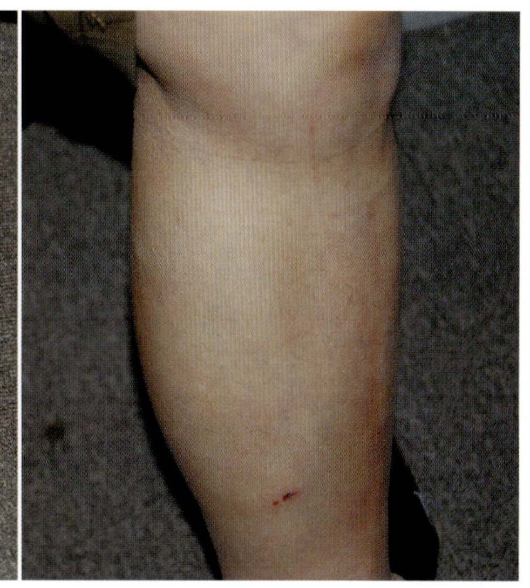

b．衡力® BTXA（ボツリヌストキシン）を両側に 100 単位注射を 2 回行い，4 か月後（最終治療の 1 か月後）には下腿最大径が 29 cm になった．

図Ⅲ-107　症例 2

症例 2

両方の下腿が太いことを主訴としていた．下腿最大径が治療前は 32 cm であった（図Ⅲ-107-a）．注入部位に印をつけた様子を動画で示す▶動画40．下腿三頭筋に衡力® BTXA（ボツリヌストキシン）を両側に 100 単位注射した．注入方法は動画で示す▶動画41．3 か月後に再度同様の治療を行い，最終治療の 1 か月後には下腿最大径が 29 cm になった（図Ⅲ-107-b）．

▶動画40

下腿に力を入れさせ，硬く持ち上がる部位の中心に数点，印をつけている．

▶動画41

下腿の印の部分にボツリヌストキシン 50 単位を 33 G 13 mm の鋭針で 4 か所に分けて筋肉層へ注射している．

Ⅲ 部位・手技別実践テクニック

18 スレッドリフト

動画あり

Key Point　ポリプロピレン製などの非吸収性の糸と，ポリカプロラクトン・ポリ乳酸やポリジオキサノンなどの吸収性の糸を用いて，たるみを除去する．著者は吸収性の糸を用いている．持続効果は半年～1 年程度あるが，合併症が少ないので，効果が薄れたら追加治療が可能である．頬・首・鼻などの持ち上げに効果がある．

非吸収性のポリプロピレンが成分のAptos® が早期に用いられた．吸収性のポリカプロラクトンとポリ乳酸などが成分のHappy lift™（図Ⅲ-108）は著者が2006年から使い初め，さらに同じく吸収性のポリジオキサノン（PDO）で作られた製品が出現した．またV-Lift Premium™（図Ⅲ-109，110）などの製品もその後使用を開始した．糸の長さがおおよそ12 cm程度のものが多い．それより短いものや，1点で折り返し往復するものもあり長さは20 cm程度のこともある．非吸収性材料を成分として，弾力性に富む棘付き糸もある（図Ⅲ-111）．棘付きの糸をカニューレに挿入した状態で販売されている製品もあるが，切り込みを入れたものから（図Ⅲ-112），鋳造して棘がしっかりしたものなどもある（図Ⅲ-113）．他にも同様の成分で呼び名の異なる製品が多数ある．

スレッドの種類として以下のようなものがある．

1. スレッドのみの製品で，数センチ以上の長さの針を使って皮下に挿入するもの．これには吸収性材料が成分のもの（図Ⅲ-108）と，非吸収性材料が成分のもの（Aptos® など）がある．
2. スレッドと針が接合装着されていて，針で糸を挿入部位に刺入するもの（図Ⅲ-111）．
3. 31～23 G程度の針にPDOなどの吸収性の棘のないスレッドがすでに挿入されているもの（図Ⅲ-114）．
4. 25～20 G程度の針にPDOなどの吸収性の棘のあるスレッドがすでに挿入されているもの（図Ⅲ-109，110）．
5. 23～18 G程度のカニューレにPDOなどの吸収性の棘のあるスレッドがすでに挿入されているもの（図Ⅲ-112）．

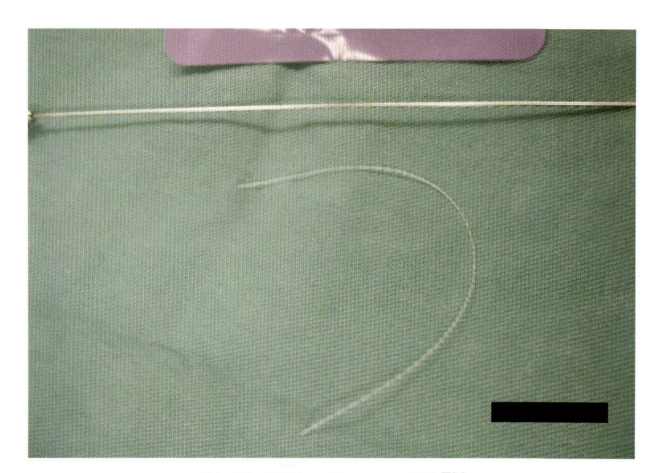
図Ⅲ-108　Happy lift™
透明な棘付きの糸で用いた針と包装の一部も見える．

上記の棘のある糸は数ミリ間隔で棘状の突起があり，皮下で組織に引っ掛かり持ち上げ効果を得る．また棘を持たないスレッドで31 Gやそれより太い針で糸を中に入れて皮下に挿入するのに便利にした製品もあり，それを多数皮下に埋め込み，分解による軽度の炎症を利用して引き上げ効果を得る糸（図Ⅲ-114）も使われている．効果持続期間はおおよそ数か月程度であるので，時々追加をすることが多い．

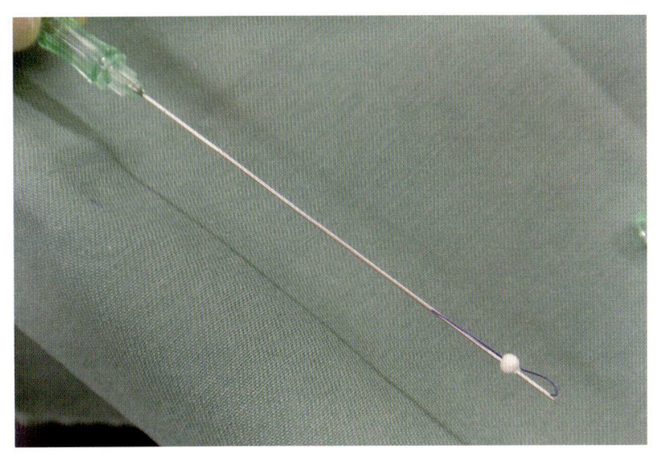

図 Ⅲ-109　V-Lift Premium™
青い色の棘付き糸で，針の中にすでにセットされている.

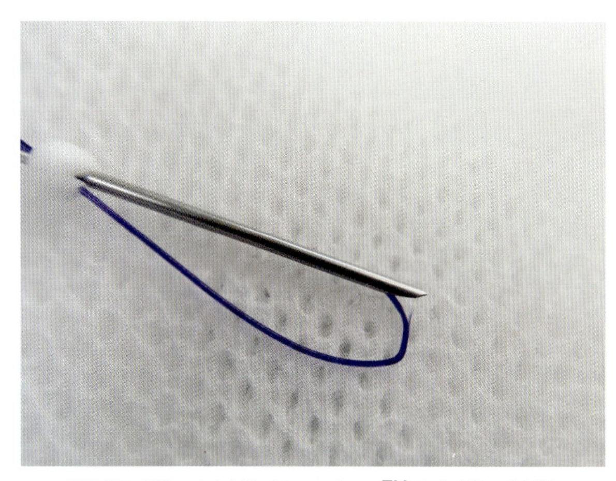

図 Ⅲ-110　V-Lift Premium™の先端の状態

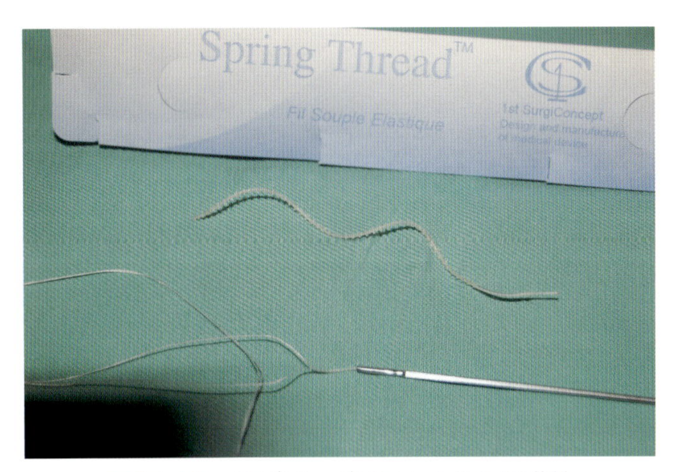

図 Ⅲ-111　スプリングリフトの糸と誘導針

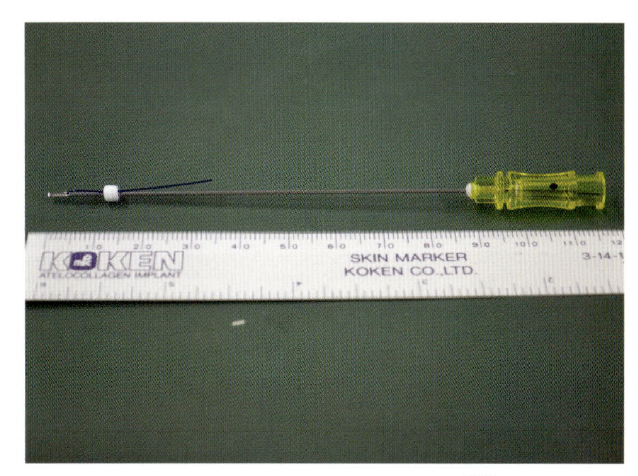

図 Ⅲ-112　V-Lift Genesis™
20 G の太さで 90 mm の長さがある.

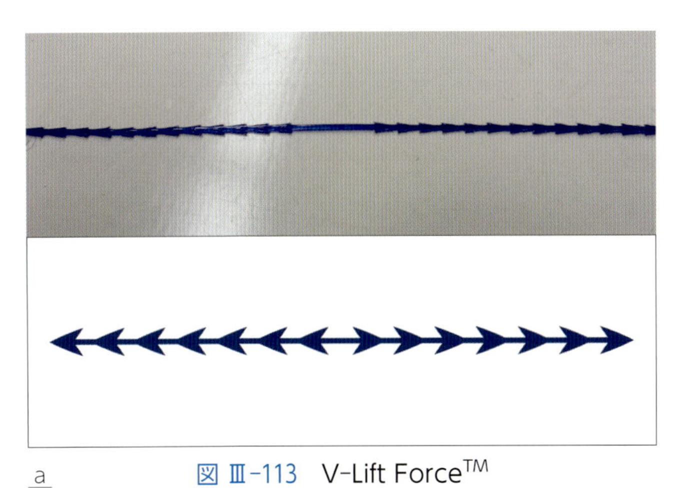

a/b
図 Ⅲ-113　V-Lift Force™
a：V-Lift Force™の糸の中央部分．鋳造されているので切れにくい.
b：糸の模式図

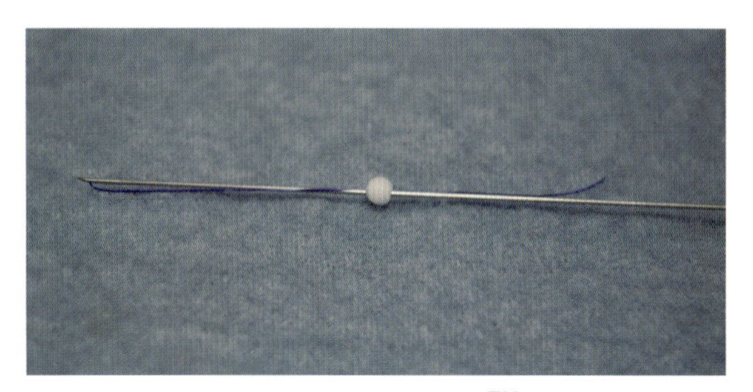

図 Ⅲ-114　Miracu™
棘のない糸．25 G の針に 4-0 の吸収性糸が入っている.

症例 1

図Ⅲ-115 は多数の棘なし糸を埋め込んだ症例である．額に埋め込む症例を動画で示す▶動画42.

▶動画42

Miracu™．25G の針に 4-0 の棘のない吸収性糸を額に刺入

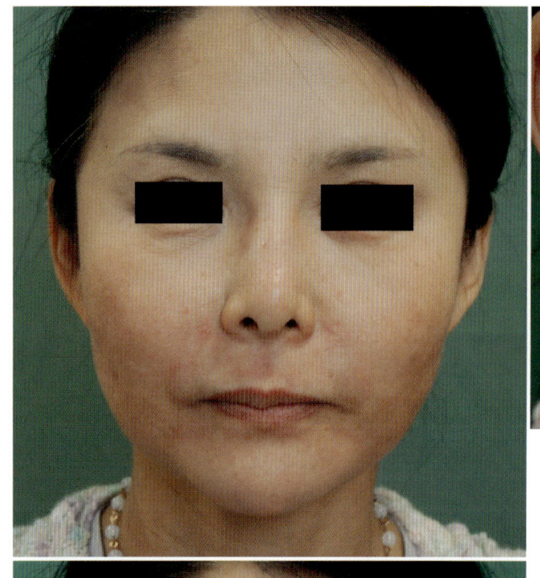

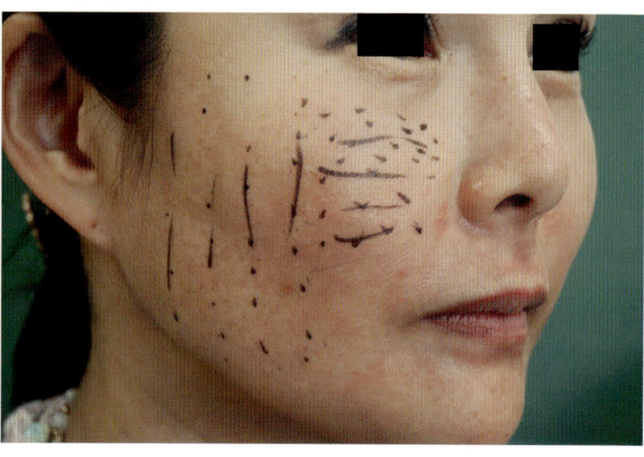

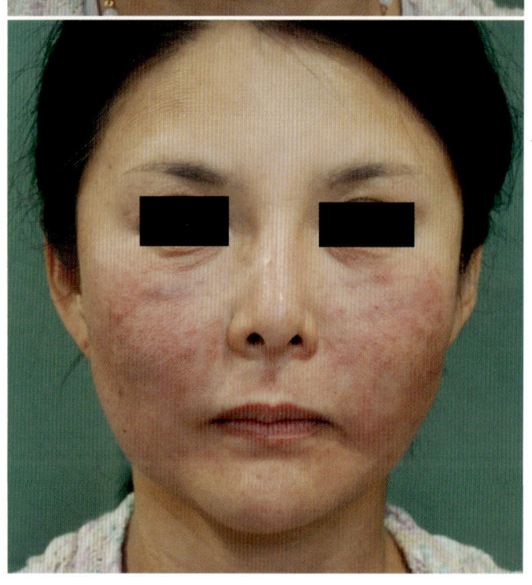

図 Ⅲ-115
症例 1：Miracu™による治療
a：治療前
b：刺入デザイン
c：治療直後

主に頬のたるみに用いられ，鼻唇溝や口角付近からモミアゲ近くまで糸を通す．この糸を通すために，挿入する糸の外径よりやや太い針を用い引き上げ方向に皮下に刺す．針は通常20 G前後のものを用いる．最近はカニューレの中に棘付きスレッドを入れ，組織の損傷を小さくした製品もできている（図Ⅲ-116）．

現在は18 Gで長さ100 mmのものを頬のリフトに多用している．この糸の強さは800 gの肉を1本で持ち上げることができる▶動画43．

▶動画43
800 gの肉を18 G JBP V-Lift Force™ 100 mmを刺して肉を持ち上げた．

症例 2

頬から顎にかけてのたるみを治療するためスレッドリフトを行った（図Ⅲ-117）．Happy lift™を左右3本ずつ挿入してたるみの治療を行った．直後に糸の中央側の陥凹が見られたが，数日で改善して，1年後も効果を持続していた．Happy lift™は糸のみの製品なので，皮下に挿入するために脊椎麻酔に用いる針を引き上げ方向の上方部位に刺して，鼻唇溝や口角近くの部位に針先を出す．その針に糸を通して針を抜く．糸が皮下に残るので，それを外に両側から引いてリフトアップを行う．

症例 3

こめかみに18 GのJBP V-Lift Force™ 100 mmを左右3本ずつ挿入した（図Ⅲ-118）．刺入部位を18 Gの針で1つ穴をあけて，同じ穴から3本のカニューレ入りスレッドを挿入した▶動画44, 45．

▶動画44
左頬に18 G JBP V-Lift Force™ 100 mmを2本刺入している．刺入点は18 Gの針で作成

▶動画45
18 G JBP V-Lift Force™ 100 mmを3本刺入した後，座位にして，左右の糸を引き上げている．

図 Ⅲ-116
V-Lift Force™の模式図

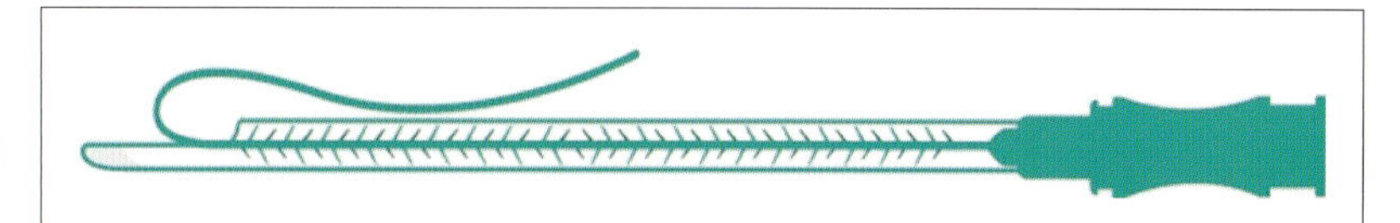

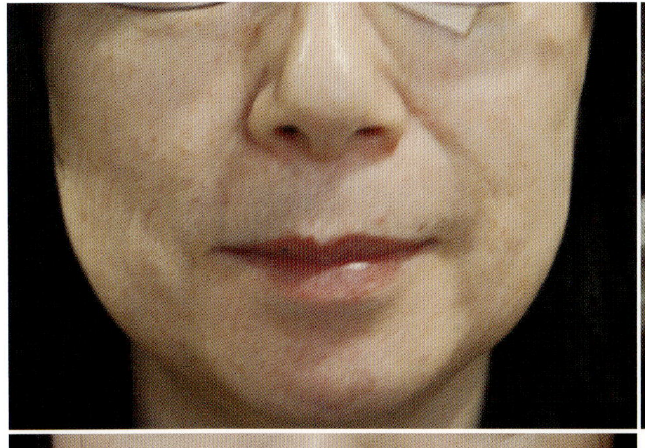

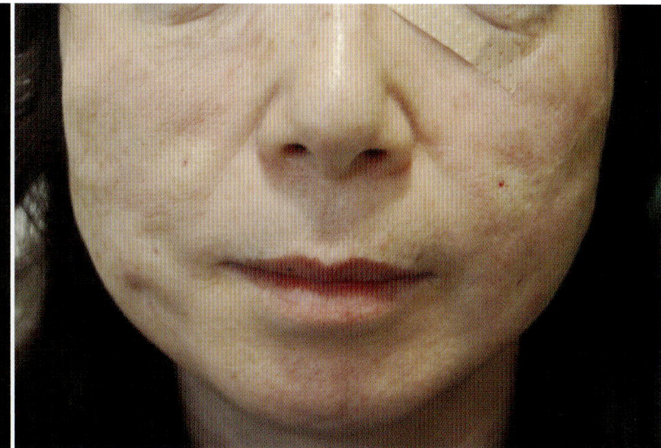

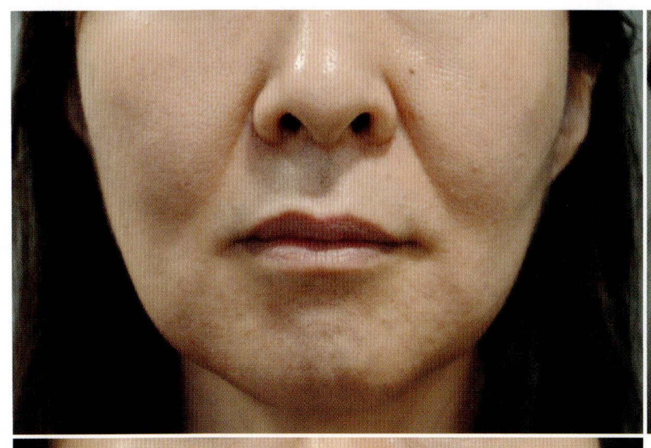

a|b
c|

図 Ⅲ-117
症例 2：Happy lift™による治療
a：治療前
b：治療直後
c：1 年後．たるみはまだ改善効果が持続している．

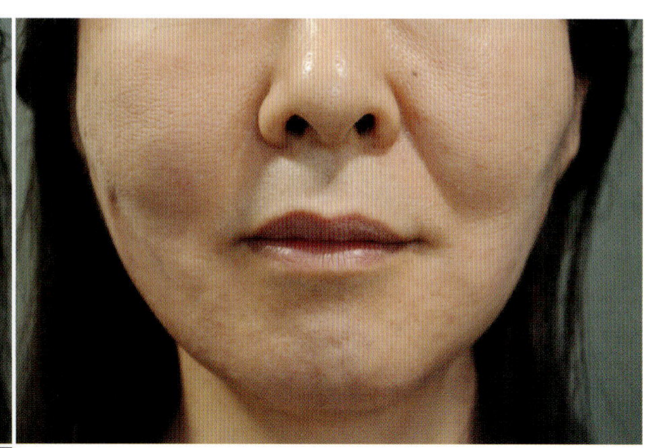

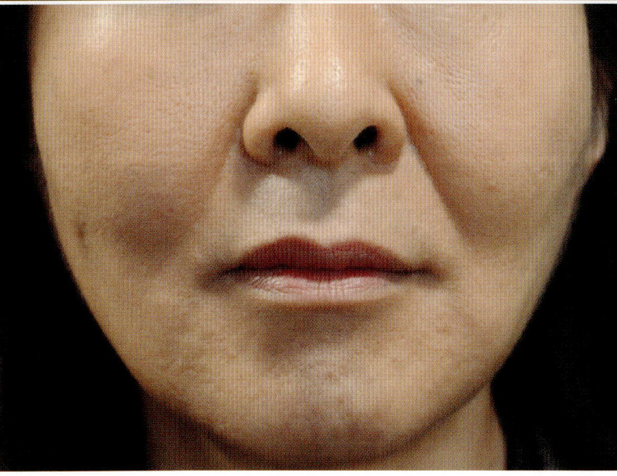

a|b
c|

図 Ⅲ-118
症例 3：JBP V-Lift Force™による治療
a：18 G の JBP V-Lift Force™ 100 mm を左右の頬に 3 本ずつ刺入する治療前
b：治療直後
c：12 日後

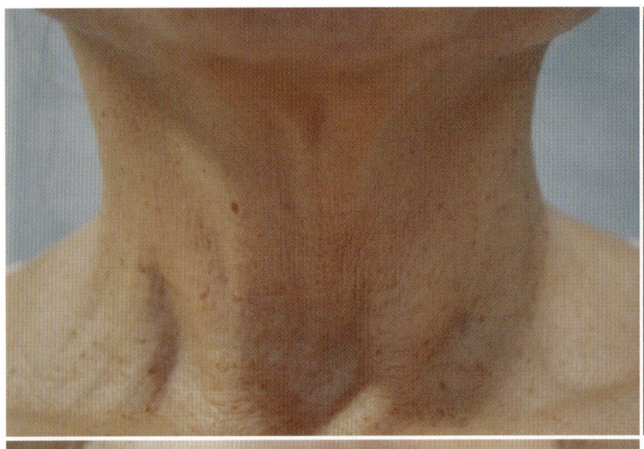
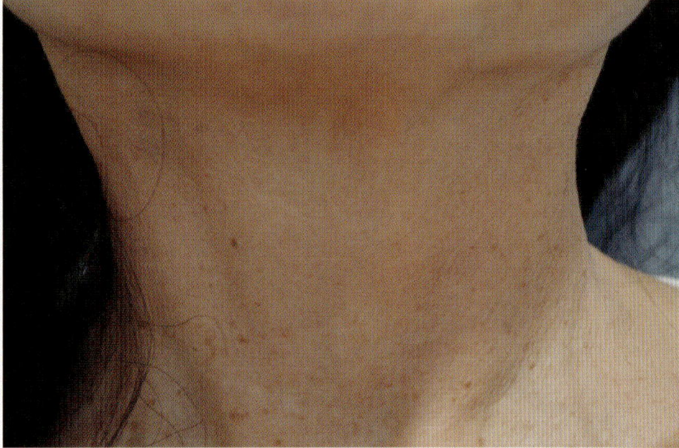
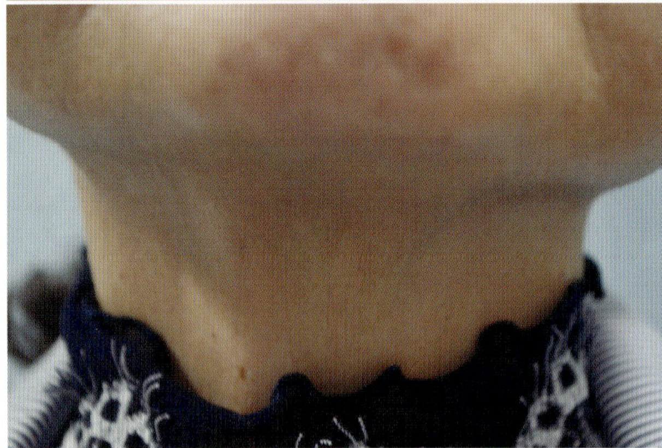

図 Ⅲ-119
症例 4：JBP V-Lift Force™による治療
a：耳の下から首の中央まで 18 G の JBP V-Lift Force™ 100 mm を左右 3 本ずつ刺入する治療の前．首のたるみが見える．
b：治療直後
c：1 か月後

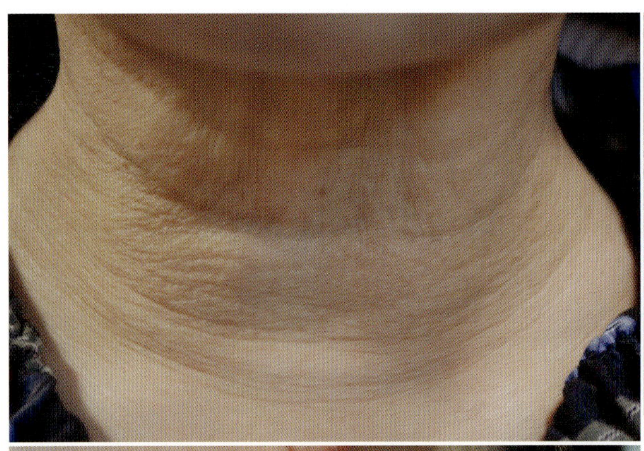
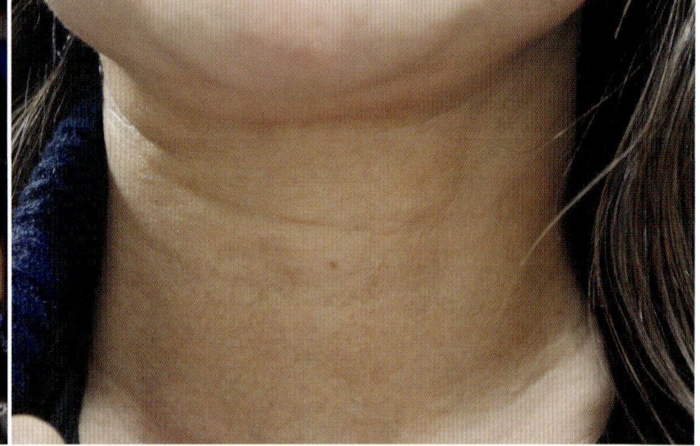
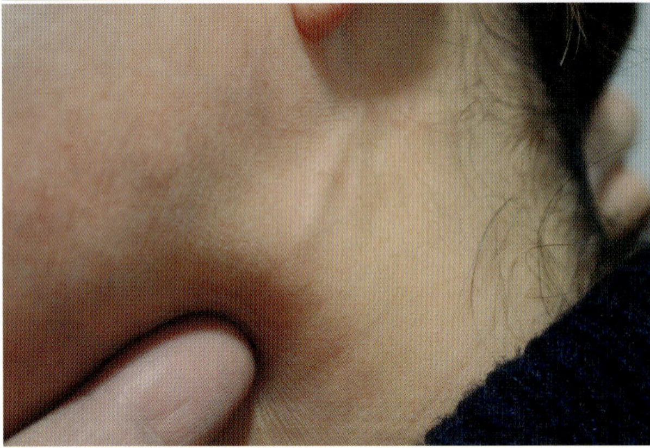

図 Ⅲ-120
症例 5：JBP V-Lift Force™による治療
a：18 G JBP V-Lift Force™ 100 mm を左右 3 本ずつ刺入する治療前．刺入の方法は動画で示す ▶動画46．
b：1 か月後
c：1 か月後の左側の状態．指で糸の走向に沿って押すと，まだ糸が見える．3 か月程度で消失した．

▶動画46

23G JBP V-Lift Premium™ 80 mm を 3 本首に刺入している．

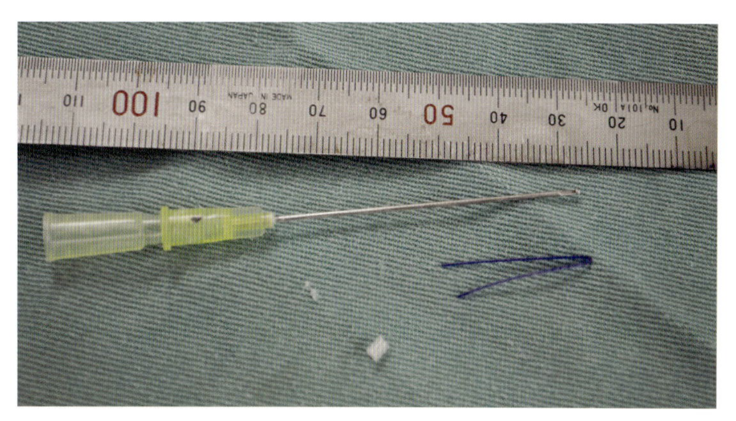

図 Ⅲ-121
50 mm の長さのカニューレに 40 mm の PDO 製の糸が二つ折りにはいっている.

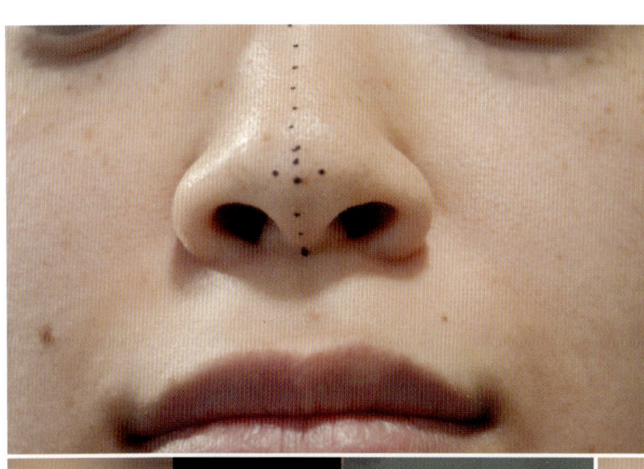

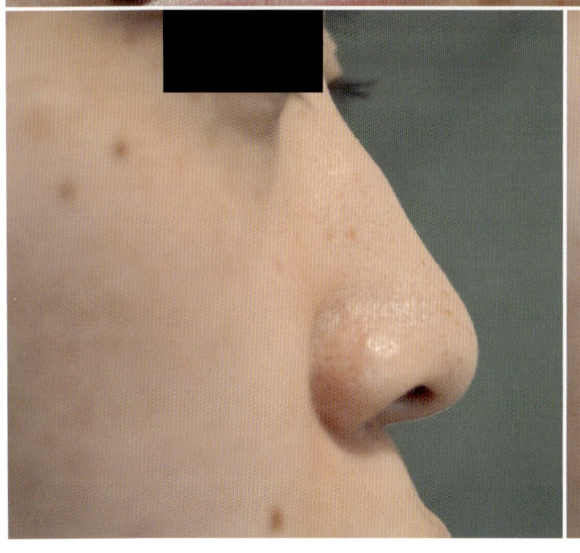

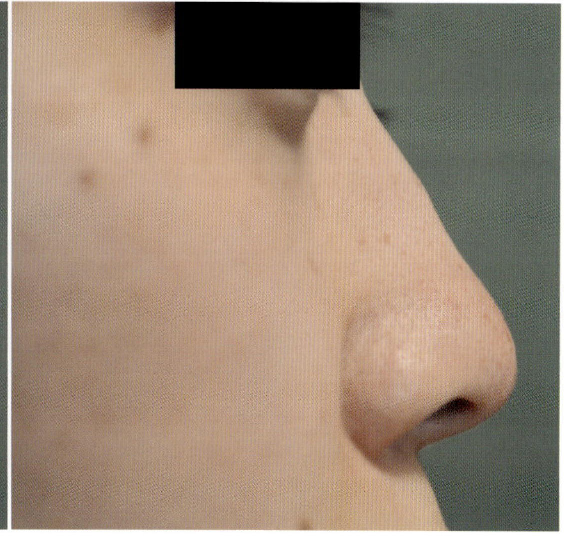

図 Ⅲ-122
症例 6
a：黒い点線は鼻先の穴から糸を刺入する方向を示す.
b：糸による隆鼻前
c：隆鼻治療直後

症例 4

首のたるみにも有効で，耳の下から首の中央まで 18 G の JBP V-Lift Force™ 100 mm を左右 3 本ずつ挿入した(図 Ⅲ-119).

症例 5

23 G JBP V-Lift Premium™ 80 mm を 3 本首に刺入した(図 Ⅲ-120). 刺入の方法を動画で示す 動画46. 効果持続期間は半年から 1 年程度である.

症例 6

吸収性の棘のある糸(図 Ⅲ-121)を使って，隆鼻を行うことも可能である．鼻先の穴から鼻柱に沿ってと鼻背部に沿っての 2 つの方向に数本ずつ刺入する(図 Ⅲ-122-a). その治療の前後の症例を提示する(図 Ⅲ-122-b，c).

Ⅲ 部位・手技別実践テクニック

19 脂肪分解注射

Key Point　脂肪細胞の膜を溶解して脂肪を流出させる方法である．様々な薬剤があるが，アレルギー反応を起こすこともあるので，少量ずつ試してみることが必要である．脂肪吸引と違い，徐々に効果を現すことが多いので，確実に１回で減少できるという期待はしないほうが良い．

脂肪細胞の膜を溶解して内容物の脂肪を細胞外に流出させて，注入部位の脂肪を減少させる注射である．植物油が主成分として含まれている（図Ⅲ-123〜125）．注入部位は図Ⅲ-126の④の脂肪層である．

症例１

図Ⅲ-127-a，bは頸部の脂肪の膨らみが目立った．PPC. C 2.5 mlとリドカイン0.5% 2.5 mlを混合して全量で5 mlを用いた．直後に注入液により膨らみが目立つが（図Ⅲ-127-c），すぐに消失し３か月後12回の注入により正面からみた首の膨らみが改善した（図Ⅲ-127-d）．

症例２

図Ⅲ-128-aにはフォスファティディルコリンとカルニチン単体をそれぞれ半分ずつ混合して，5 mlを１回顎の膨らみに注射した（図Ⅲ-128-b）．印は注射部位である．10日後にははっきりと膨らみが減少した効果がわかる（図Ⅲ-128-c）．

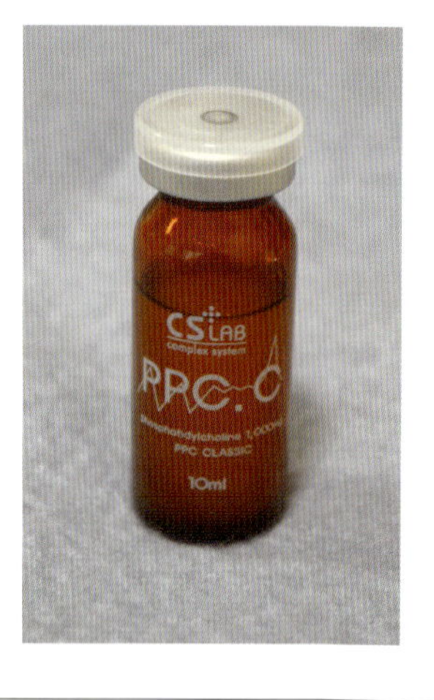

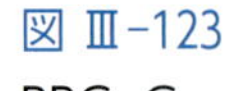
図 Ⅲ-123
PPC. C
フォスファティディルコリンやカルニチン，他の成分を含む．

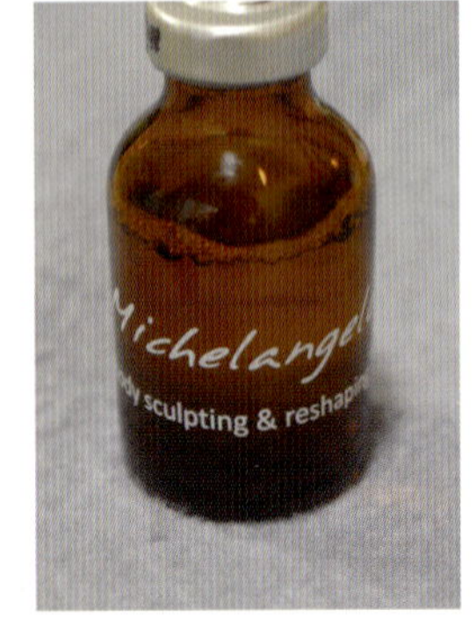

◀図 Ⅲ-124
ミケランジェロ
フォスファティディルコリンやカルニチン，他の成分を含む．

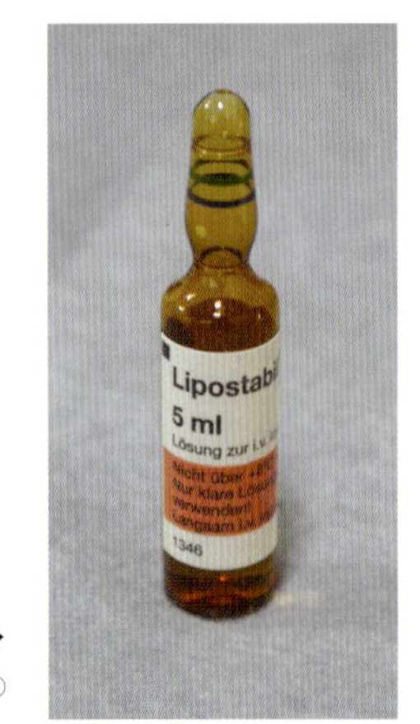

図 Ⅲ-125 ▶
Lipostabil®
主成分がフォスファティディルコリン

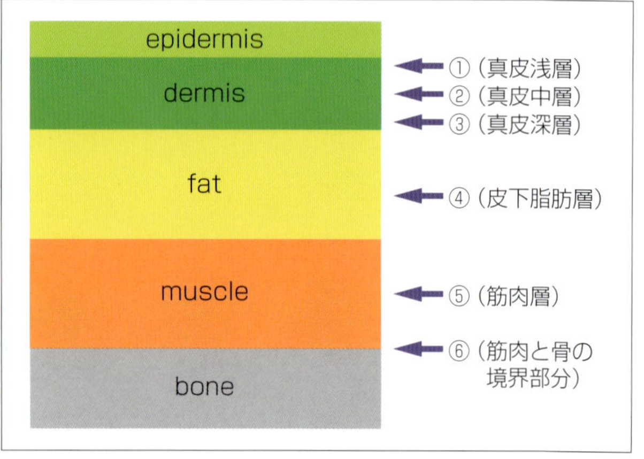

図 Ⅲ-126　皮膚断面図

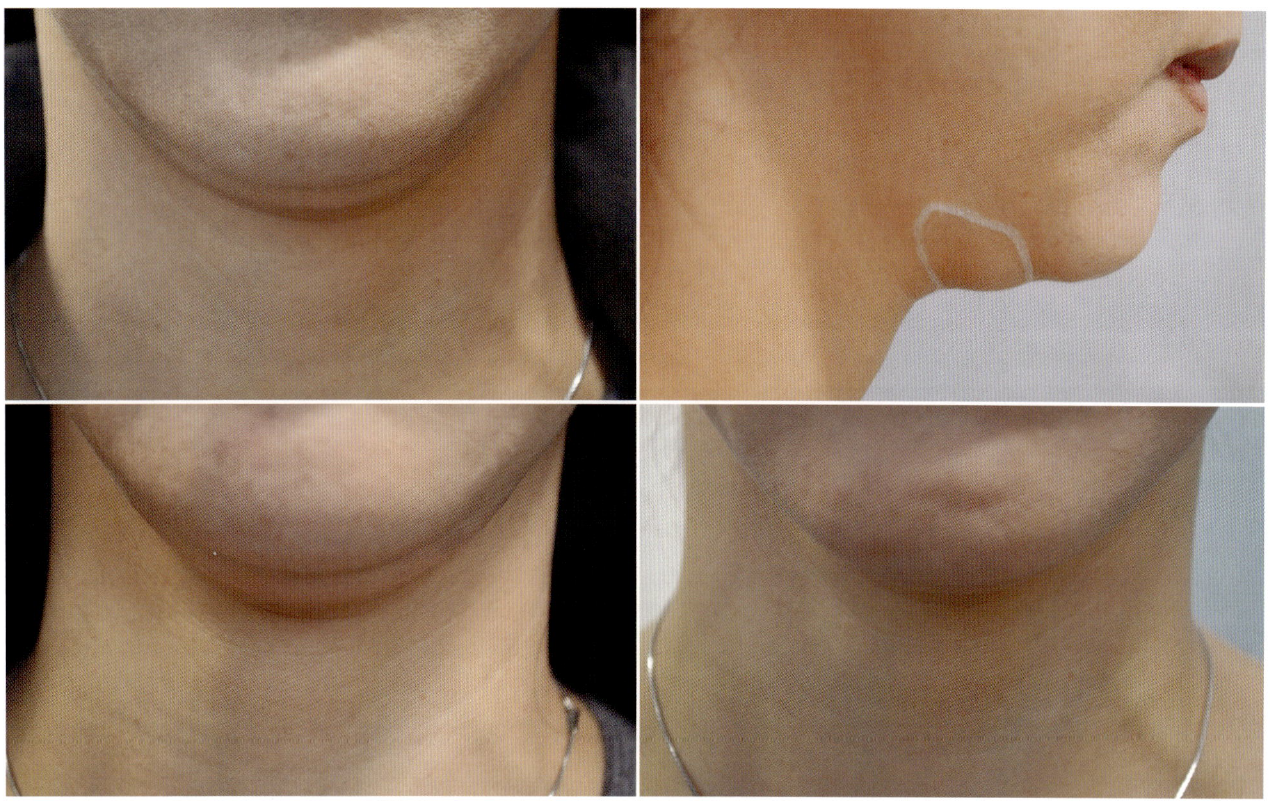

a｜b
c｜d

図 Ⅲ-127　症例 1

a：頸部の膨らみがある.
b：側貌．白い印は注射範囲
c：注射直後
d：12 回施術して初回から 3 か月後.
正面から見た膨らみが減少している.

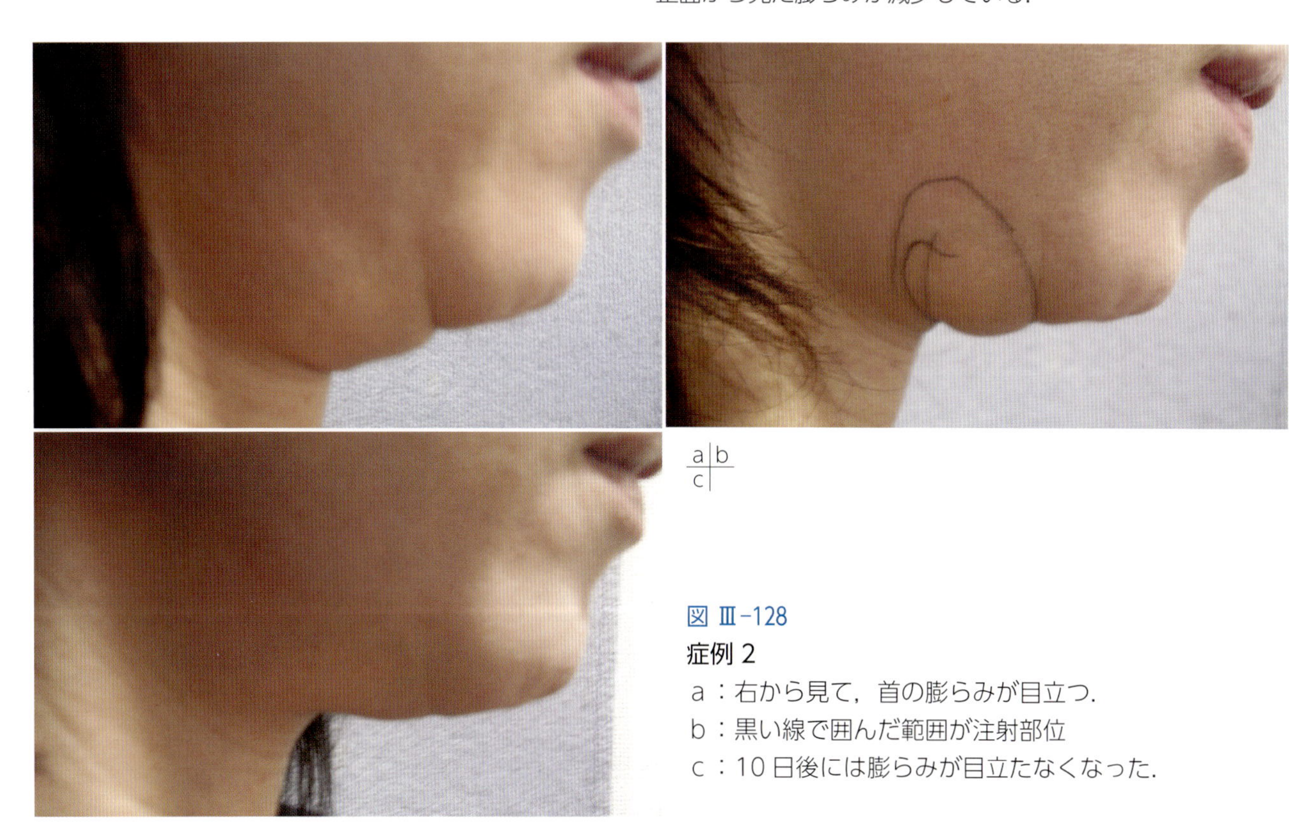

a｜b
c｜

図 Ⅲ-128

症例 2

a：右から見て，首の膨らみが目立つ.
b：黒い線で囲んだ範囲が注射部位
c：10 日後には膨らみが目立たなくなった.

Column

水光注射

皮膚の保湿を目的として，無架橋ヒアルロン酸（図1～4）ないしは低架橋ヒアルロン酸を用いて行う真皮内注射である．30～34 G程度の細い針を用い，真皮浅～深層に均一に注入する．注入する深さは図5の③の部位である．1か月に数回の注入が必要で，定期的な追加注入により効果を持続させる．

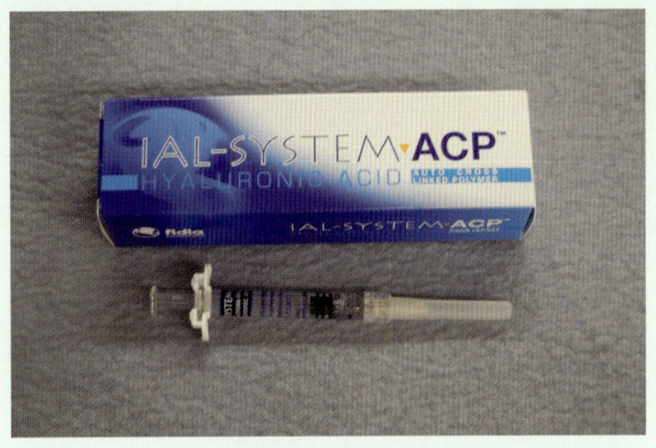

図1　Ial-system ACP^{TM}（イタリア；Fidia製）
無架橋ヒアルロン酸

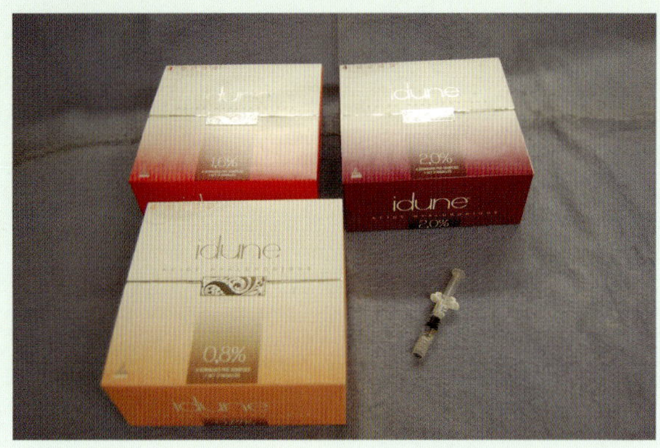

図2　idune®（フランス；Laboratoires Genévrier製）
0.6%，1.8%，2.0%の無架橋ヒアルロン酸

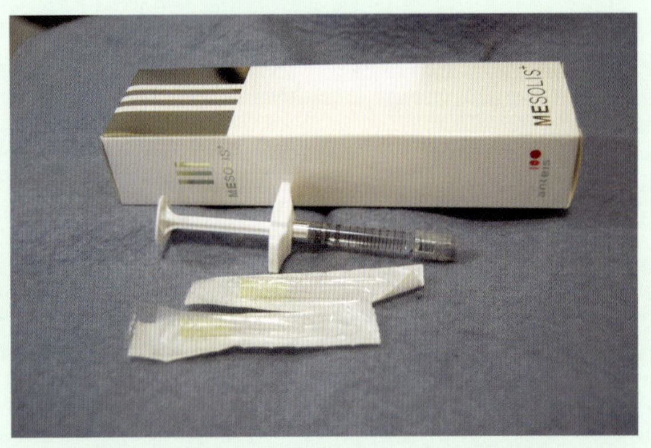

図3　Mesolis+®（スイス；Anteis製）
1.8%の無架橋ヒアルロン酸と2.1%のグリセロールを含む（現在はドイツ；Merz製のBelotero®シリーズとなっている）．

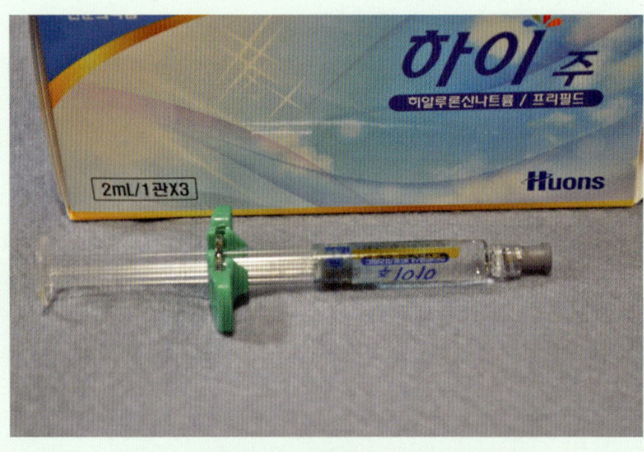

図4　High Inj.（韓国；Huons製）
図7のDerma Shine®（注入機）専用のヒアルロン酸

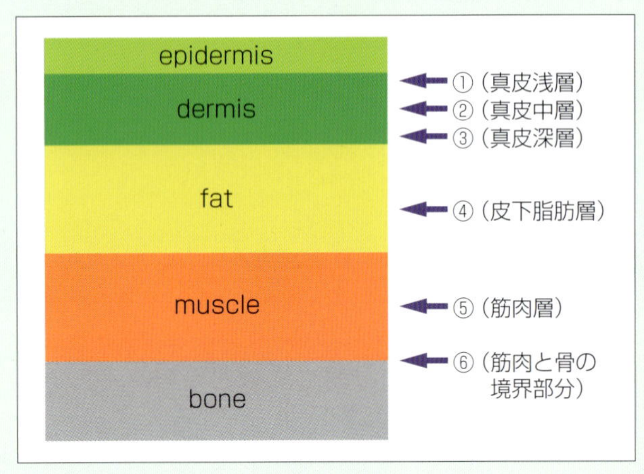

図5
皮膚断面
真皮深層を③に示す．

用手的に行う場合，単一の針で表皮から真皮浅層に注射する方法や，3本の針が1つの注入口から投与できるものがある（図6）．自動的に陰圧をかけ，5本の針で同時に1 cm程度の範囲を治療する機械もある（図7〜9）．通常針は1〜2 mm程度皮膚に刺入して微量ずつ注入する．ヒアルロン酸以外にビタミン，プラセンタやボツリヌストキシンなどを少量混入して他の効果を狙うこともある．腋の多汗症にボツリヌストキシンを注入している動画を掲載する▶動画47, 48．さらにプラセンタ抽出液のJBP CuracenをDerma Shine®（注入機）を使って頬に注入している動画も掲載する▶動画49．

▶動画47

左腋に希釈したボツリヌストキシン（20 u/3 ml）を図7のDerma Shine®で注入している．（動画35と同一）

▶動画48

右腋に希釈したボツリヌストキシン（20 u/3 ml）を図9のENERJET™で注入している．（動画36と同一）

▶動画49

左頬にJBP Curacen 1.5 mlをDerma Shine®で注入している．針は1.3 mmの長さに設定してある．

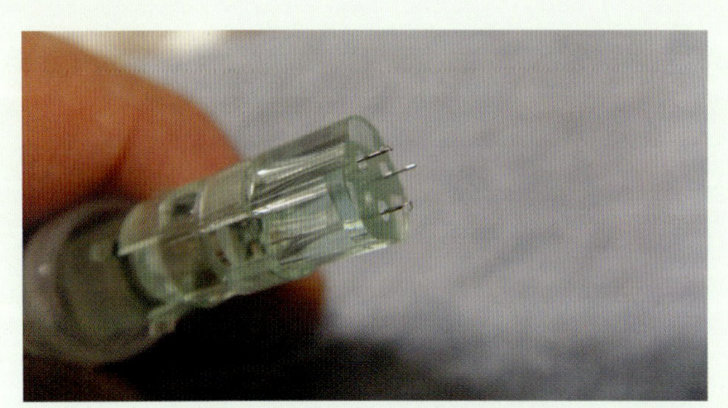

図6　パスキン® 3本針（31G）
用手的に注入する場合に用いる．

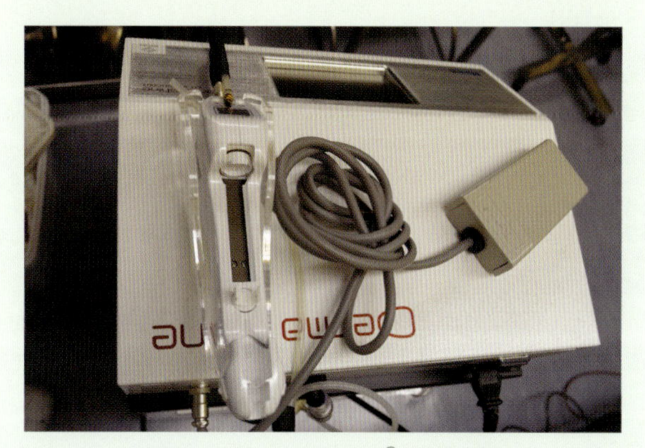

図7　Derma Shine®（注入機）
先端に5本の31Gの針がついている．吸引圧をかけて薬剤を注入する．

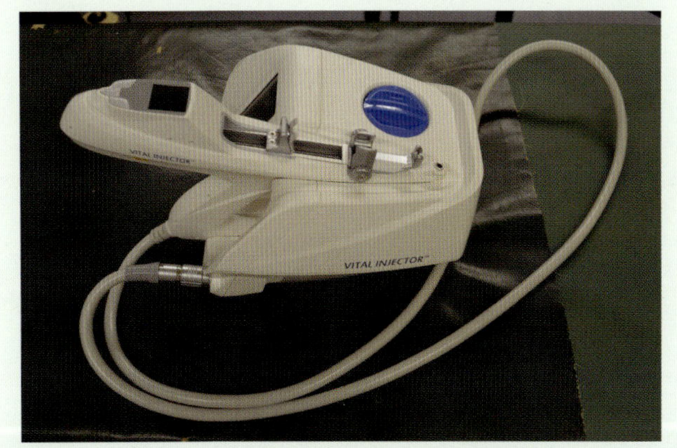

図8　VITAL INJECTOR™（注入機）
図7の装置と同じ原理で用いられる．

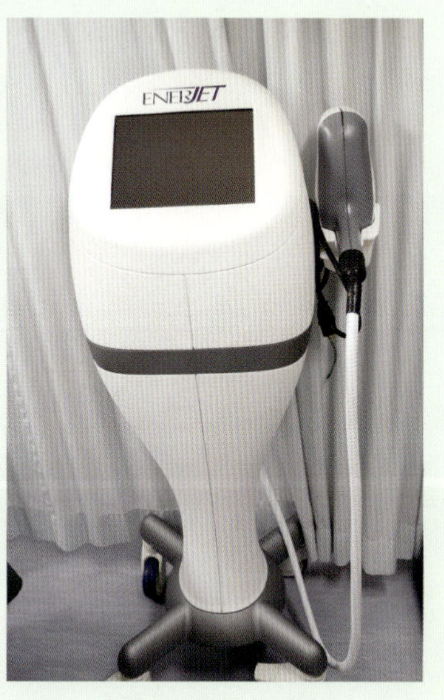

図9 ▶ ENERJET™
針の不要な注入機．高圧で薬剤を噴射して皮膚などに注入する．

Column

課金の方法

製剤注入の治療費用を請求する根拠として，下記のように 2 種類の方法が原則として考えられる．本来自費診療は患者と施術側の合意があればいくらでも良いのであるが，指標があったほうが事前に提示しやすく，治療を受ける側も安心できる．

1. 従量課金制

注入材料の種類と量により課金を決定する．課金がわかりやすく計算しやすい．しかし，治療が難しい部位では，結果が良好になるために種類と量が思ったより増えることがある．さらに，範囲が狭く少量で治療できる部位でも，下眼瞼や鼻根部のように治療が困難な部位は技術料に見合わないことがある．また，注入量を多く使えば請求額が大きくなるため，不要に多量の注入を行い，結果が思わしくないことがある．

2. 部位請負制

治療部位を一定期間の間，製剤の種類や量を上限なく使って治療する方法．初回の段階で料金を決定する．治療を希望する時にどの程度の金額かがわかりやすいが，患者の希望通りにするために使用材料の種類が多くなることがあり，施術側の負担が大きくなることがある．治療に慣れてくればどの程度必要かがわかるため，この方法は経験のある医師にすすめられる．

Column

コラーゲン，ヒアルロン酸などの内服や外用による効果

コラーゲンやヒアルロン酸を内服してもほとんど効果は見られないといわれている．

コラーゲンはアミノ酸が３重らせんを形成する蛋白質である．その構成成分であるアミノ酸の１つのハイドロキシプロリンはコラーゲンに特有のもので，食事としてコラーゲンを摂取すると体内にはハイドロキシプロリンが増える．しかし，コラーゲンが作られるのに必要なアミノ酸はハイドロキシプロリンではなく，プロリンである．他のアミノ酸はコラーゲン以外の食物で摂取可能であるから，コラーゲンを摂取したら，体内のコラーゲンが増えるわけではない．ただし，血液中のハイドロキシプロリン濃度が上昇すると体内のコラーゲン産生が増えることは確認されているので，全く無駄というわけではなさそうである[1)]．

ヒアルロン酸を摂取しても，体内のヒアルロン酸の産生には影響がないとされている．消化管で分解されるので，糖類の分解産物のみが摂取されてヒアルロン酸の再構築とは結びつかないようである．

外用に関しては，皮膚から浸透する効果はほとんど期待できないが，被覆剤としては良好かと思われる．保水作用や保護作用は大きく，多くの化粧品の成分として用いられている．

文　献

1）小山洋一：天然素材コラーゲンの機能性．皮革科学．**56**(2)：71-79，2010.
Summary　コラーゲンを摂取すると，肌質が良くなるという体感性が高いが，直接のコラーゲンの原料になるわけではない．ハイドロキシプロリン濃度がコラーゲン産生を高めるようである．

Ⅳ．合併症への対応と回避のコツ，術後定期メンテナンス

Ⅳ 合併症への対応と回避のコツ，術後定期メンテナンス

1 共通の合併症

注入療法でどの手法を用いても起こり得る合併症を以下に記載する．

針の刺し傷痕

細い針を用いると早期に消失するが，一時的にせよ起こることである．

症例 1

図Ⅳ-1 は左鼻唇溝への Esthélis® Basic（ヒアルロン酸）を 33G 針で真皮浅層に注入した直後であるが，表面に赤い点が見える．1 日で目立たなくなった．さらに太い針を用いると数日目立つことがある．

内出血

皮膚組織の血管に針が刺さると，通常内出血を起こす．鈍針でも細い血管に当たると起こることがある．数日～2 週間程度で改善する．

症例 2

図Ⅳ-2 は左鼻唇溝に Zyderm® Ⅱ（6.5%ウシ由来コラーゲン）を 30G 針で真皮浅層に注入した直後である．刺入部位とその周辺に内出血が見られる．定期的に注入治療を受けている患者であるが，この部位は内出血を起こしやすく，ほぼ毎回内出血が見られていた．1 週間以内に目立たなくなっていた．

症例 3

図Ⅳ-3 は左右の下眼瞼陥凹に 30G の鋭針で Radiesse®（ハイドロキシアパタイト）を注入した．右側のみ目立った内出血を起こした．2 週間程度の観察で内出血が目立たなくなった．

腫　れ

どんなに少ない注入量をどこに投与しても，わずかでも起こる．低濃度コラーゲンや低架橋ヒアルロン酸，またボツリヌストキシンの真皮内投与などで

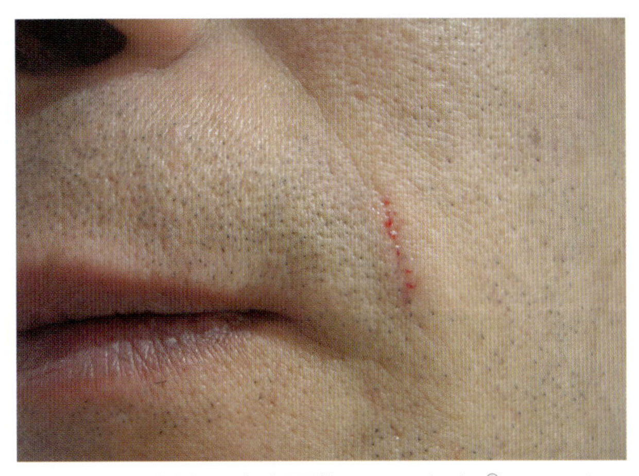

図Ⅳ-1　症例 1：左鼻唇溝への Esthélis® Basic を 33G 針で真皮浅層に注入した直後
表面に赤い点が見える．

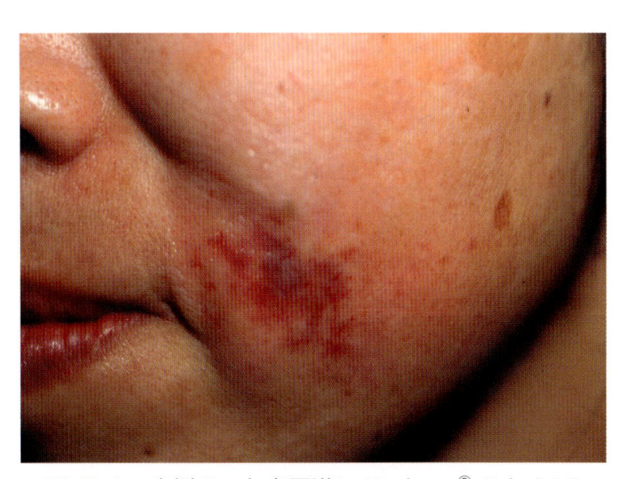

図Ⅳ-2　症例 2：左鼻唇溝に Zyderm® Ⅱを 30G 針で真皮浅層に注入した直後
刺入部位とその周辺に内出血が見られる．

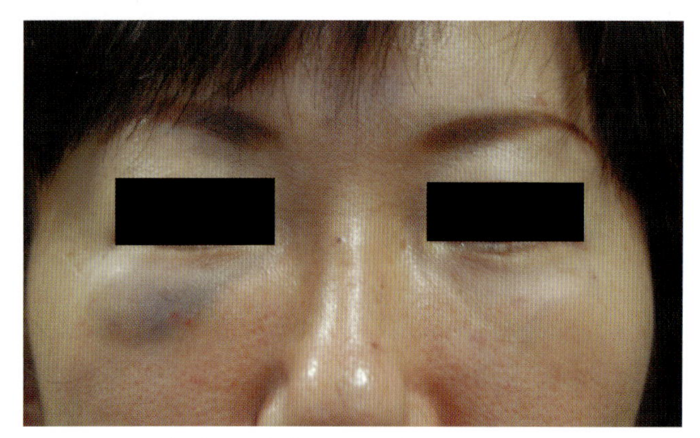

図 Ⅳ-3　症例 3：左右の下眼瞼陥凹に 30G の鋭針で Radiesse® を注入
右側のみ目立った内出血を起こした．

目立って出現する．数時間〜数日で消失する．

症例 4

図Ⅳ-4-a は右下眼瞼の細かい皺の治療前である．コーケンアテロコラーゲンインプラント® 1%を多めに真皮浅層に注入した．これはあえて多く注入しないと効果のない濃度のコラーゲンのため，直後に図Ⅳ-4-b のように腫れを起こしたが，翌日にはほとんど腫れが消失し，1 週後の状態が図Ⅳ-4-c である．腫れは完全に消失し，皺が改善している．

塞栓(失明を含む)

注入物が動脈や静脈に入り，血流を止めることで起こる．よく見られるのは，動脈に注入物が入り末梢の血流が途絶することにより流域の壊死を起こすことである．特に重要な合併症として失明がある．注入物が鼻唇溝や鼻筋などに注入するときに外頸動脈の枝の顔面動脈に流入し得る．顔面動脈の枝である眼角動脈は，内頸動脈から分かれた眼動脈の枝である滑車上動脈と吻合を持っている．眼動脈からはさらに網膜中心動脈へも分枝している(図Ⅳ-5, 6)．網膜中心動脈に塞栓が起こると失明することがある．この合併症に対処するためには，以下のことを心がける必要がある[1]．

1）注入は細い針でゆっくりと行う(注入量と注入圧を少なくするため)．

2）皮下に注入する時は，カニューレを使用する(血管損傷を起こしにくくするため)．

3）注入時に眼球あたりに痛みを感じたら，すぐに注入を中止して視力を確認する．

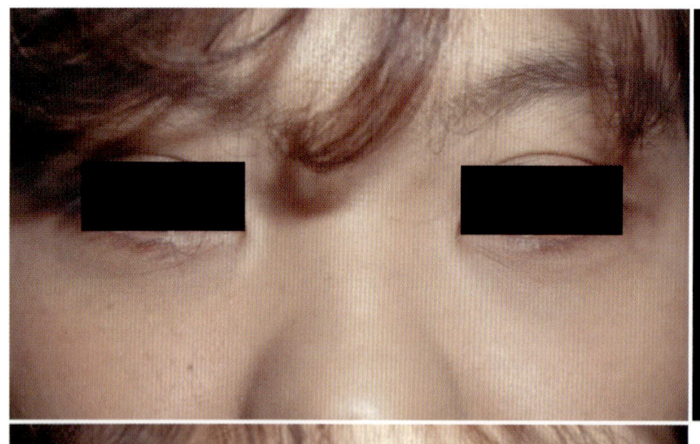

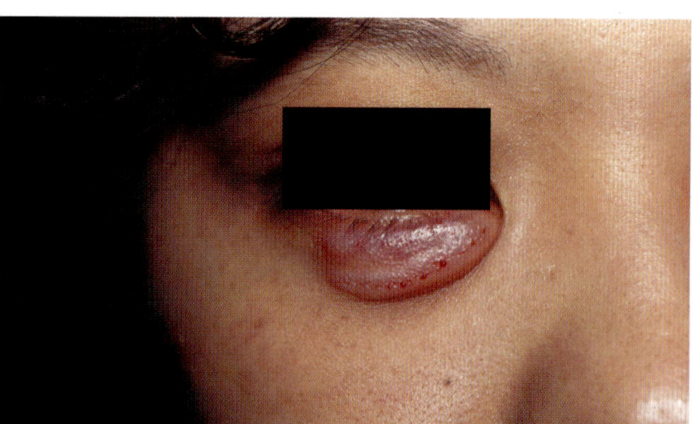

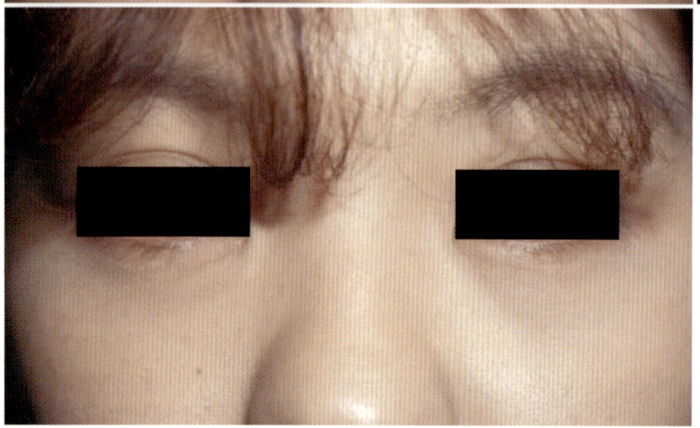

a|b
c

図 Ⅳ-4
症例 4
a：右下眼瞼の細かい皺の治療前
b：右下眼瞼治療直後．コーケンアテロコラーゲンインプラント® 1%を多めに真皮浅層に注入
c：1 週間後の状態．皺は改善している．

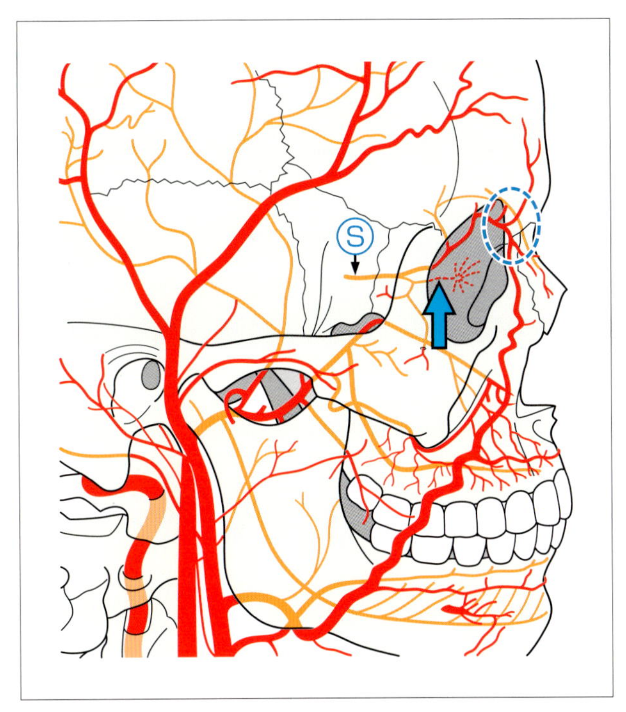

図 IV-5
眼角動脈は眼動脈(S)と吻合を持っている．丸印が吻合部を示す．
網膜中心動脈(矢印)は眼動脈の枝である．
(臨床応用局所解剖図譜．22，医学書院，東京．1966．より引用改変)

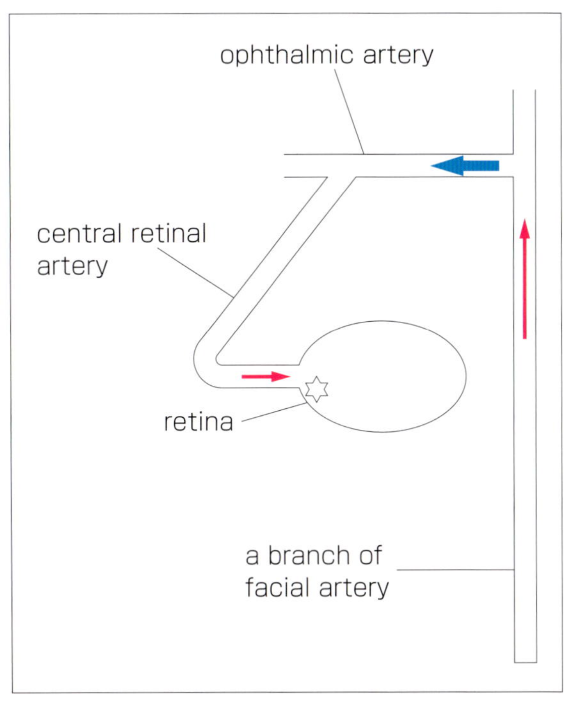

図 IV-6　図IV-5 の模式図
赤い矢印が通常の血流方向．青い矢印は注入物質の流れの方向．鼻唇溝上部から注入された場合 0.01〜0.1 *ml* の量が注入されると，網膜中心動脈に達することがあり得る(注入物が流れる動脈の内径から断面積を推定して，注入部位からの長さで容積を計算した)．(図II-9 を再掲)

4) もし視力の低下や消失が認められれば，できるだけ早く(直後から 2 時間以内)にヒアルロン酸分解酵素を注入動脈周辺，眼球周辺に多めの量(千単位から数万単位程度)を局所投与する．眼球の視神経入り口付近に投与するときは，図IV-7 の球後麻酔針を用いると良い．24 時間以内でも効果があるとの報告がある．

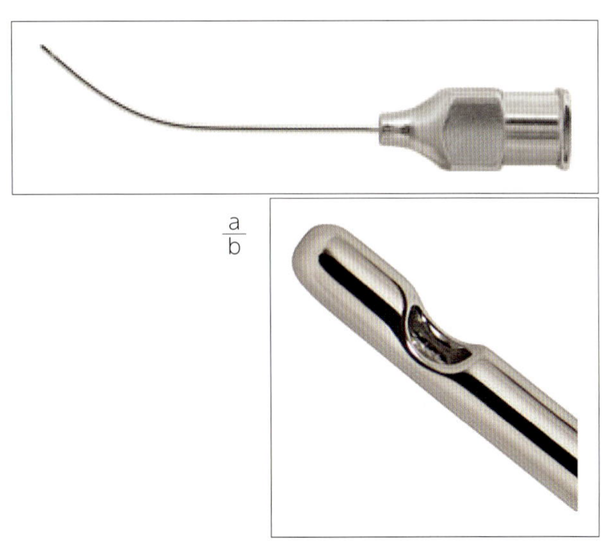

図 IV-7　永田氏経結膜球後麻酔針 24G 41mm
a：眼球視神経入り口付近に麻酔剤を投与する時に使用される．
b：a の先端の形状．鈍針で組織を傷つけにくくなっている．

文 献

1) Zheng, H., Qiu, L., Liu, Z., et al.：Exploring the possibility of a retrograde embolism pathway from the facial artery to the ophthalmic artery system in vivo. Aesthetic Plast Surg. **41**：1222-1227, 2017.
Summary うさぎ 40 匹を用いて，顔面動脈から眼動脈の枝の網膜中心動脈へ注入物質が流れ込むかを調べた．死体の 20 体と生きている 20 体にメチレンブルーをそれぞれ流し，解剖してその色素の配置を調べた．

合併症への対応と回避のコツ，術後定期メンテナンス

2 製剤・材料に特有の合併症とその対策

動画あり

各種の製剤や材料による合併症を以下に記載する．それぞれ特有の合併症を起こすため，各種の製剤や材料に対する対策も知っておく必要がある．

コラーゲン

1．ウシ由来コラーゲン

ウシ由来コラーゲンはアレルギー反応が3%の確率で起こるため皮内テストが必要である．それも２週間隔で２回のテストを推奨する．さらにテストが陰性でも遅延陽性反応が起こることがある．

症例 1

自己申告により，他院でテストが陰性であったとのことで，額と眉間にZyderm® Ⅱ(6.5%ウシ由来コラーゲン)を注入した．その３日後に受診した時，発赤と腫脹が目立っていた(図 Ⅳ-5)．必ず皮内テストを実施することが必要である．

症例 2

皮内テストを２回実施して，テスト部位が陰性を示した(図 Ⅳ-6-a)．図 Ⅳ-6-b は治療前の首の皺の写真である．左側の首の皺の前方にEsthélis® Soft (ヒアルロン酸)を0.2 ml，後方にコーケンアテロコラーゲンインプラント® 2%を0.3 ml注入した．２週後にやや首の皺が浅くなった(図 Ⅳ-6-c)．さらにコーケンアテロコラーゲンインプラント® 2%を0.7 ml追加した．追加の５日後には皺は浅くなったが，赤い針痕がなかなか消失しなかった(図 Ⅳ-6-d)．２回目の注入から２週経過して，首の左側のウシ由来コラーゲン注入部位が赤く腫れた(図 Ⅳ-6-e)．皮内テスト部位も赤くなり遅延反応と判明した(図 Ⅳ-6-f)．初回皮内テストから２か月経過しての症状の出現であった．

このように稀に２回の皮内テストを実施しても，アレルギー反応が出現することがある．この症例は発赤が１か月程度で消失したが，少し膨らみが見え数か月持続した．その後は変形などは残さずに治癒した．このような遅延反応は早期に反応が消失することが救いである．ステロイド外用剤やステロイド内服などが有効であるが，内服を１か月以上継続することは各種の副作用が発現し得るため，避けたほうが良い．

著者の実際の使用経験では，レダコート(トリア

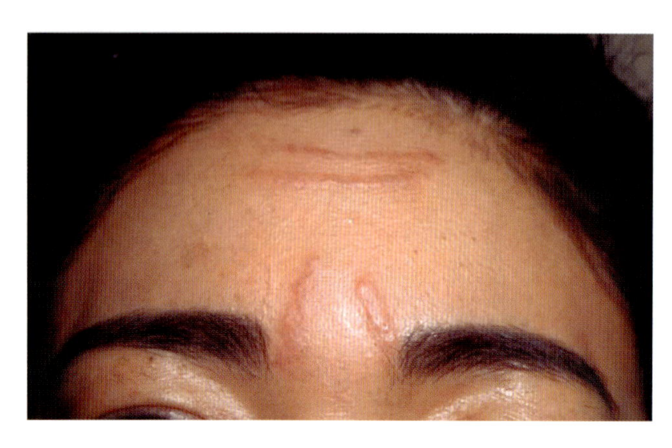

図 Ⅳ-5
症例 1：額と眉間に注入後の陽性反応
他院でのアレルギーテストで陰性との自己申告に従い，額と眉間にZyderm® Ⅱ (6.5%ウシ由来コラーゲン)を注入．３日後の受診時には発赤と腫脹が目立っていた．

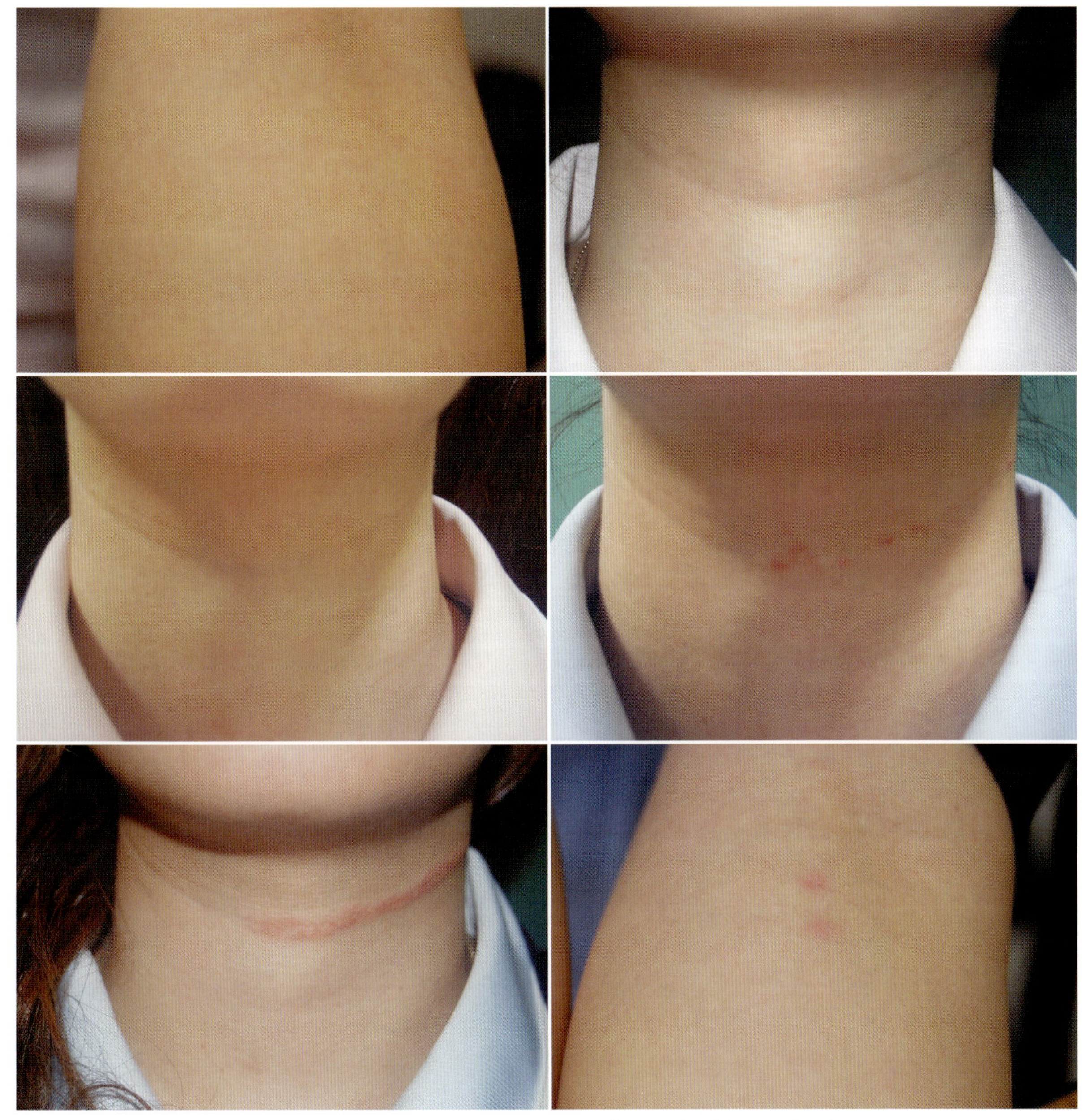

a	b
c	d
e	f

図 Ⅳ-6　症例 2：皮内テスト陰性．首への注入後の遅延反応

a：皮内テストを 2 回実施して，テスト部位は陰性であった．
b：治療前．左側の首の前方に Esthélis® Soft（ヒアルロン酸）0.2 ml を，後方にコーケンアテロコラーゲンインプラント® 2%を 0.3 ml 注入
c：治療 2 回目．初回注入から 2 週間後やや首の皺は浅くなった．さらにコーケンアテロコラーゲンインプラント® 2%を 0.7 ml 追加注入
d：治療 2 回目の 5 日後．皺は浅くなったが，赤い針痕は消失しなかった．
e：治療 2 回目の 2 週間後．首の左側のウシ由来コラーゲン注入部位が赤く腫れた．
f：皮内テスト部位も赤くなり，遅延反応と判明した．

ムシノロン）を初日 4 錠，翌日 2 錠，3 日目に 1 錠として，効果を見てからまた再度投与をしている．他の疾患に罹患していない場合は特に問題は起きていない．投与後翌日に効果を発揮するが，また徐々に遅延反応を呈する．どうしても症状を抑えたい日程に合わせて内服し，それ以外は外用などで我慢する

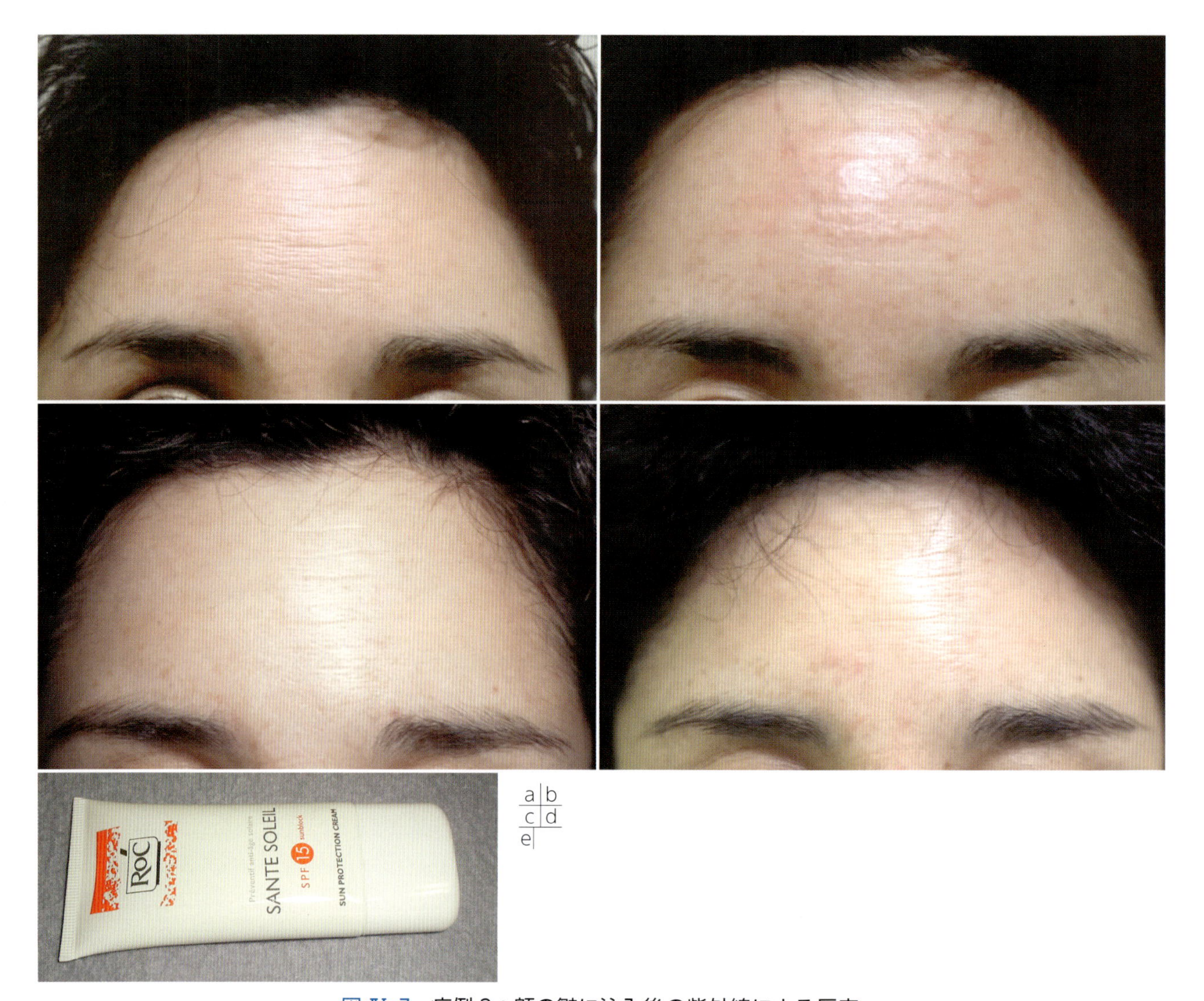

a｜b
c｜d
e｜

図 Ⅳ-7　症例 3：額の皺に注入後の紫外線による反応

a：治療前．皮内テストを実施し 4 週間後，額にコーケンアテロコラーゲンインプラント® 2%を注入した（同時に鼻唇溝と目尻にそれぞれ Zyderm® Ⅱ（6.5%）と Zyderm® Ⅰ（3.5%）を注入している）．

b：注入後 14 日目の状態．治療から 12 日後の晴れた日にゴルフを行い，その翌日に額の注入部位のみ赤く腫れが出現した．発赤と腫脹は 10 日ほど持続し軽快した．

c：治療 2 回目．前回の治療から 8 か月後，再度希望により額へコーケンアテロコラーゲンインプラント® 2%を注入

d：治療 2 回目の 12 日後．特に発赤と腫脹は認められない．前回の反応は紫外線による一時的な反応と考えられる．

e：紫外線遮断クリーム．2 回目の治療後には必ず紫外線遮断クリームを塗布して屋外で行動していたと考えられる．

ことが重要かと思っている．ステロイド注射薬の局所への投与は，同部位の陥凹を起こすことがあるので，控えたほうが良い．

症例 3

額の皺にコーケンアテロコラーゲンインプラント® 2%で治療した症例である．治療前は図 Ⅳ-7-a のように額に皺が見えた．コーケンアテロコラーゲンインプラント® 2%と Zyderm® Ⅰ（3.5%ウシ由来

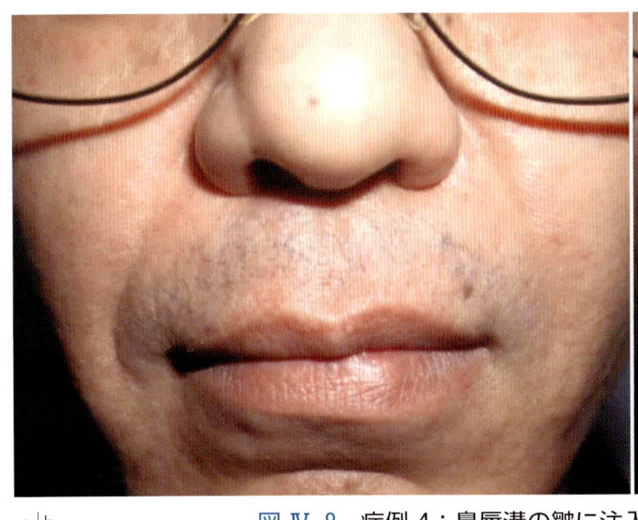
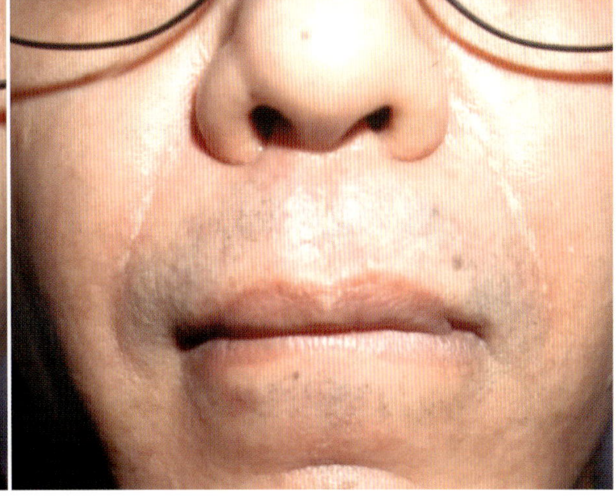

a|b　図 Ⅳ-8　症例 4：鼻唇溝の皺に注入．注入剤への個体差による反応
a：治療前．Zyderm® Ⅱ(6.5%)を鼻唇溝に注入
b：治療後．治療直後から白さが目立ち，1 か月程度続いた．これはコラーゲンの濃度が高すぎたことが原因と考えられ，Zyderm® Ⅱ(6.5%)より低い濃度を用いることで避けることができる．

コラーゲン)の皮内テストを実施して，4 週間後に額にコーケンアテロコラーゲンインプラント® 2%を注入した．他に鼻唇溝と目尻にそれぞれ Zyderm® Ⅱ(6.5%)と Zyderm® Ⅰ(3.5%)を注入した．治療 12 日後の晴れた日にゴルフを行ったとのことであった．その翌日に額の注入部位のみ赤く腫れが出現した．図 Ⅳ-7-b は注入 14 日後の状態である．10 日程度発赤と腫脹が持続して軽快した．8 か月後に再度治療を希望した(図 Ⅳ-7-c)．額の皺に同様にコーケンアテロコラーゲンインプラント® 2%を注入した．図 Ⅳ-7-d が 12 日後の状態であった．特に発赤と腫脹は認められなかった．紫外線のために一時的に反応が起きたと考えられる．2 回目以降の注入治療の後は必ず紫外線遮断クリーム(図 Ⅳ-7-e)を塗布して屋外で行動していたと考えられる．3 回目の治療も特に異常は認められなかった．

症例 4

鼻唇溝の治療症例である．図 Ⅳ-8-a は鼻唇溝に Zyderm® Ⅱ(6.5%)を注入する前である．直後から白さが目立ち治療後は図 Ⅳ-8-b の状態が 1 か月程度持続した．これは注入するコラーゲンの濃度が高すぎたためで，Zyderm® Ⅱ(6.5%)より低い濃度を用いることにより避けることができる．

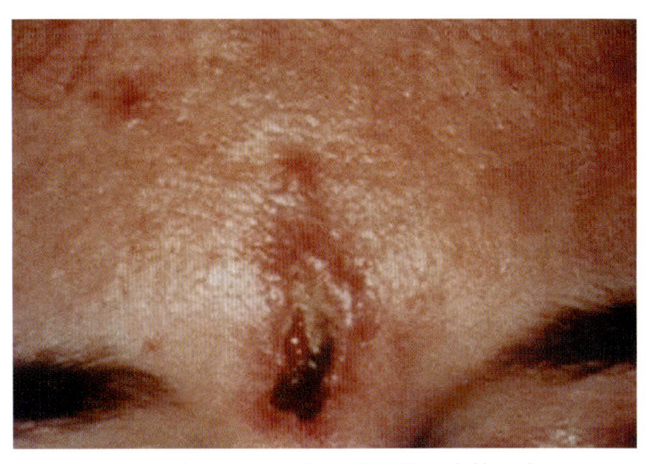

図 Ⅳ-9　症例 5：眉間の皺に注入後．血管閉塞による壊死(コラーゲン社提供)
眉間に Zyderm® Ⅱ(6.5%)を注入して，壊死に陥った症例．血管に直接注入剤が入ると起こる現象．深すぎる注入は避けるべきである．

症例 5

眉間に Zyderm® Ⅱ(6.5%)を注入して壊死に陥った(図 Ⅳ-9)．血管に直接注入剤が入ると起こる現象で，皮膚の浅い部分の血管は狭い範囲のみの壊死でおさまる．深すぎる注入は避けるべきである．壊死は通常の潰瘍と同じく，経過観察でほぼ軽い瘢痕を残すことが多い．壊死部位の除去は行わないほうが良いと思われる．

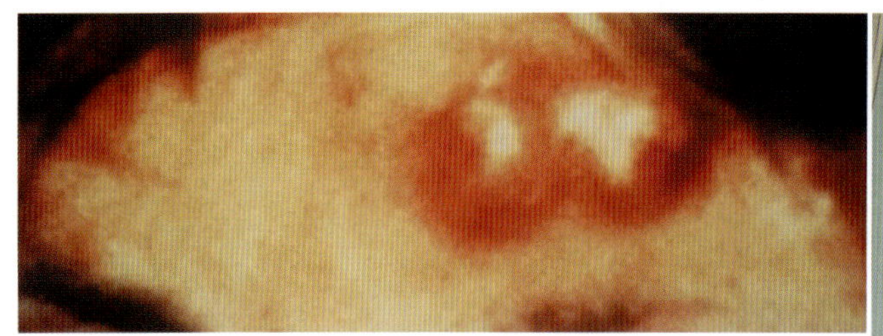

第1週目

日付を記入し，症状の有る所は＋
無ければ－で印して下さい。

月／日	赤み	腫れ	シコリ	かゆみ	痛み
12／28	2mm×2mm	—	—	—	—
／29	3mm×3	—	—	—	—
／30	○	—	—	—	—
／31	—	—	—	—	—
1／1	—	—	—	—	—
／2	—	—	—	—	—
／3	—	—	—	—	—

2週目以降の記入欄は裏面にありま

a|b

図 Ⅳ-10　症例6：額の皺に注入．陽性患者への深部注入後のアレルギー反応

a：皮内テストで陽性を示した患者の額の皮下に，コラーゲンを過剰に注入したために起きたアレルギー反応．切開排膿をして保存的に治療をする（コラーゲン社提供）．

b：皮内テストの記録用紙．コラーゲンの治療時には，必ずテストの記録をつけることが重要である．

（b は図Ⅱ-27-c より再掲）

症例6

陽性反応を示した患者の額の皮下に多くのコラーゲンを注入した後に起きたアレルギー反応である（図 Ⅳ-10-a）．切開排膿して保存的に治療をする．

コラーゲンはアレルギー反応が一番厄介な問題である．必ず図 Ⅳ-10-b のような皮内反応テストの記録をつけることが重要である．

2. ヒト由来コラーゲン

ヒト由来コラーゲンは本来アレルギー反応を起こさないとされていたが，恐らく製造段階で混入する物質によるアレルギー反応は見られることがある．

症例7

他院で CosmoDerm™ 1（3.5％ヒト由来コラーゲン）を下眼瞼の皺に注入して，発赤と腫脹が起きた患者である．確認のため前腕に生理食塩水，キシロカイン，コーケンアテロコラーゲンインプラント® 1％，CosmoDerm™ 1，Zyderm® Ⅰを皮内注射した（図 Ⅳ-11-a）．4日後には図 Ⅳ-11-b のように CosmoDerm™ 1 の注入部位のみ発赤と腫脹が見られた．キシロカインの注射部位は単なる内出血である．さらに1か月観察すると，すべての注射部位が目立たなくなっていた（図 Ⅳ-11-c）．これほど早く反応が消失したため，主成分のヒト由来コラーゲンによるアレルギー反応ではないと考えられる．理論的にアレルギー反応がないといわれていても，皮内テストを実施したほうが安全である．

3. ブタ由来コラーゲン

症例8

ブタ由来コラーゲンはウシ由来コラーゲンよりアレルギー反応が少ないといわれているが，この症例はブタ・ウシ由来コラーゲンの両方にアレルギー反応を起こしたものである．図 Ⅳ-12-a はコーケンアテロコラーゲンインプラント® 3％と TheraFill™ 301（3％ブタ由来コラーゲン）を前腕皮内にテスト注入した直後である．6日後に図 Ⅳ-12-b のように両方とも発赤と腫脹が認められ，陽性反応を示した．このようにブタ由来コラーゲンも事前に皮内テストを実施したほうが安全である．

ヒアルロン酸

ヒアルロン酸は皮内テストが不要とされているが，実際にはわずかながら主成分以外の物質にアレルギー反応を起こすことがある．

症例9

ウシ由来コラーゲンに陽性反応を示した患者で，鼻唇溝の治療前である（図 Ⅳ-13-a）．ここに Restylane®（1998年製造のヒアルロン酸）0.5 ml を

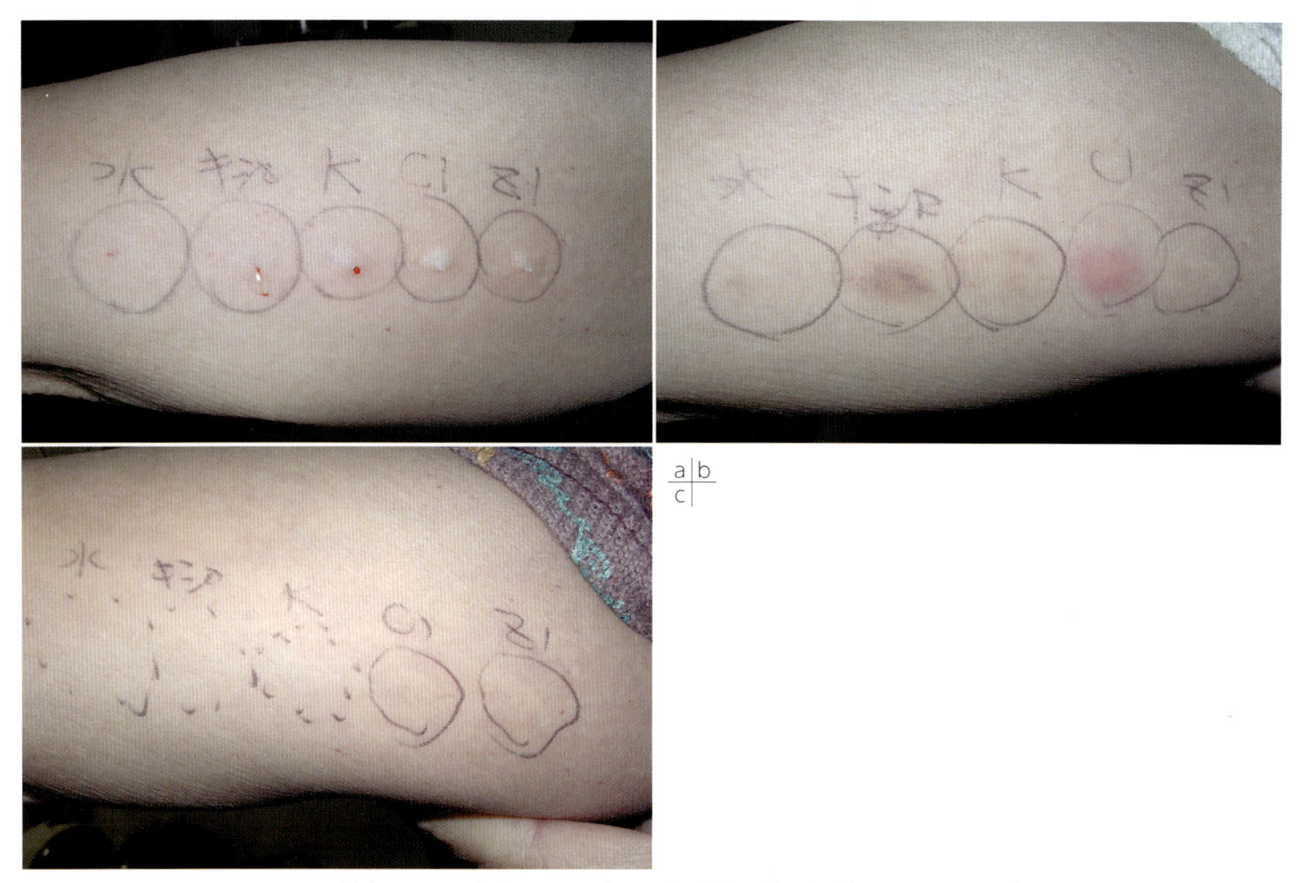

図 Ⅳ-11　症例 7：ヒト由来コラーゲンの主成分以外の物質によるアレルギー反応

a：他院で CosmoDerm™ 1（3.5%ヒト由来コラーゲン）を下眼瞼の皺に注入し，発赤と腫脹が起きたため，前腕に皮内テストを実施し確認をした．左から生理食塩水，キシロカイン，コーケンアテロコラーゲンインプラント® 1%，CosmoDerm™ 1，Zyderm® Ⅰ

b：テスト実施 4 日後．CosmoDerm™ 1（左から 4 番目）のみ発赤と腫脹が見られた．キシロカイン（左から 2 番目）は内出血である．

c：テスト実施 1 か月後．すべての注射部位は目立たなくなった．

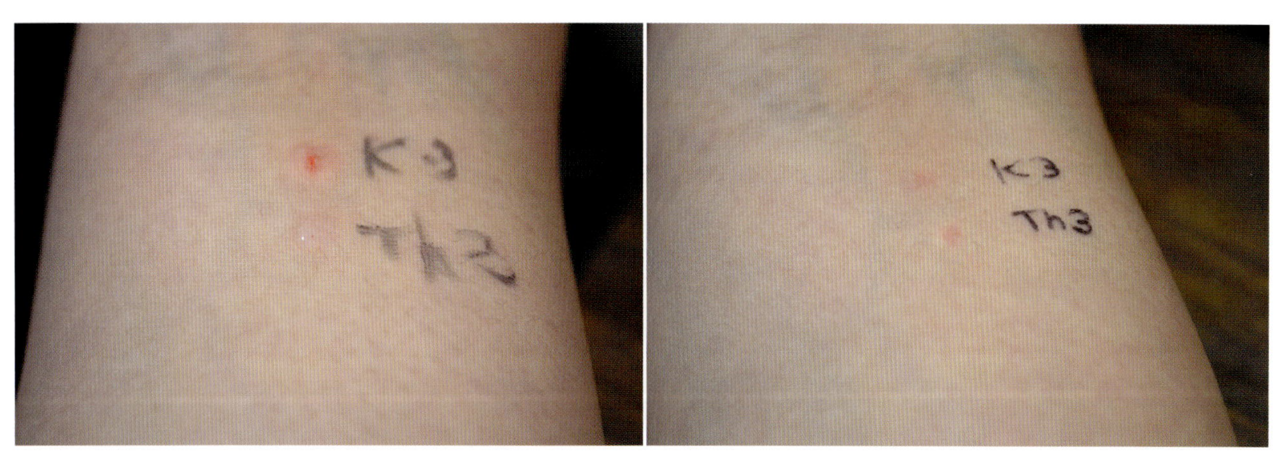

a．前腕の皮内にコーケンアテロコラーゲンインプラント® 3%と TheraFill™ 301（3%ブタ由来コラーゲン）のテストを実施した直後の状態

b．テスト実施 6 日後
両方とも発赤と腫脹が認められ，陽性反応を示した．

図 Ⅳ-12　症例 8：ブタ・ウシ由来コラーゲンの陽性反応

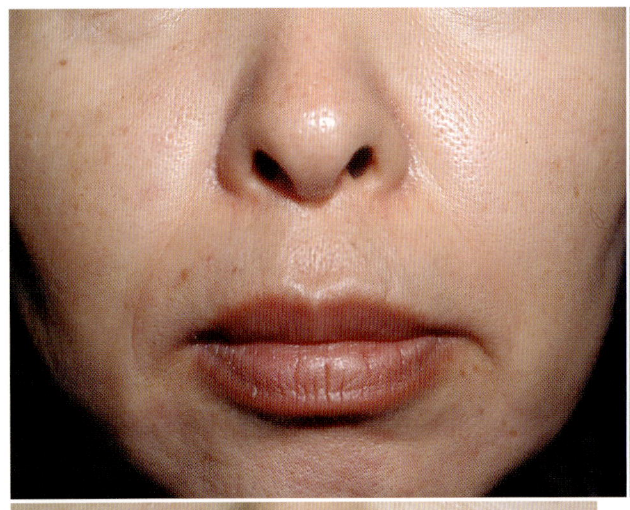

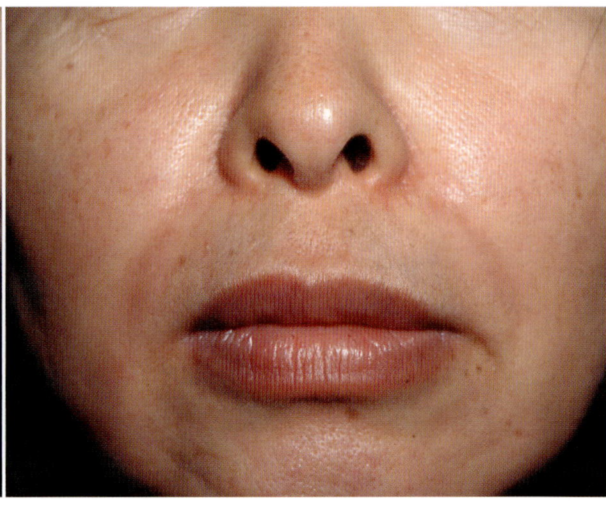

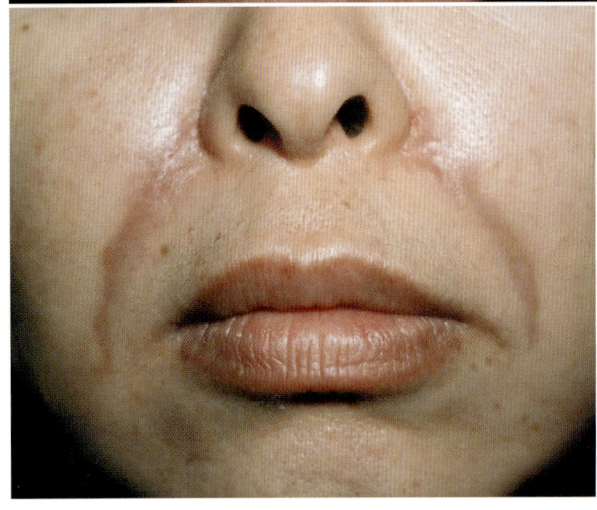

図 Ⅳ-13
症例 9：鼻唇溝の皺に注入．初期のヒアルロン酸によるアレルギー反応
a：治療前．ウシ由来コラーゲンに陽性反応を示した患者へ Restylane®（1998 年製造のヒアルロン酸）0.5 ml を真皮浅層に注入
b：治療 2 回目．治療から 9 日後わずかに赤みが見られるが，希望によりさらに Restylane® 0.1 ml を同部位に追加注入
c：治療 2 回目の 16 日後．追加注入した 4 日後から注入部位の発赤と腫脹が目立ち始め，やや症状は落ち着いたが，このような発赤と腫脹は続いていた．2000 年以降に出荷された Restylane® にはこのような反応は見られていない．

真皮浅層に注入した．9 日後わずかに赤みが注入部位に見られたが（図 Ⅳ-13-b），もう少し注入を希望してさらに 0.1 ml を同部位に注入した．その 4 日後から注入部位の発赤と腫脹が目立ち始め，追加から 16 日後にはやや症状は落ち着いたが，図 Ⅳ-13-c のように発赤と腫脹が見られた．2000 年後半以降に出荷された Restylane® ではこのような反応は見られていない．

症例 10

長期に持続するといわれていた Puragen™（ヒアルロン酸）も症例 9 のような発赤と腫脹が起きた症例があった．この症例は Puragen™ を皮内テストして，3 年間に 2 日間程度の発赤と腫脹が数回見られた（図 Ⅳ-14）．1 年に 1 回程度 2 日間持続する反応が見られ，長期に持続した．このような症例を避ける

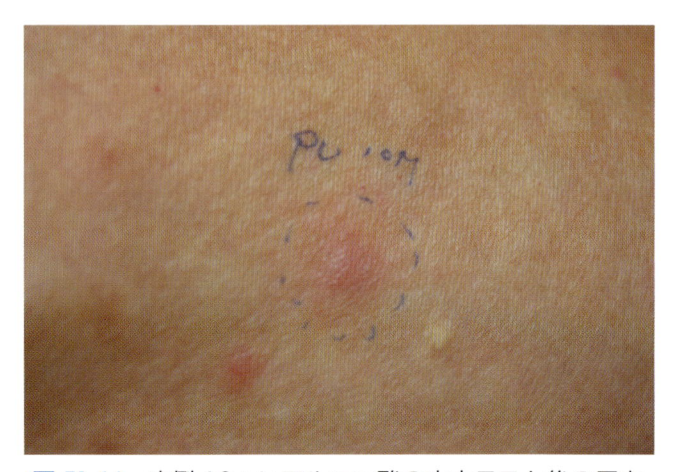

図 Ⅳ-14　**症例 10：ヒアルロン酸の皮内テスト後の反応**
Puragen™（ヒアルロン酸）をテストして，3 年間に 2 日間程度の発赤と腫脹が数回見られた．このような症例を避けるためには，できるだけ皮内テストの実施を推奨する．（図Ⅱ-47-c を再掲）

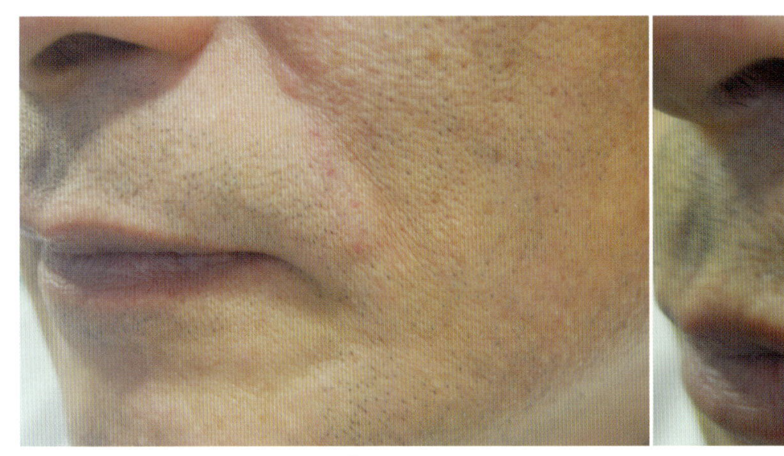

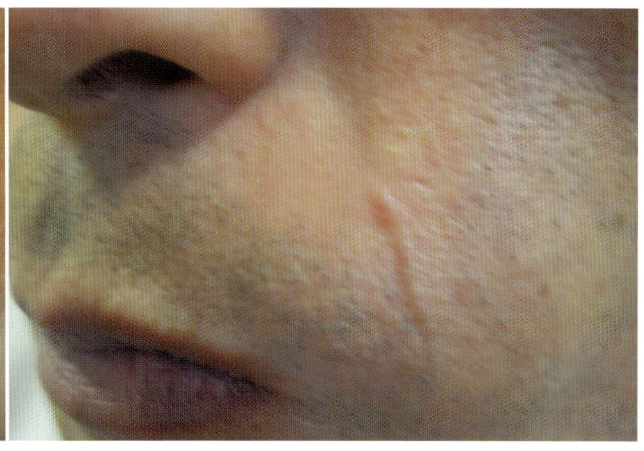

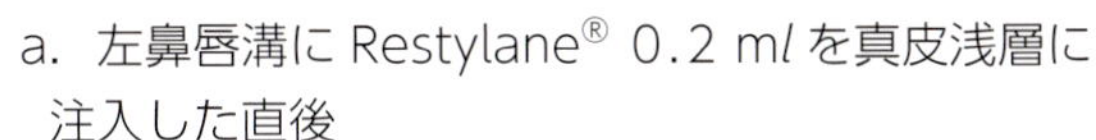

a．左鼻唇溝に Restylane® 0.2 ml を真皮浅層に注入した直後

b．治療 3 週間後
数日後から隆起が見られ 1 年以上続いた．

図 Ⅳ-15　症例 11：鼻唇溝の皺．真皮浅層に高架橋のヒアルロン酸を注入

ために皮内テストをできるだけ推奨する．

症例 11

高架橋のヒアルロン酸を注入した時に 1 年以上隆起が見られた症例である．図 Ⅳ-15-a は左鼻唇溝に Restylane® 0.2 ml を真皮浅層に注入した直後である．数日後から隆起が見られ 3 週後は図 Ⅳ-15-b の状態となっていた．この隆起が 1 年以上継続した．

症例 12

過剰な注入を薄い皮膚の部分に行って腫れが目立った症例である．他院にて TEOSYAL®（ヒアルロン酸）を下眼瞼陥凹に 4 ml 注入し，数か月経過したが腫れが引かずに持続していた（図 Ⅳ-16-a）．Liporase®（ヒアルロン酸分解酵素）を注射するため印をつけて（図 Ⅳ-16-b），150 単位を左右皮下に注射した．注入の方法を動画で示す ▶動画50．5 日後にはかなり膨らみが減少した（図 Ⅳ-16-c）．注射した日から減少が見られ再度分解酵素の注射を行い，1 か月経過して元に戻ったとのことで（図Ⅳ-16-d），気になる陥凹にアテロコラーゲンを皮内に注入した．2 週後には陥凹が改善していた（図Ⅳ-16-e）．

図 Ⅳ-16-f はヒアルロン酸分解酵素の Amphadase™ である．1 バイアルで 100 単位を含み，透明な液体である．この製品の場合は注入されたヒアルロン酸と同量を注射して分解ができる．

▶動画50

左下眼瞼へのヒアルロン酸の注射後に膨らみが生じた．3 年経過しても平坦化しなかったので，印の部位に Liporase®（韓国 Daehan New Pharm 社製造のヒアルロン酸分解酵素）を 0.5 ml（75 単位）34G 6 mm の鋭針で注入している．

症例 13

最近高濃度高架橋のヒアルロン酸製剤である CLEVIEL® CONTOUR が多く使われているが，この注入剤の特徴は拡散や分解がしにくいことである．このためヒアルロン酸分解酵素でも分解しにくい．治験結果を図Ⅳ-17 に示す．

症例 14

前腕 5 か所に Restylane® を注入し 2 週経過した状態である（図 Ⅳ-18-a）．ここに Amphadase™ を左 4 か所に 0.1 ml ずつ皮内や皮下に注射した．12 日後には，注射部位は完全に平坦になり皮膚の異常な状態は見られなかった（図 Ⅳ-18-b）．しかし，このヒアルロン酸分解酵素もアレルギー反応を起こすことがあり，事前の皮内テストが必要である．図 Ⅳ-18-c は Amphadase™ を 5 か所に注射して翌日より痒みと赤みが出現した時の状態である．1 か月でこの反応は消失した．

最近では，ヒト由来ヒアルロン酸分解酵素が入手

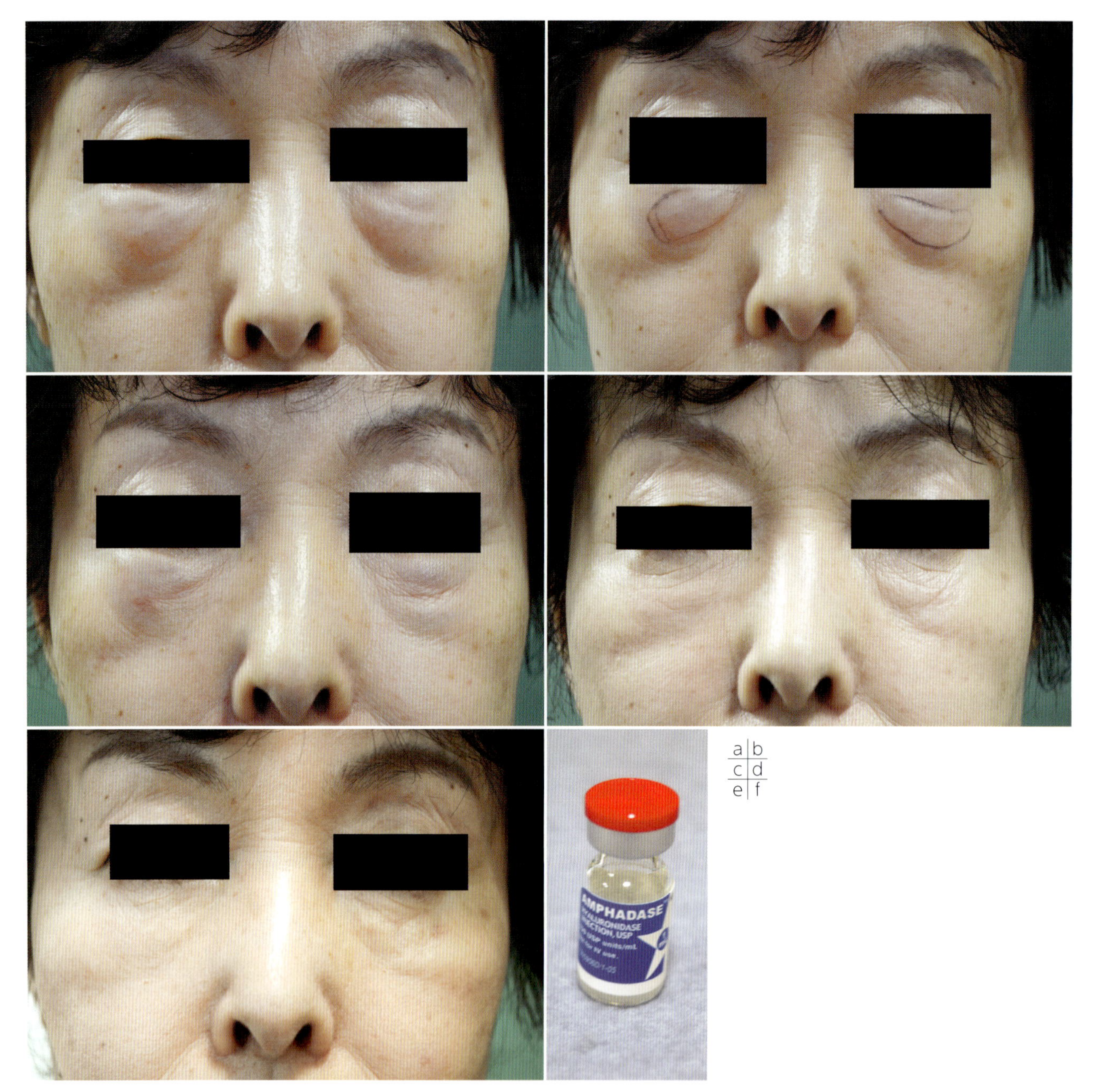

図 Ⅳ-16　症例 12：過剰なヒアルロン酸注入後の分解酵素による治療

a：他院にて下眼瞼陥凹に TEOSYAL®(ヒアルロン酸) 4 ml を注入し，数か月経過したが腫れが持続していた.
b：治療前．Liporase®(ヒアルロン酸分解酵素) 150 単位をマークした両側の皮下に注射．注射の方法は ▶動画50 で示す.
c：治療 5 日後．かなり膨らみが減少した．治療した日から減少が見られたとのことであった.
d：治療後 1 カ月経過して元に戻ったとのことで，気になる陥凹にコーケンアテロコラーゲンインプラント® を皮内に注入した.
e：2 週後には陥凹が改善していた.
f：ヒアルロン酸分解酵素の Amphadase™．1 バイアル 100 単位を含むこの製品の場合は注入されたヒアルロン酸と同量を注射してヒアルロン酸を分解することができる．(図 I-11 を再掲)

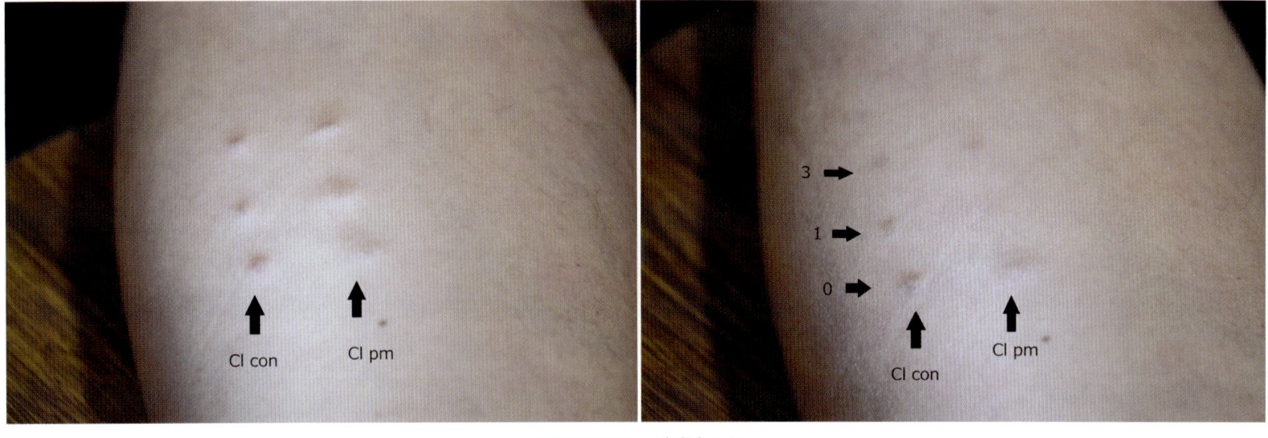

a|b

図 Ⅳ-17　症例 13

a：左前腕に 2 週間前に CLEVIEL® CONTOUR を 0.03 ml ずつ 3 か所に，その隣に CLEVIEL® PRIME を 0.05 ml ずつ 3 か所皮内注射してヒアルロン酸製剤の分解を試した．

b：最終分解から 6 週後．高濃度高架橋のヒアルロン酸製剤である CLEVIEL® CONTOUR と CLEVIEL® PRIME に 1 の印の部分に 1 回 Liporase®（ヒアルロン酸分解酵素製剤）を 0.05 ml（7.5 単位）注入して，一番上の CLEVIEL® CONTOUR，およびその隣に CLEVIEL® PRIME には Liporase® を 10 倍の濃度の 0.05 ml（75 単位）を注入した結果である．CLEVIEL® CONTOUR は 1 回の分解では 50%程度しか分解されなかった．2 回行ってようやくほぼ消失した．CLEVIEL® PRIME は他のヒアルロン酸製剤と同様に消失が早かった．

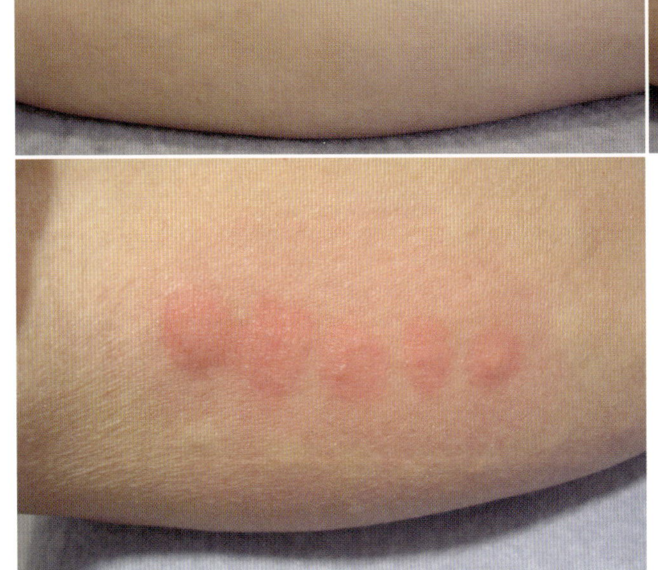

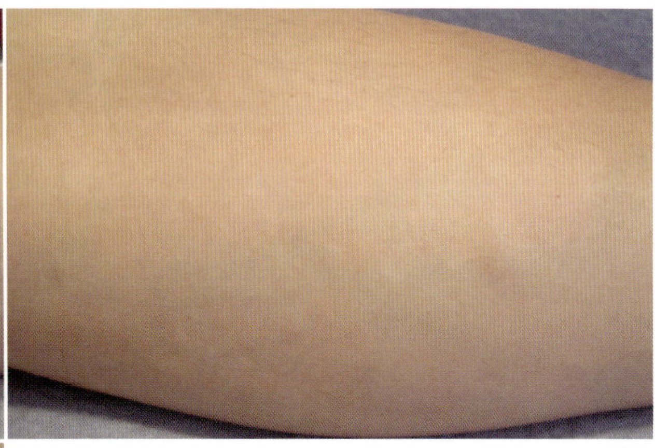

a|b
c|

図 Ⅳ-18

症例 14：ヒアルロン酸分解酵素のアレルギー反応

a：前腕 5 か所に Restylane® を注入し 2 週間経過した状態．左の 4 か所に Amphadase™（ヒアルロン酸分解酵素）0.1 ml ずつを皮内や皮下に注射した．
（図Ⅰ-33-a を再掲）

b：分解酵素注射 12 日後．注射部位は完全に平坦になり，皮膚の異常な状態は見られなかった．
（図Ⅰ-33-b を再掲）

c：前腕 5 か所に Amphadase™（ヒアルロン酸分解酵素）を注射した翌日から痒みと赤みが出現し 1 か月継続した．

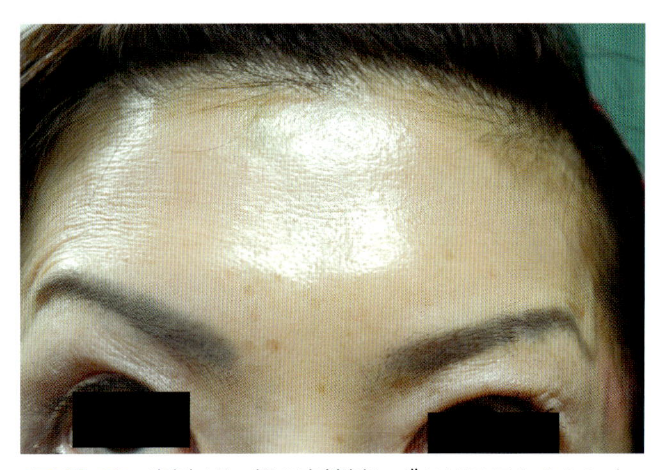

図 Ⅳ-19　症例 15：額の表情皺にボツリヌストキシンを注射
ボトックス® 注用 50 単位を額に 20 単位注射し，8 日後の状態．眉外側は注射していないため，眉がつり上がったような表情になった．2〜3 か月でこの状態は緩和する．

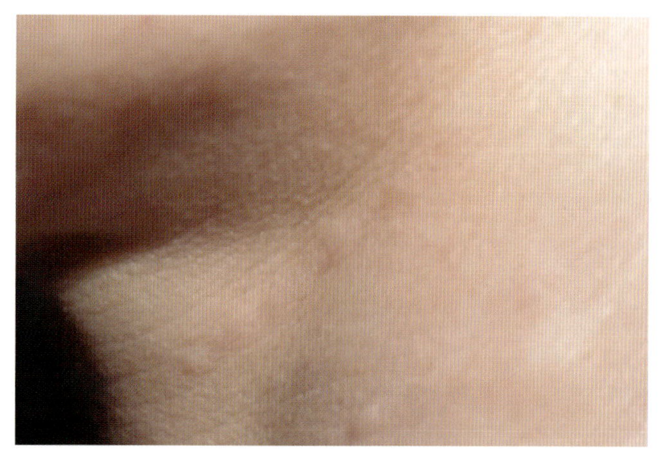

図 Ⅳ-20　症例 16：首の皺にポリ乳酸を注入
NEW-FILL®（ポリ乳酸）を 3 ml の生理食塩水で溶解し，2 ml を首の皺に 1 か月間に 3 回注入した．その 6 か月後の状態．
注入後 2 か月を経過したあたりから徐々に隆起が目立つようになり，6 か月後には小丘疹が目立ち，発赤も時々発生した．

できる．Hylenex® は皮内テストなしでも有効であり，動物由来のヒアルロン酸分解酵素と同様の効果がある．動物由来のヒアルロン酸分解酵素でアレルギー反応を起こす症例にも，副作用なしで使用できると思われる．

現時点で著者は Hylenex® の副作用を経験していない．

ボツリヌストキシン

ボツリヌストキシンの効果は表情筋では 3〜6 か月程度のため，それ以上の合併症の持続は少ない．ただし数千単位以上を注射すると生命に危険を及ぼすといわれているので，過剰な注射は避けたほうが良い．顔面に使用するのは 100 単位までであるので，あまり心配はない．また，年間数百単位以上を継続的に注射すると，ボツリヌストキシンに対する中和抗体が産生され，それ以降の治療に効果が見られなくなることもある．よく起こる合併症として，眉のつり上がりや上眼瞼の下垂などがある．

症例 15

額の表情皺にボトックス® 注用 50 単位を 20 単位注射して 8 日後の状態である（図 Ⅳ-19）．眉外側の上方は注射していない．このため，眉がつり上がったような表情になった．険しい顔になるからと，このような状態を嫌う患者も多い．事前によく説明することが重要である．2〜3 か月でこの状態が緩和するので，経過観察のみを行っている．上眼瞼の下垂は，額や眉間の皺の治療時に眼窩骨膜にあてて注射すると起こりやすい．その場合は，フェニレフリン（ネオシネジン）やアプラクロニジン（アイオピジン）点眼薬が有効といわれている[1]．

ポリ乳酸

治療効果が 1〜3 か月経過して発現するため，過剰投与などが起きやすい．また，皮下に注入しないと皮膚の凹凸を起こすことになる．

症例 16

首の皺に NEW-FILL®（ポリ乳酸）を注入した症例である．NEW-FILL® を 3 ml の生理食塩水で溶解して，そのうち 2 ml を 1 か月の間に 3 回ほど注入した．2 か月ほどちょうど良かったが，それから徐々に隆起が目立つようになった．6 か月後には図 Ⅳ-

20のように小丘疹が目立ち，発赤も時々発生した．短期間で改善を求める場合は，切除以外には有効な手段がない．無治療では数年経過しないと改善しないことが多い．

ハイドロキシアパタイト

症例 17

鼻唇溝に Radiesse®(ハイドロキシアパタイト)を他院で注入して1か月後である(図 Ⅳ-21)．真皮に注入したと思われるが，皮膚に凹凸が見えた．1年以内に凹凸は目立たなくなったが，ハイドロキシアパタイトを浅く注入すると凹凸が見える．これを分解する方法はないので，経過観察を行うしかない．皮下に注入することが重要である．

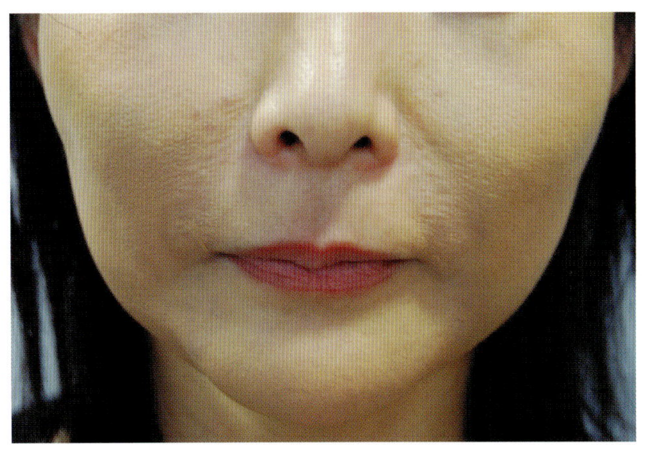

図 Ⅳ-21　症例 17：鼻唇溝にハイドロキシアパタイトを注入

他院にて鼻唇溝に Radiesse®(ハイドロキシアパタイト)を注入し，1か月後の状態．
皮膚に凹凸が見えるのは，真皮に注入したことによるものと思われる．この注入剤は皮下に注入することが重要である．

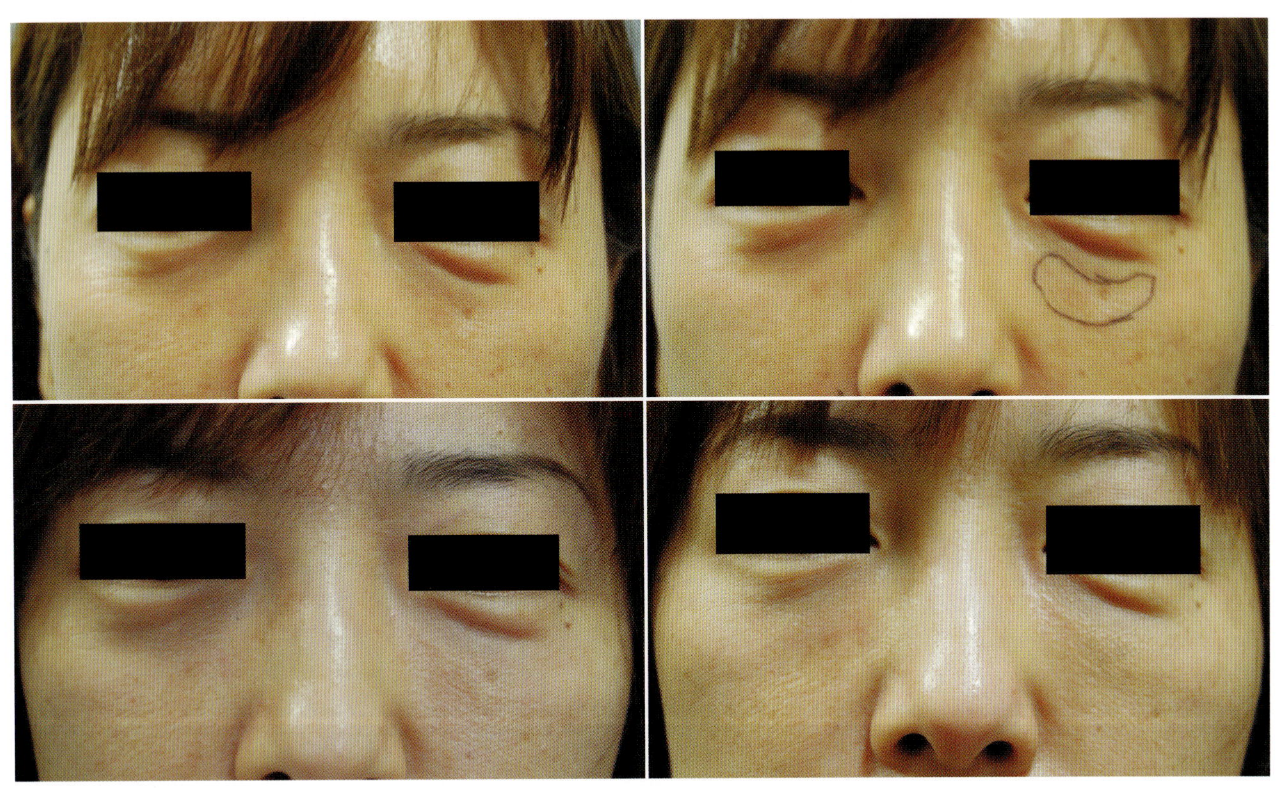

a|b
c|d

図 Ⅳ-22　症例 18：左下眼瞼陥凹の PRP 治療

a：治療前．左下瞼に少し陥凹が認められる．
b：マーキング箇所に PRP 1 ml に b-FGF 10 μg を混ぜて注入した．
c：注入1か月後．陥凹は改善して良好に見えたが，その後徐々に注入部位が隆起し始めた．
d：注入4か月後．注入部位の隆起がはっきりと認められる．6年経過してもまだ少し隆起が見える．

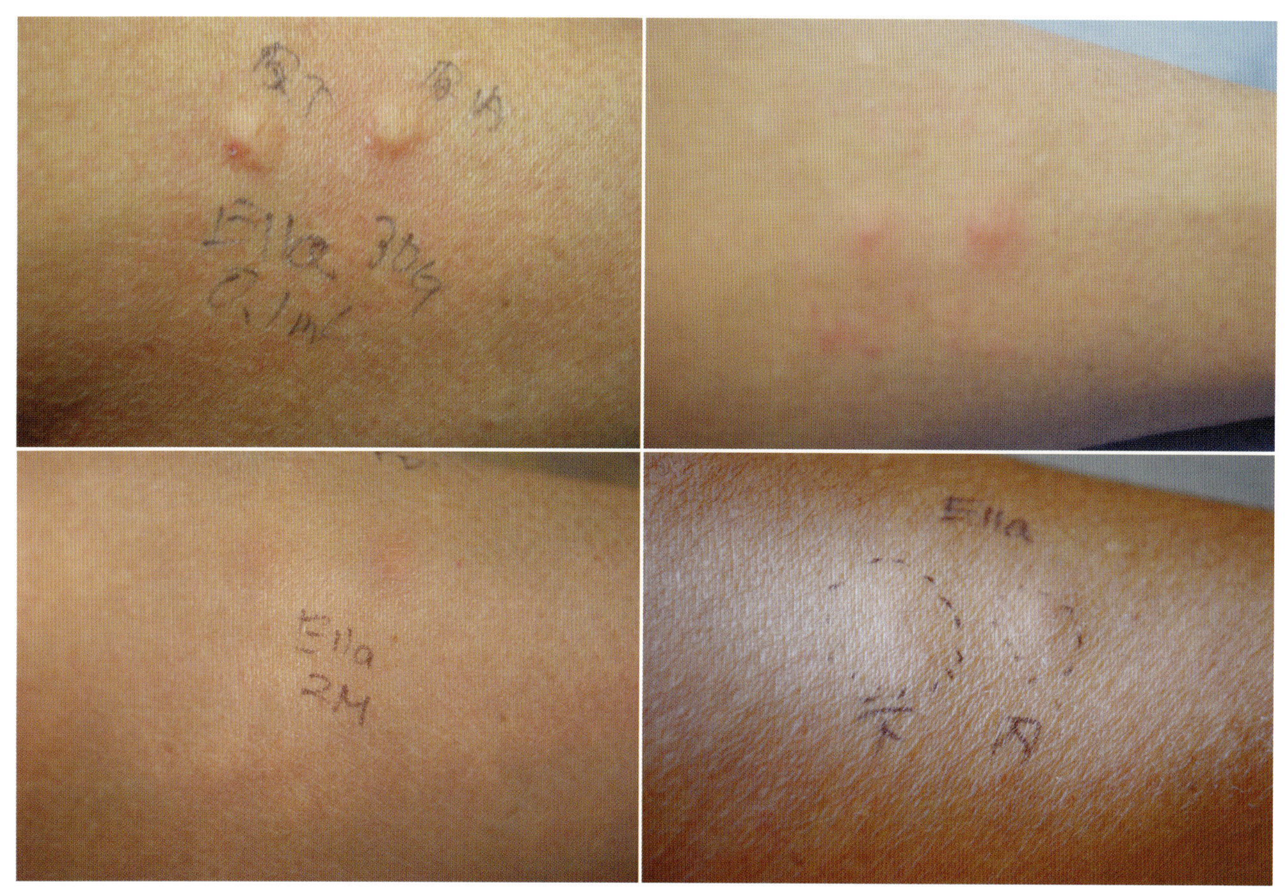

図 Ⅳ-23　症例 19：ポリカプロラクトンのテスト反応

a｜b
c｜d

a：左前腕に Ellansé™(ポリカプロラクトン)を 0.1 ml ずつ注入した直後(左から皮下，皮内)．直後からやや赤みがあった．(図Ⅱ-52-a を再掲)
b：注入翌日．翌日も発赤と腫脹が見られた．(図Ⅱ-52-b を再掲)
c：注入 2 か月後．発赤はほぼ消失したが，隆起は目立っていた．
d：1 年 7 か月後の状態．この注入剤の中では一番効果の短いものを使用したが，1 年 7 か月経過しても隆起ははっきりとしていた．

多血小板血漿(PRP)

PRP(多血小板血漿)は本人の血液から採取した血小板を多く含む血漿を注入する方法であるが，効果を大きくするために b-FGF(フィブラスト®，科研製薬製造)を添加することがある．低濃度ならあまり問題はないが，やや濃度が高いと隆起が目立つことがある．1 か月以内ならステロイドの局所注射で改善し，隆起を抑えられるようである[2]．

症例 18

左下眼瞼陥凹の治療の症例である．図 Ⅳ-22-a は左側の陥凹が少し認められる治療前，図 Ⅳ-22-b はその部分をマークしたものである．PRP 1 ml に b-FGF 10 μg を混ぜたものを注入した．1 か月後が図 Ⅳ-22-c である．陥凹が改善して良好に見えた．その後，徐々に注入部位が隆起し始め，4 か月経過後は図 Ⅳ-22-d のように隆起がはっきりした．6 年経過してもまだ少し隆起が見える．少量ずつ注入し，経過を観察してから追加することが重要である．

乏血小板血漿(PPP)

特に重大な合併症は起きたことがない．1 か月程度で元に戻るため，他の注入剤の試験的治療として行うことが良い．

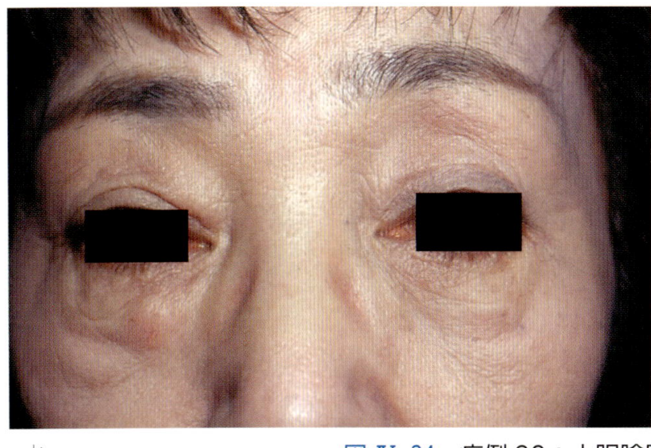
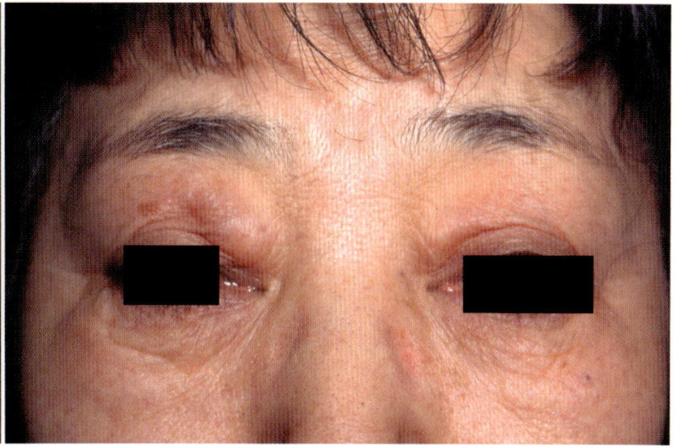

a|b　**図 Ⅳ-24　症例 20：上眼瞼陥凹に自己脂肪注入後の反応**

a：他院にて上眼瞼陥凹に自己脂肪を14年前に注入．右下眼瞼にはコラーゲンを自己注入したという膨らみが認められる．

b：aの2年後に多発性筋炎を発症し，ステロイド治療を受けた．その後，上眼瞼の移植脂肪が膨らんできた．本人の脂肪でも膨らみを起こすことがあるので，注意が必要である．

ポリカプロラクトン

症例 19

左前腕にEllansé™(ポリカプロラクトン)を2か所(皮下と皮内)にそれぞれ0.1 ml注入した症例である．直後はやや赤みがあった(図 Ⅳ-23-a)．翌日も発赤と腫脹が見られた(図 Ⅳ-23-b)．2か月経過した時点で発赤はほぼ消失したが，隆起は目立っていた(図 Ⅳ-23-c)．この注入は一番効果の短いものを使用したが，1年7か月経過しても隆起ははっきりしていた(図 Ⅳ-23-d)．皮下深くに使用しないと，このような色調の変化が目立つので，浅い層への注入は避けないといけない．

自己脂肪

本人の脂肪はアレルギー反応も起こさず，正確な手技による脂肪は定着したら全く自然な状態になることが多い．1か所に多量の脂肪を注入すると，中心部が壊死を起こしシコリを形成することがあるが，少量ずつ注入をした場合であると生着率は高い．

症例 20

14年前に上眼瞼陥凹に脂肪注入を他院にて受けた症例である．右下眼瞼の膨らみは自分でコラーゲンを注入したとのことである(図 Ⅳ-24-a)．その2年後に多発性筋炎を発症してステロイド治療を受けた．その後上眼瞼の移植脂肪が膨らんできた(図 Ⅳ-24-b)．このように移植した本人の脂肪でも膨らみを起こすことがあるため，注意が必要である．他の疾病に対する治療は避けられないので，施術前に摘出することもある旨を必ず伝えておくことが必要である．目立つ膨らみは外科的切除で改善できるが，移植脂肪のみの除去は困難である．

文　献

1) 榎堀みき子：ボツリヌス毒素注入治療．皮膚科診療プラクティス．葛西健一郎ほか編．198-205，文光堂，2004.
Summary　ボツリヌストキシンの作用メカニズムを解説．合併症に対する対策も検討．

2) 林　寛子：PRP(多血小板血漿)療法．PEPARS. **81**：32-39，2013.
Summary　PRP(多血小板血漿)にb-FGFを添加する治療法と合併症を解説．

Ⅳ 合併症への対応と回避のコツ，術後定期メンテナンス

3 定期メンテナンス

治療直後から次回の治療までは以下の通りである．

針痕が見えるため，細い針は数時間で，太い針の場合は数日で化粧など通常の生活ができる．結果が安定する時期に再度診察して，過不足を確認する．修正が必要な時はまた注入治療を行う．用いる注入剤は前回と異なることもあり得る．

吸収性材料はある程度の時間で分解され代謝される．一定量まで減少するとほぼ元の形態に戻る．そのため定期的な注入が必要となる．

使用材料で吸収期間が異なるため，大まかに以下に期間を示す．

コラーゲン

初回治療から1〜4週後に不足している部分に同じ濃度を追加する．白く凸にならないならば，初回より高い濃度のコラーゲンを用いても良い．逆に白く凸になった場合は低濃度のコラーゲンを用いて周辺との濃度差を小さくする．

効果持続期間は通常，低濃度のものは数か月程度，高濃度のものは半年〜1年くらいである．

2回目以降は原則として皮内テストは不要である．

ヒアルロン酸

無架橋ヒアルロン酸は数日で吸収されるため，1〜数週間の間隔で続けて数回治療する．その後は1〜3か月程度，同じ治療を繰り返す．

低架橋ヒアルロン酸は1か月〜半年程度．皮下に注入すると1か月以内に消失する．

高架橋ヒアルロン酸を注入した場合，真皮内は1〜2年程度，皮下に注入すると半年程度で次の治療が必要である．

ボツリヌストキシン

3か月で効果がなくなり始め，6か月で元のように筋肉が動き始める．眉間，目尻などは4〜6か月，咬筋は3か月ごとで，廃用性筋萎縮を起こすまで続ける．多汗症は1年程度で次の治療が必要となる．

ポリ乳酸

効果発現まで3か月程度かかる．ゆっくり吸収されるため3年程度で次の治療となる．

ハイドロキシアパタイト

半年〜1年半程度で吸収されるため，吸収程度を見ながら定期的に治療を行う．

多血小板血漿(PRP)

本人の線維芽細胞などを刺激して，組織の増殖を起こすため，はっきりとした吸収までの期間は確定していない．またb-FGFを含ませると，さらに増大効果が大きくなる．おおよそ数年と考えられるが，それ以上に持続する場合がある．

治療後数か月は間隔を置かないと膨隆が起きて，平坦にすることが困難になる症例がある．

乏血小板血漿(PPP)

本人の血液内の血清部分を加熱して，変成蛋白質

の固体として用いる．かなり早い時期に分解される．おおよそ1か月程度で効果が消失する．

ポリカプロラクトン

ポリ乳酸と同様の過程で分解される．重合度により吸収までの期間が違う．1年以内～数年である．

自己脂肪

腹部や臀部，大腿などから脂肪を採取して，陥凹部位に注入するが，生着までに3か月程度の様子観察が必要である．いったん生着すると理論的にはほぼ一生ということになるが，実際は本人の体重の増減で生着脂肪も増減をする．定期的な注入は不必要であるが，その時の状態に対応して追加などを行う．副腎皮質ステロイドを投与されると脂肪細胞が大きくなり，膨らむことがある．

過剰な脂肪移植の後の修正は，脂肪細胞が周囲の自己脂肪細胞と癒着するため，正確に元の状態に戻すことは困難である．過剰投与をせずに複数回に分けて注入することが重要である．

索 引

〜 著者略歴 〜

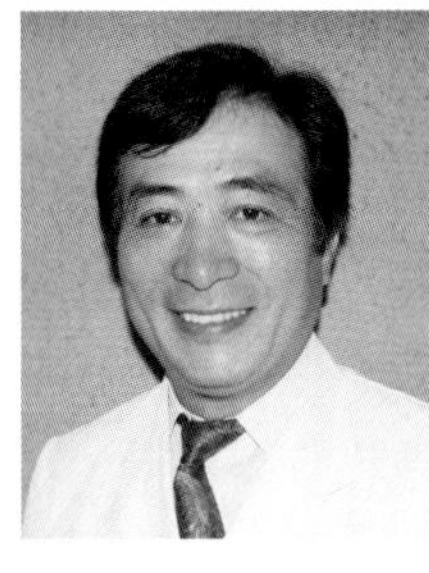

征矢野　進一
（そやの　しんいち）
1979年３月　東京大学医学部医学科卒業
1979年４月　東京大学形成外科入局
1980年４月　竹田綜合病院外科
1982年１月　東京大学医学部形成外科
1982年10月　専売病院形成外科
1983年４月　東京医科歯科大学耳鼻科
1984年４月　東京大学医学部形成外科
1984年５月　東京警察病院形成外科
1985年４月　東京大学医学部形成外科
1987年４月　東名厚木病院形成外科
1988年１月　東京大学医学博士学位授与
1988年４月　神田美容外科形成外科医院開設

実践アトラス 美容外科注入治療　改訂第２版

2018年４月15日　第１版第１刷発行（検印省略）

著　者　征矢野　進　一
発行者　末　定　広　光
発行所　株式会社　全日本病院出版会
東京都文京区本郷３丁目16番４号７階
郵便番号 113-0033　電話(03) 5689-5989
FAX(03) 5689-8030
郵便振替口座　00160-9-58753
印刷・製本　三報社印刷株式会社

定価はカバーに表示してあります．
ISBN　978-4-86519-243-8　C3047

注入剤名	最小単位	特徴・副作用	製造社名	製造会社国籍	販売者名・販売代理店名
Restylane Vital™	1 m*l*		Q-med	スウェーデン	株式会社 ウェルハート
Restylane Vital™ Lidocaine	1 m*l*		Q-med	スウェーデン	株式会社 ウェルハート
Restylane Vital™ Light	1 m*l*		Q-med	スウェーデン	株式会社 ウェルハート
Restylane Vital™ Light Lidocaine	1 m*l*		Q-med	スウェーデン	株式会社 ウェルハート
Restylane® Touch	0.5 m*l*		Q-med	スウェーデン	
Restylane® Lip Volume	1 m*l*		Q-med	スウェーデン	
Restylane® Lip Refresh	1 m*l*		Q-med	スウェーデン	
Macrolane™ VRF 20	10 m*l*		Q-med	スウェーデン	
Macrolane™ VRF 30	10 m*l*		Q-med	スウェーデン	
Ial-system ACP™	1 m*l*	無架橋ヒアルロン酸	Fidia	イタリア	
High Inj.	2 m*l*	無架橋ヒアルロン酸	Huons	韓国	
ELRAVIE® LIGHT	1 m*l*		HUMEDIX	韓国	株式会社 ウェルハート
ELRAVIE® DEEP LINE	1 m*l*		HUMEDIX	韓国	株式会社 ウェルハート
PREVELLE™	1 m*l*		Mentor	アメリカ	
Puragen™	1 m*l*		Mentor	アメリカ	
Hyalite™	1 m*l*		Mentor	アメリカ	
TEOSYAL® First Lines	1 m*l*		Teoxane	スイス	PRSS. Japan 株式会社
TEOSYAL® Deep Lines	1 m*l*		Teoxane	スイス	PRSS. Japan 株式会社
TEOSYAL® Global Action	1 m*l*		Teoxane	スイス	PRSS. Japan 株式会社
Captique™	0.75 m*l*		Genzyme	アメリカ	
Hylaform fineline	0.4 m*l*	トリ由来	Inamed	アメリカ	
Hylaform®	0.75 m*l*	トリ由来	Inamed	アメリカ	
Hylaform® plus	0.75 m*l*	トリ由来	Inamed	アメリカ	
Chaeum® Premium No. 1, 2, 3, 4			Hugel pharma	韓国	※
ELEVESS™			Anika Therapeutics	アメリカ	ワイズインターナショナル 株式会社
CLEVIEL® CONTOUR⁺			Aestura	韓国	ワイズインターナショナル 株式会社
CLEVIEL® PRIME			Aestura	韓国	ワイズインターナショナル 株式会社
ボツリヌストキシン					
BOTOX®	バイアル入り		Allergan	アメリカ	※
ボトックス® 注用 50 単位・100 単位	バイアル入り		Allergan	アメリカ	グラクソ・スミスクライン 株式会社
ボトックスビスタ® 注用 50 単位	バイアル入り		Allergan	アメリカ	アラガン・ジャパン 株式会社
Dysport® 500 単位	バイアル入り		Ipsen	フランス	※
Xeomin® 100単位	バイアル入り		Merz	ドイツ	ワイズ・インターナショナル 株式会社
Regenox™ 100 単位	バイアル入り		Hans Biomed	韓国	ハンスバイオメド
衡力® BTXA 100 単位	バイアル入り		蘭州生物製品研究所	中国	※
Neuronox®	バイアル入り		Medy-Tox	韓国	※

注入剤一覧

注入剤名	最小単位	特徴・副作用	製造社名	製造会社国籍	販売者名・販売代理店名
コラーゲン					
コーケンアテロコラーゲンインプラント® 1％	1 ml	アレルギー反応　ウシ由来	株式会社 高研	日本	株式会社 高研
コーケンアテロコラーゲンインプラント® 2%	1 ml	アレルギー反応　ウシ由来	株式会社 高研	日本	株式会社 高研
コーケンアテロコラーゲンインプラント® 3%	1 ml	アレルギー反応　ウシ由来	株式会社 高研	日本	株式会社 高研
コーケンアテロコラーゲンインプラント® 6.5%	1 ml	アレルギー反応　ウシ由来	株式会社 高研	日本	株式会社 高研
Humallagen®	1 ml	ヒト由来	Regenerative Medical International	アメリカ	ワイズ・インターナショナル 株式会社
Zyderm® Ⅰ・Ⅱ	1 ml	アレルギー反応　ウシ由来	Allergan	アメリカ	
Zyplast®	1 ml	アレルギー反応，架橋コラーゲン	Allergan	アメリカ	
CosmoDerm™ 1・2	1 ml	ヒト由来	Allergan	アメリカ	
CosmoPlast™	1 ml	ヒト由来架橋コラーゲン	Allergan	アメリカ	
TheraFill™ 301	1 ml	アレルギー反応，ブタコラーゲン	Sewon Cellontech	韓国	ウィステリア 株式会社
TheraFill™ 601	1 ml	アレルギー反応，ブタコラーゲン	Sewon Cellontech	韓国	ウィステリア 株式会社
Evolence™	1 ml	架橋ブタコラーゲン	Johnson&Johnson	アメリカ	
Evolence™ Breeze	1 ml	架橋ブタコラーゲン	Johnson&Johnson	アメリカ	
ヒアルロン酸					
JBP NanoLink Fille™ fine with lidocaine	1 .1 ml		Across	韓国	株式会社 日本生物製剤
JBP NanoLink Fille™ deep with lidocaine	1 .1 ml		Across	韓国	株式会社 日本生物製剤
JBP NanoLink Fille™ sub-Q with lidocaine	1 .1 ml		Across	韓国	株式会社 日本生物製剤
MACDERMOL® 24	1 ml		NOVATEX BIOENGINEERING SAS	フランス	
MACDERMOL® 30	1 ml		NOVATEX BIOENGINEERING SAS	フランス	
MACDERMOL® LIPS	1 ml		NOVATEX BIOENGINEERING SAS	フランス	
Esthélis® Soft	1 ml		Anteis	スイス	
Esthélis® Basic	1 ml		Anteis	スイス	
Esthélis® Soft+Glycerol	1 ml		Anteis	スイス	
Modélis™	1 ml		Anteis	スイス	
Modélis™ Shape	1 ml		Anteis	スイス	
Fortélis® Extra	1 ml		Anteis	スイス	
Mesolis®	1 ml	無架橋ヒアルロン酸	Anteis	スイス	
Mesolis+®	1 ml		Anteis	スイス	
Belotero® Soft	1 ml		Merz	ドイツ	マーベラスビューティージャパン 株式会社
Belotero® Balance	1 ml		Merz	ドイツ	マーベラスビューティージャパン 株式会社
Belotero® Volume	1 ml		Merz	ドイツ	マーベラスビューティージャパン 株式会社
Belotero® Hydro	1 ml		Merz	ドイツ	マーベラスビューティージャパン 株式会社
Belotero® Intense	1 ml		Merz	ドイツ	マーベラスビューティージャパン 株式会社
HYAL	1 ml			オランダ	ワイズ・インターナショナル 株式会社

[illegible]	1 ml		SciVision Biotech	台湾	ワイズ・インターナショナル 株式会社
[illegible]CA® 1	1 ml		Vital Esthetique	フランス	ワイズ・インターナショナル 株式会社
HYALURONICA® 2	1 ml		Vital Esthetique	フランス	ワイズ・インターナショナル 株式会社
HYALURONICA® Mesolift	1 ml		Vital Esthetique	フランス	ワイズ・インターナショナル 株式会社
idune®	1 ml	無架橋ヒアルロン酸	Laboratoires Genévrier	フランス	
YVOIRE® volume	1 ml		LG Life Sciences	韓国	株式会社 カキヌマメディカル
YVOIRE® classic	1 ml		LG Life Sciences	韓国	株式会社 カキヌマメディカル
SkinFill™ SOFT	1 ml		PROMOITALIA	イタリア	株式会社 エビスメディカル
SkinFill™ STRONG	1 ml		PROMOITALIA	イタリア	株式会社 エビスメディカル
SkinFill™ MEDIUM	1 ml		PROMOITALIA	イタリア	株式会社 エビスメディカル
SkinFill™ SILVER	1 ml		PROMOITALIA	イタリア	株式会社 エビスメディカル
X-HA3®	1 ml		Laboratoires Filorga	フランス	東京メディカルサポート 株式会社
X-HA® volume	1 ml		Laboratoires Filorga	フランス	東京メディカルサポート 株式会社
SURGILIPS	0.8 ml		Allergan	アメリカ	
SURGIDERM® 18	0.8 ml		Allergan	アメリカ	
SURGIDERM® 30	0.8 ml		Allergan	アメリカ	
SURGIDERM® 30XP	0.8 ml		Allergan	アメリカ	
SURGIDERM® 24XP	0.8 ml		Allergan	アメリカ	
Juvéderm® 18	0.8 ml		Allergan	アメリカ	※
Juvéderm® 30	0.8 ml		Allergan	アメリカ	※
Juvéderm® ULTRA 4	0.8 ml		Allergan	アメリカ	※
Juvéderm® ULTRA 3	0.8 ml		Allergan	アメリカ	※
Juvéderm® ULTRA 2	0.8 ml		Allergan	アメリカ	※
Juvéderm® ULTRA	0.8 ml		Allergan	アメリカ	※
Juvéderm® ULTRA PLUS	0.8 ml		Allergan	アメリカ	※
Juvéderm™ REFINE™	0.8 ml		Allergan	アメリカ	※
ジュビダーム® ビスタ ウルトラ	0.8 ml		Allergan	アメリカ	アラガン・ジャパン 株式会社
ジュビダーム® ビスタ ウルトラプラス	0.8 ml		Allergan	アメリカ	アラガン・ジャパン 株式会社
Restylane®	1 ml		Q-med	スウェーデン	株式会社 ウェルハート
Restylane® Lidocaine	1 ml		Q-med	スウェーデン	
レスチレン® リド	1 ml		Q-med	スウェーデン	ガルデルマ株式会社
Restylane Perlane™	1 ml		Q-med	スウェーデン	株式会社 ウェルハート
Restylane Perlane™ Lidocaine	1 ml		Q-med	スウェーデン	
レスチレン パーレン® リド	1 ml		Q-med	スウェーデン	ガルデルマ株式会社
Restylane Sub-Q™	2 ml		Q-med	スウェーデン	株式会社 ウェルハート
Restylane Sub-Q™ Lidocaine	2 ml		Q-med	スウェーデン	株式会社 ウェルハート

※販売代理店不定　（裏面へ続く）

Botulax®			Hugel pharma	韓国	
Innotox®			Medy-Tox	韓国	※
ポリ乳酸					
NEW-FILL®	バイアル入り		Biotech Industry	ルクセンブルク	
Sculptra™	バイアル入り		sanofi aventis	オーストラリア	PRSS. Japan 株式会社
ハイドロキシアパタイト					
Radiesse®	1.5 ml	骨と同じ成分	Merz	ドイツ	株式会社 メドスターフォークリニック
ポリカプロラクトン					
Ellansé™ S, M, L, E	1 ml	異物反応（一定期間）	AQTIS Medical	オランダ	マーベラスビューティージャパン 株式会社

著者は使用経験ない，非吸収性物質含まず					
Rofilan	1 ml	ヒアルロン酸	RMI 社	オランダ	
Reviderm Intra		ヒアルロン酸	Laboratoires Filorga	デンマーク	
Cymetra		ヒト死体コラーゲン，ヤコブ病	Lifecell Corp.	アメリカ	
Encoll		ウシコラーゲン	EnColl	アメリカ	
Fascian		ヒト死体コラーゲン，ヤコブ病	Fascia Biosystems		
Isolagen		患者培養線維芽細胞，速吸収性	Isolagen Technologies		
AcHyal		ヒアルロン酸	Tedec Meiji Farma		
Amalian LT smoothline	1 ml	ヒアルロン酸，廉価	S&V Technologies	ドイツ	
Amalian 1LT active	1 ml	ヒアルロン酸，廉価	S&V Technologies	ドイツ	
Amalian 2 LT intense	1 ml	ヒアルロン酸，廉価	S&V Technologies	ドイツ	

著者は使用経験ない，非吸収性物質含む					
Evolution, Outline		ポリアクリル，異物反応	ProCytech		
BioAlcamid		ポリアクリル，異物反応	Progen		
Artecoll®		ウシコラーゲン +PMMA，異物反応	Artes Medical	オランダ	
Artefill®		ウシコラーゲン +PMMA，異物反応	Artes Medical		
Aquamid	1 ml	ポリアクリル，異物反応	Contura	デンマーク	
Kopolymer E, Metrex		メタクリル樹脂	Dermabiol Inc.		
DermaLive®	0.8 ml	ヒアルロン酸＋アクリル系ハイドロゲル	Dermatech	フランス	
DermaDeep®		ヒアルロン酸＋アクリル系ハイドロゲル	Dermatech	フランス	
Amazing Gel		ハイドロジェル長期安全性不明	Fuhua High Mlecular		

※販売代理店不定　（2018 年 3 月現在）